主动脉手术围手术期重症监护

名誉顾问　孙图成　熊卫萍
主　　编　雷黎明　方妙弦　肖营凯
副 主 编　李嘉欣　吴怡锦　郝俊海

中国出版集团有限公司

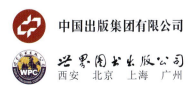

西安　北京　上海　广州

图书在版编目(CIP)数据

主动脉手术围手术期重症监护 / 雷黎明, 方妙弦, 肖营凯主编. -- 西安 : 世界图书出版西安有限公司, 2024.12. -- ISBN 978-7-5232-1180-9

Ⅰ. R473.6

中国国家版本馆 CIP 数据核字第 202415E9H3 号

书　　　名	主动脉手术围手术期重症监护
	ZHUDONGMAI SHOUSHU WEISHOUSHUQI ZHONGZHENG JIANHU
主　　　编	雷黎明　方妙弦　肖营凯
责任编辑	岳姝婷
装帧设计	非凡至臻
出版发行	世界图书出版西安有限公司
地　　　址	西安市雁塔区曲江新区汇新路 355 号
邮　　　编	710061
电　　　话	029-87214941　029-87233647(市场营销部)
	029-87234767(总编室)
网　　　址	http://www.wpcxa.com
邮　　　箱	xast@wpcxa.com
经　　　销	新华书店
印　　　刷	西安雁展印务有限公司
开　　　本	787mm×1092mm　1/16
印　　　张	14.25
字　　　数	320 千字
版次印次	2024 年 12 月第 1 版　2024 年 12 月第 1 次印刷
国际书号	ISBN 978-7-5232-1180-9
定　　　价	168.00 元

医学投稿　xastyx@163.com ‖ 029-87279745　029-87285296

(如有印装错误，请寄回本公司更换)

编者名单
Authors

名誉顾问 孙图成　熊卫萍

主　　编 雷黎明　方妙弦　肖营凯

副 主 编 李嘉欣　吴怡锦　郝俊海

编　　委（按姓氏笔画排序）

　　　　　　王　晗　王咏琳　王秋雨
　　　　　　邓敏君　李秋莹　吴梅芬
　　　　　　宋亚敏　张永苹　张含笑
　　　　　　张桂炎　邵艳红　欧阳欣
　　　　　　赵文青　赵金珍　贺　真
　　　　　　凌　云　高树联　陶　建
　　　　　　黄诗彤　章石安　彭文英
　　　　　　曾晓东　黎诗欣

单　　位 广东省人民医院（广东省医学科学院）
　　　　　　广东省心血管病研究所

前言

主动脉疾病作为心血管疾病谱系中的一颗"重磅炸弹",因高致残率和高死亡率而给人类健康带来极大的威胁。随着医学研究的深入和手术技术的进步,主动脉外科手术成为治疗主动脉疾病的可靠手段。

然而,手术的复杂性与高风险性,使术后的监护与管理成为一个极其重要的环节,不仅关乎患者能否平稳度过手术后的危险期,更直接决定着患者的临床预后和生活质量。面对这样的挑战,我们需要一部针对主动脉外科术后监护与管理的指导书籍,为医护人员提供切实有力的支持和帮助。在这样的背景下,《主动脉手术围手术期重症监护》应运而生,旨在为心脏大血管外科重症监护及围手术期管理相关专业的医务人员提供一本关于成人主动脉外科术后监护与管理的全面指南。本书涵盖了从患者术前的基本病理生理状态与风险评估,到术后不同系统的临床监护治疗和合并症的规范管理,全面而深入地剖析了主动脉外科术后监护的各个环节。

在编写过程中,我们力求做到以下几点:一是系统性,确保内容全面覆盖主动脉外科术后监护的各个方面;二是实用性,注重临床操作的可行性和效果评估;三是前沿性,结合了目前最新的研究成果和临床进展;四是权威性,借鉴了国内外该领域的权威指南和专家共识。

我们深知一本好的医学书籍不仅要有丰富的内容,更要具备深入浅出的表达方式和清晰明了的逻辑结构。因此,在撰写本书时,我们力求语言简练、逻辑清晰、重点突出,使读者能够轻松掌握主动脉外科术后监护的要点和难点。

最后,感谢所有为本书付出辛勤努力的专家和学者,是他们的智慧和经验让本书得以顺利完成。我们衷心希望本书能在临床实践中为广大医务工作者提供切实可行的指导,共同为主动脉外科的发展贡献力量。

孙图成　雷黎明

资助项目: 国家重点研发计划课题(2023ZD0504400;2023ZD0504403)。

目 录
Contents

第一章　急性主动脉综合征简述 ……………………………………………………… 1
第二章　主动脉夹层的外科处理 ………………………………………………………… 5
　第一节　孙氏手术 ……………………………………………………………………… 5
　第二节　胸腹主动脉置换术 …………………………………………………………… 9
　第三节　胸腹主动脉瘤内脏动脉分支重建 …………………………………………… 11
第三章　主动脉外科术后监护的历史与现状 …………………………………………… 16
　第一节　成人主动脉外科术后重症监护的历史 ……………………………………… 16
　第二节　成人主动脉外科术后监护常用技术 ………………………………………… 18
　第三节　成人主动脉外科术后重症监护的现状与展望 ……………………………… 25
第四章　麻醉相关围手术期管理 ………………………………………………………… 27
　第一节　风险评估与术前准备 ………………………………………………………… 27
　第二节　主动脉手术常规麻醉方案及监测内容 ……………………………………… 31
　第三节　不同主动脉手术的麻醉管理要点 …………………………………………… 41
第五章　主动脉外科患者围手术期管理原则 …………………………………………… 51
　第一节　术前患者的管理 ……………………………………………………………… 51
　第二节　麻醉复苏期的管理 …………………………………………………………… 54
　第三节　围拔管期的管理 ……………………………………………………………… 62
第六章　主动脉外科术后各系统监护要点 ……………………………………………… 73
　第一节　循环系统的监护 ……………………………………………………………… 73
　第二节　呼吸系统管理 ………………………………………………………………… 78
　第三节　体温与内环境 ………………………………………………………………… 80
　第四节　胃肠道管理与营养支持 ……………………………………………………… 81
　第五节　围手术期肾保护策略 ………………………………………………………… 82
　第六节　神经系统 ……………………………………………………………………… 84
　第七节　血液系统 ……………………………………………………………………… 88
　第八节　其　他 ………………………………………………………………………… 89
第七章　主动脉外科围手术期并发症的处理 …………………………………………… 90
　第一节　急性肾损伤的处理策略 ……………………………………………………… 90

第二节　急性肺损伤与急性呼吸窘迫综合征的处理策略 ·············· 97
　　第三节　消化系统并发症的管理策略 ······························· 102
　　第四节　神经系统并发症的管理策略 ······························· 108
　　第五节　心血管并发症的处理策略 ································· 117
　　第六节　脊髓保护策略 ··· 124

第八章　主动脉外科围手术期常用药物 ··································· 133
　　第一节　心血管活性药物 ··· 133
　　第二节　术后出凝血的管理和药物使用 ····························· 145
　　第三节　心血管手术后镇痛镇静 ··································· 151

第九章　主动脉外科围手术期营养支持 ··································· 160
　　第一节　心脏手术后的营养评估和要求 ····························· 160
　　第二节　肠内和肠外营养策略 ····································· 162

第十章　体外膜肺氧合支持的管理 ······································· 173
　　第一节　体外膜肺氧合（ECMO）概述 ······························· 173
　　第二节　ECMO 的适应证和禁忌证 ·································· 175
　　第三节　ECMO 支持期间的管理 ···································· 176
　　第四节　ECMO 并发症 ·· 178
　　第五节　ECMO 撤机 ·· 180
　　第六节　ECMO 团队与组织 ·· 181
　　第七节　ECMO 的转运 ·· 181

第十一章　康复治疗 ·· 183
　　第一节　心脏康复 ··· 183
　　第二节　早期活动与康复方案 ····································· 186
　　第三节　成人主动脉外科术后肺康复 ······························· 187

第十二章　主动脉外科患者的围手术期护理 ······························· 192
　　第一节　主动脉术后患者的护理要点 ······························· 192
　　第二节　俯卧位通气的护理协助 ··································· 197
　　第三节　并发症的监测与护理要点 ································· 200

第十三章　健康教育和社会心理支持 ····································· 208
　　第一节　术后伤口护理 ··· 208
　　第二节　药物服用指导 ··· 209
　　第三节　运动指导 ··· 211
　　第四节　饮食指导 ··· 213
　　第五节　心理护理 ··· 214
　　第六节　主动脉夹层术后患者的随访管理 ··························· 217

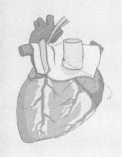

第一章

急性主动脉综合征简述

急性主动脉综合征是一种复杂且可能危及生命的主动脉疾病,自发现以来,历经近70年才逐渐实现成功治疗。其疾病范围涵盖壁内血肿、主动脉穿透性溃疡、主动脉夹层及动脉瘤破裂等多种病变,其中主动脉夹层最为常见。壁内血肿与急性主动脉夹层虽有一些相似之处,但两者也存在明显差异。急性主动脉夹层、壁内血肿和主动脉穿透性溃疡可以同时或单独发生,但它们均具有潜在的致死性,因此需要合理的临床判断来指导治疗。

一、主动脉的解剖特点

(一)主动脉根部和升主动脉

升主动脉由主动脉根部和管状升主动脉组成。主动脉根部是其最近端的部分,起始于主动脉环,这是一个支撑主动脉瓣并标志着从左心室过渡的纤维环。随后,主动脉稍微向外膨胀,形成主动脉窦(瓦氏窦)。右冠状动脉和左冠状动脉的起源位于这些窦中,主动脉窦被相应地命名为右冠状动脉窦、左冠状动脉窦和无冠状动脉窦。窦管交界处,即主动脉根部和管状升主动脉起点之间的过渡。此处的主动脉内径大致均匀,并开始上行通向主动脉弓。主动脉直径与年龄成正相关。成像方式和主动脉相对于其他结构的测量水平的变化,会影响正常主动脉直径的报告值。考虑到这些因素,一项针对1442名受试者的研究表明,计算机体层血管成像(CTA)显示在肺动脉水平,女性的升主动脉直径约为3.1 cm,男性约为3.4 cm。在胸骨后位置,胸腺的残余物覆盖主动脉。右心耳位于近端升主动脉的前内侧,肺动脉干向后外侧延伸。紧邻升主动脉右侧的是上腔静脉。从升主动脉到主动脉弓的过渡也标志着心包的上部界限。

(二)主动脉弓

主动脉弓从无名(头臂)动脉的起点开始,该动脉起源于主动脉的上部。头臂干位于其弓形血管稍前方,沿右后路径延伸,分为右锁骨下动脉和右颈总动脉。主动脉弓向后并向左弯曲,其上凸度达到胸骨柄水平。随后来自主动脉弓大血管的分支是左颈总动脉和左锁骨下动脉,每条动脉均在无名动脉的起始点之后相继出现。左头臂静脉在3个头部血管的最近端处向前延伸。主动脉弓与多个纵隔结构紧密相连,直接穿越气管前方。左膈神经在主动脉弓远端向前走行,右膈神经位于上腔静脉的侧面。右迷走神经穿过右锁骨下动脉的前方,发出返支后下行至右肺门。左迷走神经在左锁骨下动脉起点处或内侧穿过主动脉弓前方，发出左喉返支，该支沿弓的凹缘向下延伸，紧邻动脉韧带（纤维状韧带）。胎儿期动脉导管的残余物在气管食管沟中上升。左肺动脉与主动脉弓小弯紧密接触。主动脉弓大致终止于第4～5胸椎（T）椎骨水平。

（三）降/胸主动脉

降/胸主动脉起始于左锁骨下动脉起点之后，位于T_4椎骨水平。在其早期走行中迅速延伸至椎体的左侧，并逐渐向内侧移动，因此当它穿过横膈膜时，几乎位于中线位置。降主动脉发出心包动脉、支气管动脉、食管动脉、纵隔动脉、肋间动脉及膈上动脉等分支。食管动脉分支为食管中段提供血液供应。后肋间动脉分支由9对血管组成，沿着下部9个肋间空间的下表面走行。Adamkiewicz动脉起源于第9～12肋间动脉，为脊髓前动脉供血。在胸降主动脉和胸腹主动脉修复的情况下，可能需要重新植入肋间血管，以确保足够的脊髓灌注。降主动脉在T_{12}水平的主动脉裂孔处进入膈肌。中段降胸主动脉直径略小于正常升主动脉，男性约为2.70 cm，女性约为2.46 cm。

二、主动脉壁的组织学

了解胸主动脉壁的微观结构，有助于理解胸主动脉病理学及相关疾病的发生发展。与其他动脉结构一样，主动脉壁由3层组成，由内向外依次为内膜、中膜和外膜。

最内层，即内膜，可进一步细分为单细胞层状内皮和内皮下结缔组织。内皮细胞介导管腔和主动脉壁更深层之间的信号传导。例如，内皮细胞响应机械和生化信号，可能会影响内层主动脉平滑肌细胞的功能。内膜层通过主动脉腔的扩散获得血液供应，这也是其氧气和营养物质的来源。内弹性层是有孔的弹性纤维片，将内膜层与中膜分开。

自奥地利病理学家Jakob Erdheim于1929年首次描述"特发性主动脉中间坏死"以来，内侧层一直是研究的焦点。尽管关于导致主动脉瘤或夹层的内侧变化的确切发病机制一直存在争议，但胸主动脉中膜在正常生理和病理生理状态中都发挥着关键作用。中膜是三层中最厚的部分，主要由主动脉平滑肌细胞构成，负责维持主动脉壁的结构完整性。这些细胞对主动脉瘤病理生理学非常重要，主要由纤维蛋白、胶原蛋白和弹性蛋白组成，负责调节细胞外基质。完整的胶原纤维和弹性蛋白纤维组织构成弹性片层，赋予主动脉强度和抵抗血流动力学力的能力。在受损的主动脉中，这些纤维的断裂类似于曾经描述的"囊性内侧坏死"。Fibrillin-1是细胞外基质的重要组成部分，对于有序的弹性蛋白沉积至关重要，该基因的突变导致马方综合征。中膜的最外部分由外部弹性层界定。

外膜是主动脉的最外层，包含血管滋养管，为外膜和中膜的外部供血，这些部分无法仅通过主动脉腔扩散来获得足够的血液供应。这一层的主要细胞是成纤维细胞，负责产生胶原纤维（主要是Ⅰ型和Ⅲ型），它们构成了外膜的大部分体积。一层外膜周围脂肪通常围绕三层血管壁，可能分泌调节主动脉功能的旁分泌因子（对其作用的研究仍在进行中）。

三、胸主动脉瘤

主动脉壁扩张可能与遗传性主动脉疾病有关，但更常见的是退行性病变，因此与衰老有关。虽然胸主动脉瘤（TAA）在临床上通常不易察觉，通常被偶然发现，但它有引起主动脉灾难［即主动脉夹层和（或）破裂］的相关风险。TAA的共同特征包括局部或整体主动脉壁完整性丧失，表现为囊状或梭形主动脉扩大。

除了遗传因素外，其危险因素还包括高血压、吸烟、年龄和性别。内侧变性是主要的组织学特征，可能是由局部细胞扰动驱动或主动脉壁未能适当适应和响应生理血流动力学力而导致的。对TAA生长的系统回顾发现，较大直径和远端动脉瘤疾病是主动脉加速生长（平均每年生长 0.2~4.2 mm）的危险因素。

胸降主动脉瘤的组织学特征通常表明动脉粥样硬化性疾病并存，但这并不被认为是 TAA 发病机制的驱动因素。Crawford 分类依据胸腹动脉瘤的累及范围：Ⅰ型包括起源于左锁骨下动脉远端并终止于肾血管近端的动脉瘤；Ⅱ型将Ⅰ型覆盖的区域延伸至主动脉髂分叉；Ⅲ型动脉瘤累及起源于远端降主动脉并延伸至主动脉分叉处；Ⅳ型仅涉及腹主动脉，动脉瘤起源于肠系膜动脉处或周围，延伸至主动脉分叉处；Ⅴ型动脉瘤涉及来自 T_6 周围的远端降主动脉至肠系膜动脉。

四、穿透性主动脉溃疡和壁内血肿

随着放射技术的进步，特别是计算机断层扫描（CT）的应用，扩大了主动脉病变识别范围，这要求必须对这些病变进行风险分层和适当的管理。例如，穿透性动脉粥样硬化性溃疡（PAU）以前只能通过组织学诊断。PAU 起初表现为粥样斑块，随后进展为内膜溃疡并破坏内弹性层，可能导致中膜内形成血肿，然后进一步导致壁内血肿（IMH）形成、主动脉夹层/破裂或假性动脉瘤。大多数 PAU 位于胸降主动脉。

相反，IMH 可能是由于中膜内血管破裂，在没有与管腔直接连通的情况下造成血管壁局部血液积聚。IMH 可能与 PAU 并存，28%~47%的病例可能进展为主动脉夹层。也有报道称 IMH 可自发消退，但对于升主动脉中发现的 IMH，由于其发生夹层或破裂的风险较高，需要紧急手术干预。

五、主动脉夹层和破裂

胸主动脉夹层和（或）破裂是主动脉壁中膜结构破坏的严重后果。主动脉夹层是指局部内膜破裂，血液流过内层形成假腔。通过该假腔的纵向传播以及由此产生的真腔压缩可能会损害弓血管起源处的灌注，并且夹层可以继续沿着弓血管和降主动脉向远端延伸。可以根据 Stanford 和 DeBakey 的累及程度对主动脉夹层进行分类。Stanford A 型包含了升主动脉的所有受累，而 B 型则只局限于降主动脉。DeBakey Ⅰ型同时累及升主动脉和降胸主动脉，而Ⅱ型和ⅢA 型仅累及升主动脉和降主动脉；ⅢB 型的特征在于降主动脉和腹主动脉的夹层。

大约 67%的急性主动脉夹层是 A 型，其中 2/3 的患者是男性，平均发病年龄为 63 岁。高血压及先前存在的主动脉扩张是夹层的重要危险因素。尽管主动脉直径的变化可能在一定程度上与内壁弱化相关，但大多数主动脉夹层患者的主动脉直径小于选择性动脉瘤修复的手术阈值（5.5 cm）。主动脉壁上局部机械应力的量化可以提高对个体化风险的理解，特别是对于那些主动脉直径较小的患者。

主动脉破裂是主动脉壁全层破裂的结果，并且可能先于 PAU、IMH 或夹层，这说明在最初的病理损伤后外膜无法容纳血液。由于存在猝死的倾向，其真实发病率未知。心包内的主动脉破裂可能会导致心脏压塞，而胸腔内主动脉破裂通常会导致快速致死的失血。

拓展阅读

[1] Cohn LH, Adams DH. Cardiac surgery in the adult [M]. 5th ed. New York: McGraw-Hill Education, 2018.

[2] Buja LM, Butany J. Cardiovascular Pathology [M]. 4th ed. Amsterdam: Elsevier/Academic, 2016.

[3] Patel HJ, Deeb GM. Ascending and arch aorta: pathology, natural history, and treatment [J]. Circulation, 2008, 118(2): 188-195.

[4] Rodríguez-Palomares JF, Dux-Santoy L, Guala A, et al. Mechanisms of Aortic Dilation in Patients With Bicuspid Aortic Valve: JACC State-of-the-Art Review [J]. J Am Coll Cardiol, 2023, 82(5): 448-464.

(作者：李嘉欣，雷黎明)

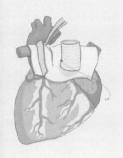

第二章

主动脉夹层的外科处理

急性 A 型主动脉夹层手术与较高的手术死亡率相关，这很大程度上源于其病理学、病理生理学和临床表现的异质性。许多患者在到达急诊室之前便不幸去世，而另一些患者则可能仅感到胸部不适或其他轻微症状，进而被医生诊断出患有急性 A 型主动脉夹层。在某些情况下，夹层可能仅影响升主动脉；然而，在多数患者中，起始的撕裂位于升主动脉近端，假腔向下延伸至胸主动脉、腹主动脉，甚至股动脉，导致不同程度的器官灌注不足。

对于患者而言（甚至对于外科医生），诊断越快，手术进行得越迅速，对病情和预后就越有利。由于急性 A 型主动脉夹层在最初 24 h 内的死亡率极高，因此，将这些患者转诊至主动脉中心可能并非最佳选择。即使是由经验丰富的主动脉外科医生进行手术，总死亡率也可能因手术延误而上升，因为手术本身也存在一定的死亡风险。因此，在"主动脉诊治中心"以外场合工作的普通心脏外科医生可能是挽救患者生命的最佳选择。只要手术计划合理且执行得当，就能有效降低死亡率。

第一节 孙氏手术

现代主动脉外科是在前人的经验基础上逐步发展起来的一个新的学科。随着材料科学的进步，直至 1952 年 Voorhees 使用聚乙烯纤维塑料制成的人工血管用于腹主动脉瘤切除替换治疗，以及 1958 年 DeBakey 使用弹性针织涤纶（dacron）人工血管，现代主动脉外科才开始慢慢发展起来。主动脉外科的代表性疾病为主动脉夹层，A 型夹层的手术治疗最典型，全弓替换为难点。深低温停循环技术的应用使主动脉弓替换成为可能。随着材料科学、外科技术、脏器保护技术的进步，A 型夹层的外科治疗逐步成熟。

"象鼻"技术（将一段人工血管置入降主动脉）的应用推动了全弓替换术的发展。这项技术使一期手术中的止血变得容易，又为二期胸腹主动脉替换打下了基础。但经典"象鼻"技术也有其弱点，由于人工血管较软，患者的降主动脉较粗、较细或比较迂曲时，人工血管容易弯折或狭窄。

2003 年，孙立忠教授结合介入支架与人工血管的特征，发明了术中支架系统，将手术难度大大降低。主动脉全弓替换联合降主动脉术中支架置入术成为治疗 A 型夹层等累及弓部主动脉疾病的标准术式,并被同道称为"孙氏手术"。孙氏手术技术降低了手术难度,获得了良好的假腔重塑效果,并为再次手术创造了更好的条件。

一、手术准备

患者平卧位,行全身麻醉,气管插管,插导尿管,留置鼻咽温及肛温监测导管,中心静脉置管,左桡动脉及左侧胫背动脉插动脉监测。按冠状动脉手术的方式消毒铺巾,预留腋动脉切口位置。

二、手术步骤

（1）游离腋动脉:腋动脉切口起于锁骨下动脉中点下方1cm处,向右侧延长约5cm。切开皮肤与皮下脂肪后暴露胸大肌,用两把弯钳交替钝性分离肌纤维。显露胸大肌下脂肪,适当切除后暴露胸小肌,取甲状腺拉钩将胸小肌拉向右侧,暴露锁胸筋膜（胸部筋膜的深层,位于喙突、锁骨下肌、胸小肌上缘之间）,此时可见头静脉、胸肩峰动脉与胸内侧神经从筋膜中穿出。小心切除筋膜及脂肪,可结扎头静脉及胸肩峰动脉,分离后可见腋静脉,将腋静脉向足侧牵拉,可见腋动脉位于其侧后方。游离腋动脉,长约3cm,套阻断绳备用。

（2）正中开胸。

（3）游离无名静脉:去除胸腺。游离无名静脉,套长线绳,向足侧牵拉无名静脉,用蚊氏钳将其固定于胸部牵开器上。如果显露及游离主动脉弓三分支困难,可结扎并横断无名静脉。术后可根据远端无名静脉的压力,决定是否重接（可用长5cm、直径10mm的人工血管将两断端对接）。

（4）游离无名动脉:向足侧牵拉无名静脉后,通常无名动脉根部会自动显露。沿根部向上游离约3cm,套线绳备用。

（5）游离左颈总动脉:可通过手触摸搏动的方式确定大概方位后再开始游离,游离约5cm。可以横断胸锁乳突肌。套线绳备用。

（6）游离左锁骨下动脉:将左颈总动脉用线绳向一侧牵拉,可用手指感知锁骨下动脉搏动,以指导游离的方向。如遇乳糜管,可以将其横断,两断端可用银夹夹闭或用丝线结扎。如果锁骨下动脉位置过深,可以将主动脉弓向足侧牵拉以便于显露。游离后套线绳。

如果主动脉弓三分支游离欠充分,可以在开始体外循环后,将主动脉弓向足侧牵拉,进一步充分游离显露。

（7）打开心包,右腋动脉、右心房、右上肺静脉插管建立体外循环。

（8）阻断升主动脉,心脏停搏下完成主动脉根部病变的处理,同时逐渐降低患者体温至25℃。

主动脉根部处理的方式包括瓣环成形、窦部成形、Bentall手术、David手术及升主动脉替换等（图2.1.1）。

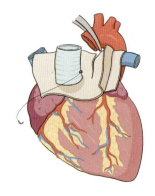

图2.1.1 主动脉根部处理,图示Bentall手术

（9）阻断主动脉弓3个分支,停循环,选择性脑灌注。流量减至5 mL/(kg·min),阻断主动脉弓3个分支,横断,短暂开放左颈总动脉阻断钳,若回血良好,则说明Willis环通畅,左侧大脑灌注充分。若回血不良,则在左颈总动脉再插入一根

灌注管行双侧脑灌注。调整腋动脉流量，使左桡动脉压大于 40 mmHg（1 mmHg = 0.133 kPa）。

（10）降主动脉置入术中支架：开放升主动脉阻断钳，剪开主动脉弓，缝合左锁骨下动脉残端。在真腔内送入并释放术中支架。术中支架经生理盐水浸润后，弯曲一定角度以利于置入。术中支架长度可根据降主动脉累及情况决定，一般置入长度为 10 cm。如需要置入长支架，可选用长 15 cm 的术中支架。直径要结合术前计算机体层血管成像（CTA）测量结果和术中情况而定（图 2.1.2）。

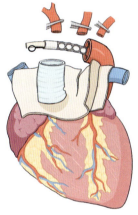

图 2.1.2 横断主动脉弓三分支，切开主动脉弓，送入支架

（11）术中支架与四分支人工血管远端吻合：缝合四分支人工血管远端、术中支架近端及自体血管壁，使用 4-0 或 3-0 prolene 线连续缝合，每一针都要包括四分支血管、术中支架的近端缝合缘和自体主动脉的外膜。缝线第一头从 2 点钟方向起针，降落伞方式，逆时针缝合至 10 点钟；将缝线收紧，继续连续缝合至 8 点钟方向。然后用缝线的第二头，顺时针从 2 点钟缝合至 8 点钟，与缝线的第一头汇合。用神经钩拉紧线后打结，此时可在吻合不确切的地方间断补针。

（12）从四分支血管灌注分支恢复弓以远灌注：四分支血管灌注分支内插动脉管，与单泵双管的另一头连接，阻断其余 3 个分支与主干、恢复弓以远灌注。检查吻合口是否漏血，若有，则及时补针，必要时可降低流量，甚至停流量。此时容易暴露出血点，而全部操作完成后由于血管位置固定，不易暴露出血点，尤其是血管后壁出血点（图 2.1.3）。

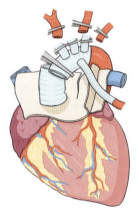

图 2.1.3 完成远端吻合口，恢复全身灌注

（13）吻合左颈总动脉：将四分支血管第二分支穿过无名静脉下方，修剪适当长度，与左颈总动脉远端吻合。用 5-0 或 6-0 prolene 线连续缝合，第一头从 4 点钟方向起针，顺时针吻合至 10 点钟。第二头从 4 点钟方向起针，逆时针吻合至 10 点钟。吻合完毕后先短暂开放左颈总动脉阻断钳，从吻合口排气。再次阻断左颈总动脉，开放人工血管上弯钳，从吻合口排气。排气充分后打结。恢复双侧脑灌注，同时开始复温（图 2.1.4）。

（14）四分支血管近端与近端人工血管吻合：修剪四分支血管主干与近端人工血管长度，用 4-0 或 3-0 prolene 线连续缝合，行端端吻合。第一头从 4 点钟方向起针，先顺时针缝合至 10 点钟。可用神经钩适当拉紧线。再用第二头从 4 点钟方向起针，逆时针缝合至 10 点钟，与第一头汇合，打结（图 2.1.5）。

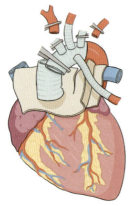

图2.1.4 左颈总动脉与分支血管吻合,恢复双侧大脑灌注

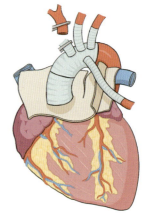

图2.1.6 左锁骨下动脉与分支血管吻合

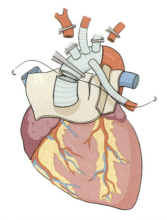

图2.1.5 四分支血管与近端人工血管吻合

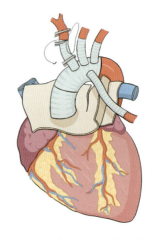

图2.1.7 无名动脉与分支血管吻合

(15)排气后开放升主动脉:停左心引流,做呼吸,用50 mL注射器针头扎穿人工血管,心脏充分排气后开放升主动脉。

(16)吻合左锁骨下动脉:四分支血管的第三分支与左锁骨下动脉吻合。缝合方法同左颈总动脉(图2.1.6)。

(17)吻合无名动脉:四分支人工血管的第一分支与无名动脉吻合。缝合方法与左颈总动脉相同(图2.1.7)。

(18)结扎四分支人工血管灌注分支:用弯钳从灌注分支根部阻断,于其上1 cm处剪断,用4-0 prolene线缝合断端,并用线结扎残端两次(图2.1.8)。

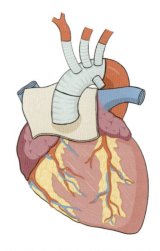

图2.1.8 结扎四分支血管灌注分支

(19）包裹分流：用主动脉瘤壁包裹人工血管。用尖刀于右心耳开窗，并用剪刀扩宽至约2 cm，完成包裹腔与右心房的分流。

(20）止血、关胸：严格止血后关胸，返重症监护病房（ICU）进行术后监护。

三、小　结

孙氏手术经过近20年的发展，已经成为一种能够应对多种病变的成熟术式。经典孙氏手术是每位从事主动脉外科技术的医生都需要掌握的技术。

第二节　胸腹主动脉置换术

当主动脉壁结构破损、管壁变薄，在管腔内高压血流冲击下，局部向外膨胀扩张并达到正常主动脉直径的1.5倍以上时，定义为主动脉瘤。胸腹主动脉瘤（TAAA）指从左锁骨下动脉以远至髂动脉分叉之间的主动脉瘤。胸腹主动脉瘤从胸部延伸至腹部的同时常累及重要内脏动脉分支，包括腹腔干、肠系膜上动脉、肾动脉、肠系膜下动脉等。目前，临床普遍采用的TAAA分型方法是Crawford分型：Ⅰ型包括起源于左锁骨下动脉远端并终止于肾血管近端的动脉瘤；Ⅱ型将Ⅰ型覆盖的区域延伸至主动脉髂分叉；Ⅲ型动脉瘤涉及起源于远端降主动脉并延伸至主动脉分叉处；Ⅳ型仅涉及腹主动脉，动脉瘤起源于肠系膜动脉处或周围，延伸至主动脉分叉处；Ⅴ型动脉瘤涉及来自第6胸椎周围的远端降主动脉至肠系膜动脉。

由于TAAA累及范围广，涉及几乎全身所有内脏器官，手术无法避免地会导致器官缺血，且手术切口、手术范围毗邻关系复杂，手术时间长，术后全身系统均可能出现并发症，全胸腹主动脉置换术一直是主动脉外科中的难点。近年来手术推广、麻醉管理、体外循环技术、术后监护水平、抗凝血药物及人工材料的改进，帮助外科医生克服了过去难以逾越的屏障，显著提高了全胸腹主动脉置换术的安全性。

胸腹主动脉置换的术式相对较多，主要包括常温非体外循环下、左心转流下、深低温停循环下胸腹主动脉置换术。本节针对常温非体外循环下胸腹主动脉置换术进行阐述。

一、手术准备

(1）患者行全身麻醉，气管插管，右侧卧位，其肩与床面呈45°～60°，臀部与床面呈120°～135°。插导尿管，行脑脊液压力监测，留置鼻咽温及肛温监测导管，中心静脉置管，左桡动脉及左侧背动脉插动脉监测。

(2）采用胸腹联合切口。切口起于左肩胛骨与脊柱之间，绕过肩胛下角沿胸后外侧第5或第6肋间至肋弓下缘，延续至腹直肌旁；根据瘤体范围可达髂窝（图2.2.1）。

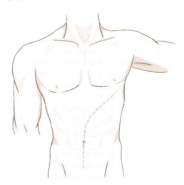

图2.2.1　胸腹主动脉置换术体位

二、手术步骤

（1）胸降主动脉的显露：对于 Crawford Ⅲ型、Ⅳ型病变，经第 6 或第 7 肋间进胸，并横断肋弓。而对于Ⅰ型和Ⅱ型病变，常需同时经第 4 肋间进胸。经肋弓断端，沿膈肌边缘距离胸壁 3~4 cm，由前至后外侧切断膈肌，直达主动脉裂孔，从而充分显露膈肌附近的胸主动脉。游离过程中可先切断动脉导管韧带，使弓降部保持更充分的活动度。然后在动脉瘤近端套阻断带。游离过程中注意保护迷走神经、喉返神经及食管。

（2）腹主动脉的显露：完全腹膜外入路。经腹直肌旁切口，由腹内斜肌和前腹膜之间钝性分离，向后达腹膜后间隙。沿后腹膜小心游离腹主动脉、双侧髂动脉并套带。

（3）左侧股动脉显露：左侧腹股沟纵向切口，肝素化后，经左侧股总静脉或股总动脉插入动脉管以输血。

（4）人工血管准备：根据瘤体近端正常主动脉直径选择适当直径的四分支人工血管，通常直径在 20~24 mm。将人工血管主血管长度裁剪至患者左锁骨下动脉与腹腔干动脉之间的长度。

（5）左侧髂动脉吻合：阻断左髂总动脉，用 4-0 prolene 线连续缝合，将人工血管的 1 根分支血管与左髂总动脉端侧吻合。阻断该分支血管，开放髂总动脉。

（6）近端主动脉吻合：于左锁骨下动脉以远弓降部放置近端阻断钳，于瘤颈处以远放置远端阻断钳。胸以下停循环。于两把阻断钳之间横断降主动脉。用 3-0 或 4-0 prolene 线行降主动脉近端与四分支血管主血管端端吻合。对于动脉壁脆弱的病例，如马方综合征患者，宜采用 4-0 prolene 线进行吻合。吻合完毕将近端阻断钳移至人工血管，检查近端吻合口有无出血。若吻合口有出血，可用 prolene 线双头针带垫片间断褥式缝合修补。阻断四分支血管主血管远端及其余 3 个分支，充分排气后，开放吻合口近端阻断钳和连接髂动脉的分支血管，恢复全身循环（图 2.2.2）。

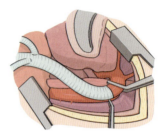

图 2.2.2　近端主动脉吻合

（7）肋间动脉重建：于腹腔干动脉近端阻断降主动脉。于阻断钳近端横断腹主动脉，并纵向切开瘤体，清除血栓或动脉夹层内膜片，切除多余瘤壁。将有肋间动脉开口的胸降主动脉和腹主动脉上段重新缝合成一管道，再与四分支血管的 8 mm 分支端端吻合，充分排气后开放该分支，恢复脊髓供血（图 2.2.3）。

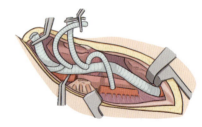

图 2.2.3　肋间动脉重建

（8）腹腔脏器血管重建：于髂动脉分叉上方阻断腹主动脉。于左肾动脉后方纵向切开余下瘤体。清除血栓或血管内膜片，确认腹腔脏器分支。将腹腔干动脉、肠系膜上动脉、右肾动脉开口游离成岛状血管片，与主血管远端吻合。排气后，开放四分支主血管，恢复上述脏器血供。以 4-0 prolene 线连续缝合，将左肾动脉单独与另 1 根分支血管行端端吻合。充分排气，开放该分支血管,恢复左肾供血。

(9)右侧髂动脉吻合:分别阻断双侧髂动脉,右下肢停循环。以 4-0 prolene 线连续缝合,将另 1 根 10 mm 分支血管与右髂动脉行端端吻合。排气后开放右髂动脉,恢复右下肢血流。可将肠系膜下动脉与连接右侧髂动脉的 10 mm 分支血管行端侧吻合。以 4-0 prolene 线连续缝合左髂动脉近端。完成置换。

(10)后期处理:人工血管置换完成后,鱼精蛋白中和肝素。留置胸腔和腹腔引流管后,首先缝合膈肌,关闭肋弓。再逐层缝合胸腔及腹腔伤口,返 ICU 进行术后监护。

三、小　结

胸腹主动脉置换术是目前处理 TAAA 的经典术式,其技术要求高、学习曲线长,有待经验丰富的主动脉外科医生学习并推广。

第三节　胸腹主动脉瘤内脏动脉分支重建

胸腹主动脉瘤(TAAA)指从左锁骨下动脉以远至髂动脉分叉之间的主动脉瘤。TAAA 从胸部延伸至腹部的同时常累及重要内脏动脉分支,包括腹腔干、肠系膜上动脉、肾动脉、肠系膜下动脉等。TAAA 的治疗方式主要为传统开放手术修复(OSR)、腔内修复术(EVAR)和杂交手术,如何重建重要内脏动脉分支是治疗 TAAA 的关键,并且内脏动脉分支重建技术使腔内修复累及内脏动脉分支的 TAAA 成为现实。传统 OSR 和 EVAR 各有优缺点,其中传统 OSR 的难度较大,并且围手术期并发症发生率高;而 EVAR 存在内脏动脉远期通畅率低等问题,因此需要进行完善的术前检查、精确的术前测量,并结合患者自身及各中心的具体情况评估风险与收益,进而制定 TAAA 的治疗方案。

一、传统开放手术修复(OSR)

从 1955 年 Etheredge 等完成首例 TAAA 的外科手术治疗至今,OSR 治疗 TAAA 已取得巨大进展,成为 TAAA 的主要治疗方式。随着手术技术的进步与医疗器械的发展,TAAA 患者 OSR 的成功率和病死率得到了极大改善,但目前仍是心血管外科领域最复杂的手术之一。OSR 旨在替换病变远端主动脉全长的同时保护脊髓和内脏器官,从而避免缺血相关并发症的发生。内脏动脉分支的重建是 TAAA 外科修复的关键,TAAA 常累及上肢和内脏动脉,手术入路、手术方式的选择比较复杂,传统的手术方式主要包括 DeBakey 术式、Crawford 改良术式及片状吻合修复肋间动脉。

1. DeBakey 术式

该术式近端采用人工血管进行降主动脉端侧的吻合,其主要优点是没有阻断主动脉,并且在不阻断内脏动脉供血的情况下直接进行内脏动脉吻合术。

2. Crawford 改良术式

采用补片吻合内脏动脉分支,单次阻断,依次完成主动脉和内脏动脉分支补片吻合后恢复主动脉及内脏血运,根据解剖情况,通常同时吻合腹腔干、肠系膜上动脉、右肾动脉,将左肾动脉单独吻合。术中内脏缺血时间相对较短。不切除主动脉,直接在瘤腔内采用人工血管进行动脉吻合,操作相对简单,不仅缩短了手术时间,还减少了术中出血等并发症的发生。

3. 片状吻合修复肋间动脉

在 TAAA 的 OSR 治疗中，肋间动脉和内脏动脉的重建是关键步骤。重建肋间动脉最简单的一种方式是将带有肋间动脉开口的主动脉壁片状吻合至人工血管上，主要优势在于减少吻合口数量。然而，在动脉瘤较大的情况下，特别是当肋间动脉开口相互移位明显时，必须分别移植每个肋间动脉开口。另外，为了方便分支重建而保留的主动脉壁可能会出现远期瘤样扩张，特别是马方综合征患者。关于内脏动脉的重建问题，有研究在深低温下修复 TAAA 运用预先缝制好的四分支人工血管重建内脏动脉技术，通过人工血管分别灌注内脏动脉，从而实现对内脏的保护。然而，深低温也有潜在的问题，如体外循环（CPB）时间更长、凝血功能异常和肺功能异常发生率更高等。重建内脏动脉时，需特别注意避免将内脏向右旋转，因为内脏动脉，特别是左肾动脉，在内脏复位后容易出现扭曲。

二、腔内修复术（EVAR）

EVAR 具有创伤小、围手术期恢复快等特点，已逐渐成为治疗 TAAA 的主要手段，但 EVAR 的实施需要腹主动脉瘤的解剖结构适合，并不适用于瘤颈短或者扭曲、累及内脏动脉分支等存在复杂情况的 TAAA。随着技术和材料的不断更新，腔内修复 TAAA 的技术不断增多，包括开窗支架主动脉瘤腔内修复术（FEVAR）、平行支架移植物（PG）技术、分支支架主动脉瘤腔内修复术（BEVAR）等，其可以在重建内脏动脉分支的同时隔绝 TAAA，采用开窗或分支支架技术腔内修复 TAAA 并重建内脏动脉分支血流，不需要进行长段主动脉暴露及主动脉钳夹，避免了内脏缺血情况的发生，可有效降低患者的肾衰竭、心肺系统并发症发生率和病死率。2001 年，Anderson 等首次报道了应用开窗支架治疗主动脉疾病。目前，采用开窗或分支支架技术对复杂主动脉瘤进行 EVAR 并重建内脏动脉分支的方式已经被广泛认可并应用，治疗范围已经从平肾腹主动脉瘤扩展到 TAAA、主动脉弓动脉瘤及慢性夹层动脉瘤。对于解剖条件适合、无明确禁忌的患者，开窗或分支支架 EVAR 成为复杂腹主动脉瘤的首选治疗方案。

1. TAAA 腔内修复中内脏动脉分支重建的术前影像学评估

进行复杂 TAAA 的 EVAR 治疗前，无论采用何种方式重建内脏动脉分支，均须通过高质量的影像学检查对病变进行详细的评估和测量。目前，对于进行 TAAA 腔内修复及内脏动脉分支重建的患者，计算机体层血管成像（CTA）是常规的术前影像学检查方法。术前需要对全主动脉进行薄层 CTA 检查，并通过专业的软件来建立高质量的三维（3D）重建图像，从而获得主动脉直径、病变直径、病变长度、病变形态、内脏动脉发出位置、走行及治疗入路等重要参数，由专业人员进行仔细地测量和评估后确定内脏动脉分支的重建方式，如当采用定制开窗或分支支架对内脏动脉分支进行重建时，需由专业人员通过 CTA 图像测量主体支架的直径和长度，从而确定选用支架的类型、大小、位置、朝向等参数，并决定是否需要采取束径、预置导丝、预置导管等方法，并反馈给临床医生，双方达成共识后开始制作支架。成品支架无需根据病变的解剖形态和参数专门进行设计和制作，也无需医生对支架进行改制，但其临床应用对病变的解剖条件有一定的要求，术前同样需要对病变的CTA图像进行专业评估,确定是否符合其应用条件。改制支架则需要有经验的临床医生采用专业软件对CTA图像中的病变参数进行测量,从而确定改制支架的相关参数。对于慢性夹层动脉瘤,还需要通过对真假腔累及的范围、血流动力学情况及内脏动脉的供血来源进行仔细评估后再制定手术计划。

2. 开窗支架主动脉瘤腔内修复术(FEVAR)

在主动脉覆膜支架上开孔可达到重建内脏血管和增加支架近端锚定区域的目的,但其运用受到解剖结构的限制。

国内的FEVAR仍以医生改制支架(PMEG)为主,包括体内原位开窗技术和体外开窗技术,其中体外开窗技术在直视下开窗,具有以下优势:①可避开支架骨架,选择恰当的开窗位置和大小;②避免了原位开窗破膜所致动脉栓塞的发生;③体外开窗后可对窗口进行缝合加固,也便于术中释放支架时窗口的定位;④减少了体内开窗对靶血管造成的损伤。体外开窗技术也存在局限性,如预开窗技术的难度较高,需要将窗口与靶血管精准对合,否则将造成靶器官缺血,并且体外开窗后可能会有支架回装困难的风险。体内原位开窗技术则是在展开的主动脉支架织物上精准破膜,从而达到重建内脏血管的目的,具有迅速隔离动脉瘤、开窗位置准确、避免支架体外释放后体内释放困难的优点,但会使患者处于短时间的脏器缺血状态。因此,应选择合适的开窗顺序,将再灌注损伤降至最低。另外,与预开窗一样,体内原位开窗技术也存在发生内漏的风险。

FEVAR还可使用公司制备的支架,Wang等对100例使用公司制备的开窗支架的患者的临床资料进行了回顾性分析,结果显示手术成功率为98%,术后30天死亡率为2%,15%的患者出现内漏,以Ⅱ型内漏为主,表明采用公司制备支架仍然是安全有效的。Oderich等通过随访时间长达5年的前瞻性、多中心研究评估了公司制备支架在近肾腹主动脉瘤(JRAAA)治疗中的应用效果,结果显示术后全因死亡率为11.2%,动脉瘤相关病死率为3.2%,ⅠA型内漏、ⅠB型内漏患者各1例,支架移位患者2例,动脉瘤囊扩大患者4例。Nordon等的研究比较了FEVAR与OSR对JRAAA的疗效,结果显示,与FEVAR相比,患者的OSR术后30天病死率升高了2%。Gouveia等的研究系统回顾了PMEG治疗复杂腹主动脉瘤的效果,成功率为96.1%,择期手术患者术后30天死亡率为3.0%,急诊患者术后30天死亡率为9.7%,PMEG术后成功率和死亡率均在可接受的范围内。有研究发现,与PG技术相比,PMEG对TAAA的治疗效果更好,术后ⅠA型内漏的发生率低,尤其是在TAAA Ⅳ型中[TAAAⅠ~Ⅲ型:PMEG(2.2%) *vs.* PG(10.0%);TAAA Ⅳ型:PMEG(1.2%)*vs.* PG(21.6%)];1年生存率更高,尤其是在TAAAⅠ~Ⅲ型中[TAAAⅠ~Ⅲ型:PMEG(85.0%) *vs.* PG(74.0%);TAAA Ⅳ型:PMEG(84.0%) *vs.* PG(78.0%)]。

3. 平行支架移植物(PG)技术

PG技术将主体支架覆盖重要内脏动脉后,在主动脉及支架主体之间植入与主体支架平行的覆膜支架,远端定位于内脏动脉内。平行支架技术分为烟囱支架技术、潜望镜技术和八爪鱼技术等类型。

烟囱支架技术是指在腹主动脉支架主体与血管之间,利用支架建立一个与主体平行的烟囱状管道,开口于近心端,用于重建重要内脏动脉。2019年欧洲血管外科学会(ESVS)发布的指南指出,当近端锚定区大于15 mm、主体支架放大率达30%、烟囱支架重建数目不超过2支内脏动脉时，可获得最佳的治疗效果。在进行 EVAR 的过程中，意外覆盖重要内脏动脉分支后也可使用烟囱状移植物进行补救。大部分烟囱状移植物被更大的主动脉支架移植物紧紧包围，具有良好的近端封闭性，然而相对较大的烟囱状移植物会在周围产生大的缝隙，导致近端Ⅰ型内漏的发生。潜望镜技术与烟囱技术类似，区别在于通过潜望镜支架在主体远端锚定区逆行性供给内脏动脉分支。烟囱支架与潜望镜支架的优势在于操作相对简单，手术时间较短，材料获取容易，适合一般情况不佳、无法耐受长时间手术的危重及急诊患者。

4. 分支支架主动脉瘤腔内修复术（BEVAR）

BEVAR 是一种在主体支架上附加额外覆膜小支架的技术，起到重建内脏动脉分支的作用。分支支架分为外分支支架和内分支支架。在使用外分支支架时，分支开口水平需要较实际靶分支血管高出 1~2 cm，同时内脏动脉分支水平的主动脉直径也要大于主体支架直径，从而保证一定的操作空间，但当主动脉支架主体与动脉瘤壁之间的空间相对较小时，外分支支架可能被动脉瘤壁压迫或者扭转，从而使导管无法通过，此时，内分支支架可以解决这一问题，但内分支支架会缩减支架主体内的空间，尤其是在需要进行多条内脏动脉分支重建的情况，所以也存在局限性。因此，临床上通常采取内分支支架与外分支支架相结合的方式重建 TAAA 的内脏动脉分支。

5. 定制和成品支架相对于医生改制支架（PMEG）的优缺点

PMEG 存在如下缺点：①支架的改制缺乏质量控制，支架的选择、改制及释放等完全取决于操作医生的经验。改制支架可能会导致支架的整体结构被破坏，增加相关并发症的发生风险。②手术过程中，医生进行支架改制的时间通常需要 1~2 h，增加了手术本身的时长。③若未经批准进行临床试验，PMEG 的应用还存在潜在的法律纠纷。相对于 PMEG，定制支架的整体结构不会被破坏，主体支架可以根据血管解剖特点设计为正向或倒向锥形，而开窗或分支的位置、方向和数量也是针对每个患者的解剖形态而个体化设计的。目前，定制支架里面可以放置预置导丝和预置导管来协助重建分支，简化了手术操作的步骤，降低了手术操作的难度。有些定制支架输送系统从 22F 降低至 18F 或者 20F，减少了入路相关并发症的发生。

由于定制支架和成品支架相对于 PMEG 有许多优势，定制支架和成品支架在欧美国家应用的比例逐年提高。2007—2016 年美国梅奥（Mayo）诊所单中心应用商品化支架（CMD）和 PMEG 治疗 316 例复杂主动脉瘤患者，PMEG 的应用比例从 2007 年的 100% 下降至 2011—2013 年的 66%，再下降至 2014—2016 年的 4%。在该中心，PMEG 仅应用于包裹性动脉瘤破裂、症状性动脉瘤及不适用于开窗或成品分支支架治疗的患者。目前，PMEG 在中国实际临床应用中成为主流。因此，虽然定制支架相对于 PMEG 有许多优点，但现阶段尚不能完全取代 PMEG。

三、杂交手术

1. 手术适应证

1999 年，Quiñones-Baldrich 等首次描述了肾下主动脉置换术与支架植入术相结合治疗胸腹主动脉病变的效果，这种血管内治疗和手术杂交的治疗方法降低了发病率和病死率，中期疗效良好。与

OSR 相比，杂交手术具有更小的手术切口和更短的手术时间，无需开胸手术、单肺通气、主动脉血流阻断及体外循环，从理论上讲，它不仅可以降低肺部并发症和脊髓缺血的发生率，还部分解决了血管内治疗的速度、可行性和成本问题。杂交手术结合了 OSR 和血管内修复的优点，为一般情况较差、合并症较多、不能耐受传统 OSR、病变范围太广、解剖学复杂而无法进行血管内修复治疗的患者提供了一种新的治疗选择。美国麻醉医师协会（ASA）评分≥3 分、合并夹层动脉瘤及术前肾功能不全的 TAAA 患者，可能更适合采用去分支杂交手术。

2. 手术方式

杂交手术作为 TAAA 开放修复术高风险患者的替代方法，具有以下优点：①避免了开胸手术；②避免了主动脉交叉钳夹，缩短了内脏缺血时间；③降低了血流动力学稳定条件下神经系统并发症的发生风险，如截瘫、下肢轻瘫。

杂交手术的原理将 TAAA 治疗分为两部分，第一部分是重建内脏血管，为支架植入提供合适的锚定区域，第二部分是通过股动脉采用介入的方式进行 TAAA 腔内隔绝术。通常以肾下腹主动脉或一侧髂总动脉作为供血动脉进行逆行内脏动脉分支重建，需要注意的是，内脏动脉吻合后需在起始处结扎，以防术后Ⅱ型内漏的发生，杂交手术无需重建肋间动脉。

四、小　结

目前，关于累及内脏动脉分支的复杂 TAAA 的治疗手段仍在不断摸索与进步中，现用于腔内修复的各类型支架层出不穷，且大部分均在短期考察中表现良好。但这些支架与 OSR 的效果比较，仍需要长时间、多中心、大样本量的深入研究，以减少 TAAA 术后病死率及并发症的发生率。

拓展阅读

[1] 中国医药教育协会心脏外科分会及中国医药生物技术协会心血管外科技术与工程分会主动脉术式专家共识编写组. 主动脉术式中国专家共识——孙氏手术[J]. 中华胸心血管外科杂志, 2021, 37(5): 270 - 273.

[2] 中国医药教育协会心脏外科分会及中国医药生物技术协会心血管外科技术与工程分会主动脉术式专家共识编写组. 主动脉术式中国专家共识——胸腹主动脉置换术[J]. 中华胸心血管外科杂志, 2021, 37(9): 513 - 515.

[3] 中国微循环学会周围血管疾病专业委员会. 胸腹主动脉瘤内脏动脉分支重建专家共识[J]. 血管与腔内血管外科杂志, 2023, 9(4): 385 - 394.

[4] Crawford ES, Crawford JL, Safi HJ, et al. Thoracoabdominal aortic aneurysms: preoperative and intraoperative factors determining immediate and long-term results of operations in 605 patients[J]. J Vasc Surg, 1986, 3(3): 389 - 404.

[5] ETHEREDGE SN, YEE J, SMITH JV, et al. Successful resection of a large aneurysm of the upper abdominal aorta and replacement with homograft[J]. Surgery, 1955, 38(6): 1071 - 1081.

[6] Maddalo S, Beller J, DeAnda A. A bentall is not a bentall is not a bentall: The evolution of aortic root surgery[J]. Aorta (Stamford), 2014, 2(5): 169 - 178.

（本章作者：郝俊海，李嘉欣）

第三章

主动脉外科术后监护的历史与现状

第一节　成人主动脉外科术后重症监护的历史

现代主动脉外科是在20世纪40年代兴起、在50年代迅速发展起来的一个新的学科。随着材料科学的进步，1952年Voorhees使用聚乙烯纤维塑料制成的人工血管行腹主动脉瘤切除替换治疗，1958年DeBakey使用弹性针织涤纶（dacron）人工血管，现代主动脉外科开始逐渐发展起来。主动脉外科的代表性疾病为主动脉夹层，以A型夹层的手术治疗为典型，以全弓替换为难点。深低温停循环技术的应用使主动脉弓替换成为可能。随着材料、外科技术、脏器保护技术的进步，成人主动脉外科术后重症监护经历了多个阶段的演变，外科技术及监护技术的进步和更好的患者护理理念的逐渐确立都对监护模式和治疗策略产生了深远影响。

新中国成立以后我国的心血管外科发展历程可以被大致分为3个阶段：学科探索期（1949—1979年），学科形成期（1979—2000年），学科成熟期（2000年至今），这一发展历程基本与国际学科发展进程同步。成人主动脉外科术后重症监护的发展历程与心血管外科的发展历程同步，也分为3个阶段。

一、早期阶段（20世纪初至20世纪中期）

早期主动脉手术相对较为罕见，以主动脉瘤结扎修复为主。Rudolph Matas被认为是血管外科领域的杰出先驱和领导者（图3.1.1）。1923年，麦塔斯成为第一个成功结扎腹主动脉瘤主动脉的人。那时还没有发明心肺转流机，手术和医疗技术相对落后，缺乏现代监护设备和技术，术后监护主要依赖于基础的生命支持措施，如呼吸道管理、液体平衡维持和基本的心脏监测。患者的生命体征和症状主要通过手动观察和临床评估进行监测，包括测量心率、呼吸频率、体温以及观察患者的血压和脉搏等。当时的监护设备相对有限，心电监护、血氧饱和度监测等高级监护技术还未普及，因此对患者的生理状况的详细监测和记录相对困难。当时的主动脉手术风险相对较高，因为手术技术和设备水平有限，术后并发症的发生率较高，这使患者更容易陷于危及生命的情况。当时可用的药物和治疗选择相对较少，对于处理术后并发症和病情变化的能力受到限制。

术后监护主要依赖于临床医生的经验和基础的生命支持手段。

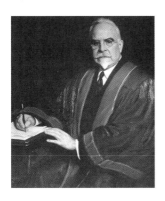

图 3.1.1 （美国）Rudolph Matas（1860.11—1957.9）（图片引自 American College of Surgeons）

二、20 世纪 70 年代至 21 世纪初

为了实现胸主动脉外科的高速发展，心肺机器和体外循环技术在 20 世纪 70 年代至 21 世纪初不断更新迭代，使主动脉外科手术逐渐成为一种常规治疗手段。1872 年，著名的德国外科医生 Trendelenburg 认识到肺栓塞的高死亡率，并设计了一种床旁技术来打开肺动脉并清除术后患者的栓塞。然而，Trendelenburg 手术的结果并不好。1924 年，Trendelenburg 的学生 Martin Kirschner 实施了首例成功的肺栓塞切除术，并向柏林的德国外科大会报告了该手术的成功。这篇报告引起了人们极大的关注，一位来自美国的年轻外科住院医师 Alton Ochsner 参加了会议，但他对报告的结果并不满意。他认为重点应该放在预防上，而不仅仅是消除血栓栓塞的治疗反应。1932 年，杜兰大学的外科教授 Ochsner 和 Michael DeBakey（图 3.1.2）提倡预防性下腔静脉结扎。同年，John Gibbon 在费城担任外科住院医师和研究员时，观察到对一名年轻女性进行肺栓塞切除术的英勇尝试，但没有成功。这个痛苦且不幸的案例成为 Gibbon 开发循环支持装置的重大契机。Gibbon 花费了 21 年时间开发这款泵，并于 1953 年进行了首例体外支持心脏直视手术，成功闭合了一名年轻女性的房间隔缺损。在心肺转流术发展的同时，约翰·霍普金斯大学医学院的学术外科医生 John McClane 发现了肝素，为治疗性和预防性抗凝打开了大门。这一发现为体外灌注铺平了道路，从而开创了血管、主动脉和心脏直视手术的黄金时代。与此同时，心脏外科术后患者的重症治疗也逐渐引入多参数监测，包括动脉血气分析、心电图、中心静脉压等。这些监测手段可以帮助医生更全面地了解患者的生理状况。

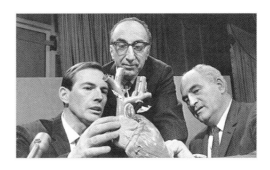

图 3.1.2 1967 年，南非的 Christiaan Barnard 博士（左）与美国的 Michael E. DeBakey（中）博士和 Adrian Kantrowitz（右）博士（图片引自 The New York Times）

三、21 世纪初至今

随着科技的不断进步，重症监护领域引入了更先进的监护设备，如多参数监护仪、体外循环机、机械通气设备、脑功能监测仪等，提高了患者监护的精准性和安全性。随着临床研究的不断深入，人们对于主动脉外科重症监护的理解和治疗方法不断优化和更新，如血管内修复技术、药物治疗策略等方面的研究成果为临床实践提供了更多的选择。

所有急性主动脉夹层患者最初均应在重症监护病房（ICU）接受治疗，并充分监测心率、血压和呼吸频率等生命参数。手术治疗取决于夹层位置和并发症因素,可采用开放手术或血管内方法进行手术。针对主动脉手术后患者的重症监护,医疗机构制定了更为完善的临床路径和指南,包括术后的监测指标、药物治疗、营养支持等方面,有助于规范治疗流程,提高患者的康复率。早期康复和围手术期管理理念逐渐确立,心脏手术加速康复外科(ERAS)以循证医学为基础,强调早期的康复锻炼、抗凝治疗、抗生素使用等,以达到缩短住院时间、促进术后康复的目的。

四、现代重症监护

现代成人主动脉外科手术后重症监护更加注重个体化治疗,根据患者的具体情况调整治疗策略。应充分掌握患者的基线健康状况、既往病史、药物使用情况等,以及可能影响术后恢复的各种因素。根据患者的具体情况,如年龄、并发症、生理储备能力等,对患者进行风险分层,以预测术后可能出现的并发症和预后,并对高风险并发症进行重点监护和提前干预。随着科学技术和治疗理念的进步,多种先进的生命支持设备,如高级呼吸机、体外膜肺氧合(ECMO)等已全面运用于成人主动脉外科手术后危重患者的监护,以支持患者的生命体征,为患者的救治争取时间保障,并且强调多学科团队的协同工作,包括外科医生、麻醉医生、重症医学专家、护理人员等。通过这种多学科的合作,每个团队成员都能够发挥自己的专业优势,共同为患者提供全面、协调和高质量的医疗服务。这种团队工作模式不仅提高了患者的治疗效果,也提高了医疗服务的整体效率和患者满意度,是现代重症监护推崇的方式。

总体而言,成人主动脉外科术后重症监护的发展经历了从简单的生命支持到个体化治疗、团队合作的过程(图3.1.3)。技术的不断创新和对患者更全面护理的关注,使患者在手术后能够得到更好的康复和生存机会。

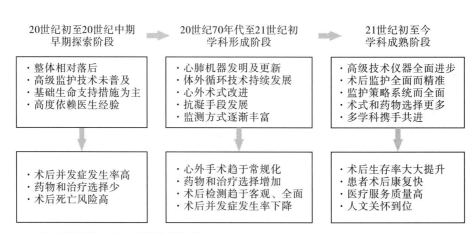

图 3.1.3 主动脉外科术后重症监护的发展史

第二节　成人主动脉外科术后监护常用技术

成人主动脉外科术后监护是一个复杂而细致的过程,需要使用多种技术来评估患者的生理状况、监测器官功能、维持循环稳定及提供支持治疗。本节介绍常用的监护技术。

一、动脉血气分析（ABG）

通过采集动脉血样本,评估气体交换、酸碱平衡和氧合水平。抽取患者的动脉血液样本,分析其中的氧气（O_2）、二氧化碳（CO_2）及其他血液化学指标,可以获得关于患者肺部气体交换能力和身体整体代谢状态的重要信息。动脉血气分析是重症监护、急诊、呼吸科、麻醉科等领域的重要诊断工具。通过这些数据可以判断患者的呼吸功能是否正常,是否存在低氧血症或高碳酸血症等问题,并据此制定相应的治疗计划。例如,如果动脉血氧分压（PaO_2）降低,可能需要增加氧气供应;如果动脉血二氧化碳分压（$PaCO_2$）升高,可能需要改善通气,如使用呼吸机辅助呼吸。动脉血气分析对于指导患者的呼吸支持治疗至关重要。动脉血气分析主要包括以下几个方面的测定。

（1）酸碱度（pH值）：反映血液的酸碱度,正常范围在7.35~7.45。pH值的异常提示可能存在代谢性或呼吸性酸碱失衡。

（2）PaO_2：测量血液中O_2的压力,正常值通常在80~100 mmHg。PaO_2的降低可能表明氧合不足,如肺部疾病或循环问题。

（3）$PaCO_2$：测量血液中CO_2的压力,正常值在35~45 mmHg。$PaCO_2$的异常提示通气功能可能异常,如慢性阻塞性肺疾病（COPD）或呼吸衰竭。

（4）碳酸氢盐（HCO_3^-）：血液中的主要缓冲剂之一,参与维持酸碱平衡,正常范围在22~26 mmol/L。碳酸氢盐水平的异常提示可能存在代谢性酸碱失衡。

（5）电解质水平：如钠离子（Na^+）、钾离子（K^+）、氯离子（Cl^-）等,它们在维持细胞内外环境稳定和神经肌肉功能中起着重要作用。

（6）血糖水平：虽然不是血气分析的常规项目,但有时也会一并测量,以评估患者的血糖控制情况。

二、心电图（ECG）

监测心脏的电活动,识别心律失常和缺血情况。ECG是主动脉外科术后监护期间心脏疾病诊断和管理中不可或缺的工具,对于快速识别心脏问题、指导紧急处理及长期心脏健康管理都具有重要价值。然而,需要注意的是,ECG并不能提供关于心脏结构和功能的全部信息,有时需要结合其他检查（如超声心动图、核素扫描等）来进行更全面的心脏评估。以下是ECG在监测心脏电活动、识别心律失常和缺血情况方面的应用。

1. 监测心脏电活动

（1）心律监测：ECG能够显示心搏的规律性,帮助识别正常心律和各种心律失常,如心动过速、心动过缓、心房颤动等。

（2）心率测定：ECG可以直接测量每分钟的心搏次数,正常成人的静息心率一般为60~100次/分。

（3）传导系统评估：通过分析ECG上的波形和间期,可以评估心脏的传导系统是否正常,如是否存在房室传导阻滞、束支传导阻滞等问题。

2. 识别心律失常

（1）自动节律分析：现代ECG设备通常具备自动节律分析功能,可以快速识别并标记心律失常。

（2）医生解读：尽管有自动分析,但最终的诊断仍需由医生根据ECG波形和临床情况进行综合判断。

3. 缺血情况的识别

（1）ST段变化：ST段的抬高或压低

可能提示心肌缺血,这是急性冠脉综合征(ACS)的重要标志。

(2)T波改变:T波的倒置或增高可能与心肌缺血有关。

(3)Q波异常:Q波的异常(如Q波宽度、深度增加)可能表示陈旧性心肌梗死。

4. 其 他

(1)电解质紊乱:ECG可以反映体内电解质水平的变化,如高钾血症和低钾血症。

(2)药物监测:某些药物(如抗心律失常药物)可能会影响ECG波形,因此ECG可用于监测药物疗效和不良反应。

三、血压监测

包括动脉内血压监测,用于实时监测患者的血压水平。动脉内血压监测是重症监护中重要的诊断和治疗工具,对于评估患者的循环状态、指导液体和药物治疗、预防并发症等都具有重要意义。动脉内血压监测是一种直接测量血压的方法,比无创血压更精确,它通过在患者动脉内插入一个导管来实现对血压的实时监测。对于重症患者,动脉内血压监测可以提供连续的血压信息,帮助医生及时调整治疗方案。尤其是对于血流动力学不稳定或者需要密切监测血流动力学变化的患者,动脉内血压监测是必不可少的。

四、中心静脉压力监测(CVP)

通过导管插入大血管,监测右心室前负荷情况。CVP是一种临床上常用的生命体征监测参数,它通过在中心静脉(通常是颈内静脉、锁骨下静脉或股静脉)插入导管来测量血液返回心脏右心房和右心室的压力,是评估和指导重症患者和手术患者治疗的重要工具。CVP的测量可以提供关于心脏前负荷、血容量状态及心脏泵血功能的有用信息。CVP监测的临床意义主要包括以下几点:

(1)评估血容量状态:CVP的高低可以反映患者体内血容量的情况。一般来说,低CVP可能表明血容量不足,而高CVP可能意味着血容量过多或心脏泵血功能受限。

(2)指导液体治疗:在手术、重症监护或心力衰竭治疗中,CVP监测有助于指导液体补充和调整,以达到最佳的循环状态。

(3)监测心脏功能:CVP的变化可以反映右心室的功能状态,对于评估心脏对治疗的反应和预测预后具有重要价值。

(4)评估肺动脉楔压(PAWP):通过CVP导管可以进一步测量PAWP,它反映了左心室的充盈压力和心肌状况。

五、心血管监测

1. 心输出量(CO)监测

通过导管或无创技术实时监测心输出量,指导液体管理和心血管支持。CO监测是一种医疗监测技术,它能够实时跟踪和评估心脏每次搏动泵出的血液量,即CO。CO是评估患者循环状态、血容量和心脏功能的关键指标,对于指导临床治疗决策具有重要意义。持续性CO监测为临床医生提供了实时的心脏功能信息,有助于优化患者的液体管理和心血管支持,提高治疗效果和保障患者安全。可以通过导管法或者无创技术进行CO监测。前者通过在中心静脉或肺动脉插入特殊的导管(如Swan-Ganz导管),直接测量血液流动产生的压力变化,从而计算CO。这种方法可以提供准确的CO数据,但属于有创操作,可能带来感染、出血等风险。后者通过一些无创或微创的技术来监测CO,如脉搏波分析(pulse wave analysis)、生物阻抗法（bioimpedance）和超声心动图（echocardiography）等。这些技术虽然没有导管法精确，但可以减少患者的不适和并发症风险。随着医疗技术的进步，未来可能会有更多无创或微创的 CO 监测方法被开发和应用。CO 监测的临床应用主要包括以下几点：

（1）液体管理：在手术、重症监护和心力衰竭治疗中，CO 监测有助于指导液体补充，避免液体过载或不足。

（2）心血管支持：监测 CO 可以帮助医生评估患者对心血管活性药物的反应，调整药物剂量和治疗方案。

（3）休克和重症患者：对于休克和重症患者，连续监测 CO 对于评估病情和治疗效果至关重要。

（4）心脏手术：在心脏手术中，CO 监测可以实时反映心脏功能，帮助医生在手术过程中快速做出决策。

2. 肺动脉漂浮导管（Swan-Ganz 导管）

用于监测肺动脉和左心室的血流动力学参数，指导液体管理和心脏支持。Swan-Ganz 导管通常由一根柔软的导管和一个位于导管末端的充气球囊组成。球囊的设计使导管可以在右心房和肺动脉中漂浮，通过导管内的腔道可以测量压力和抽取血液样本。这种导管通过提供关键的血流动力学数据，帮助医生评估患者的心脏功能、血容量状态和肺部循环情况，从而指导液体管理和心脏支持治疗。Swan-Ganz 导管的监测参数包括：右心房压力（反映右心房内的压力，可以评估右心室的充盈情况）；肺动脉压力（测量肺动脉内的血压，反映右心室的泵血能力和肺部循环的阻力）；肺毛细血管楔压（导管尖端进一步推进到肺毛细血管时测量的压力，反映左心室的充盈压力和左心室功能）；CO（使用热稀释法或锂稀释法，通过导管注入示踪剂并测量其在血液中的稀释程度而计算 CO）。Swan-Ganz 导管的临床应用主要包括以下几点：

（1）心脏手术：在心脏手术中监测心脏和肺部的血流动力学变化，指导手术决策。

（2）重症监护：对于重症患者，Swan-Ganz 导管提供的参数有助于评估患者的循环状态和心脏功能。

（3）心力衰竭：监测心力衰竭患者的血流动力学变化，指导药物治疗和液体管理。

（4）休克治疗：在休克状态下，Swan-Ganz 导管有助于区分不同类型的休克，并指导相应的治疗措施。

六、呼吸监测

1. 氧饱和度（SpO_2）监测

通过指夹或其他传感器，实时监测患者的氧合水平。SpO_2 是血液中携带氧气的血红蛋白占全部血红蛋白的比例，是评估患者氧合状态的重要指标。正常的 SpO_2 值一般为 95%～100%，低于这个范围可能表明患者存在氧合不足的情况。最常见的 SpO_2 监测设备是脉搏血氧仪，它通过一个小型的指夹式传感器附着在患者的手指或耳垂上。传感器内部有发光二极管（LED），发射红光和红外光，通过测量这两种光的吸收差异来计算血氧饱和度。除了指夹式传感器外，还有其他类型的传感器，如耳夹式、额头式或胸部贴片式，适用于不同的情况和患者需求。SpO_2 监测是一种简单、快速且有效的评估患者氧合状态的方法。通过实时监测，医生可以及时发现和处理患者的氧合问题，优化患者的呼吸支持和整体治疗。随着医疗技术的发展，SpO_2 监测设备也在不断改进，以提高准确性和便利性。SpO_2 监测的临床应用主要包括以下几点：

（1）术后监护：在手术后，监测患者的 SpO_2 可以及时发现潜在的呼吸问题，确保患者获得足够的氧气。

（2）重症监护：对于重症患者，持续监测 SpO_2 对于评估呼吸支持的需求和调整治疗方案至关重要。

（3）呼吸疾病：在 COPD、哮喘等呼吸系统疾病的管理中，SpO_2 监测有助于评估治疗效果和病情变化。

（4）睡眠监测：对于睡眠呼吸暂停综合征等睡眠障碍的患者，SpO_2 监测可以评估夜间氧合情况。

2. PaO_2 和 $PaCO_2$ 监测

通过动脉血气分析，评估氧合和通气状态。PaO_2 和 $PaCO_2$ 监测是通过动脉血气分析来进行的重要临床检验，它们为医生提供了关于患者氧合和通气状态的详细信息。PaO_2 是指在动脉血液中 O_2 分子产生的压力。它是评估患者氧合水平的关键指标。正常情况下，人体 PaO_2 应在 80～100 mmHg。PaO_2 的降低可能表明患者存在氧合不足的情况，如肺部疾病、心力衰竭或严重的贫血等。$PaCO_2$ 是指在动脉血液中 CO_2 分子产生的压力，是评估患者通气状态的关键指标。正常情况下，人体 $PaCO_2$ 应在 35～45 mmHg。$PaCO_2$ 的升高可能表明患者通气不足，如 COPD、哮喘、肺部感染或神经肌肉疾病等。PaO_2 和 $PaCO_2$ 是评估患者氧合和通气状态的重要手段，测量结果需要结合患者的临床状况和其他检查结果进行综合解读，对于指导临床治疗和监测病情具有重要的价值。通过定期监测 PaO_2 和 $PaCO_2$，医生可以及时发现和处理患者的呼吸问题，优化治疗效果，提高患者的生活质量。

七、神经系统监测

1. 脑电图（EEG）

监测脑电活动，评估神经系统功能。EEG 是一种无创神经诊断技术，通过在头皮上放置多个电极来记录大脑的电活动。EEG 能够提供关于大脑神经元放电模式的详细信息，从而帮助医生评估神经系统的功能状态和诊断各种神经系统疾病。通过实时的 EEG 监测，医生可以更好地了解患者的神经系统状态，制定合适的治疗计划，并评估治疗效果。随着技术的进步，EEG 设备和分析方法也在不断发展，以提高诊断的准确性和便利性。EEG 监测的临床应用主要包括：

（1）癫痫：EEG 是诊断癫痫和区分癫痫类型的重要工具，通过记录发作期间和发作间期的脑电活动模式，可以确定发作的起源和类型。

（2）睡眠障碍：EEG 用于监测睡眠周期和识别睡眠障碍，如睡眠呼吸暂停、周期性四肢运动障碍等。

（3）昏迷和脑损伤评估：EEG 可以帮助评估昏迷患者的脑功能状态，以及监测和评估脑损伤后患者的恢复进程。

（4）脑炎和脑膜炎：EEG 可以检测大脑炎症性疾病引起的脑电活动异常。

（5）代谢性和中毒性脑病：EEG 对于诊断和监测由代谢紊乱或中毒引起的脑功能障碍非常有用。

2. 颅内压（ICP）监测

在需要时通过脑室引流或监测装置，评估颅内压力状态。ICP 监测用于测量和评估大脑内部的压力。ICP 的异常升高（颅内高压）可能导致一系列严重的神经系统并发症，甚至危及生命。因此，ICP 监测对于及时发现和处理颅脑损伤、脑出血、脑水肿、颅内感染等疾病至关重要。对于主动脉外科术后患者早期神经系统并发症，尤其是截瘫的治疗有重要意义。

ICP 监测的方法主要分为有创和无创两大类：

(1)有创ICP监测：①脑室内监测，通过在头部钻孔并在脑室内插入一根导管来直接测量脑脊液（CSF）的压力，这种方法称为外引流或脑室引流。脑室引流不仅可以测量ICP，还可以通过引流多余的CSF来降低颅内压。②脑实质内监测装置，通过在大脑皮层或脑室内植入特殊的压力传感器，可以连续监测ICP。这种方法适用于无法进行脑室引流或需要长期监测的患者。③硬膜下和硬膜外监测，在硬脑膜下或硬脑膜外放置监测装置，如腰椎穿刺测压或者腰大池引流管测压（图3.2.1）。

(2)无创ICP监测：①眼压计测量眼内压，通过测量眼内压（IOP）间接评估ICP，因为眼内压与ICP有一定相关性。无创、操作简便，但准确性有限，受多种因素影响。②眼部超声测量视神经鞘直径，通过超声检查视神经鞘的直径来估计ICP。无创、可重复性好，但需要专业操作和解读。③经颅多普勒超声（TCD），使用多普勒超声技术评估颅内血流动力学，间接推断ICP。无创、可床旁操作，但准确性受技术和操作者经验影响。④体感诱发电位（SEP），通过电刺激身体某部位，记录大脑皮层的电生理反应，间接评估ICP。无创、可提供神经功能信息，但准确性有待提高。⑤闪光视觉诱发电位（FVEP），通过闪光刺激眼睛，记录大脑视觉皮层的电生理反应，间接评估ICP。无创、可提供视觉系统功能信息，但准确性和可靠性有限。⑥EEG，通过记录大脑电活动，分析可能与ICP相关的电生理变化。无创、适用范围广，但准确性和特异性有限，需要进一步研究。

八、重症医学专业技术

1. 体外膜肺氧合（ECMO）

在心肺功能衰竭时提供持续的氧合和二氧化碳去除支持。ECMO是一种高级生命支持技术，通过插入患者静脉的导管将血液从体内引流到体外的ECMO设备，血液在流经人工膜肺时，血红蛋白释放CO_2并结合O_2，实现气体交换，氧合后的血液通过ECMO设备的泵再次输回患者体内，以此来维持生命体征和器官功能。ECMO为患者提供了宝贵的时间以允许医生能够采取其他治疗措施，或者等待患者的心肺功能自然恢复。整个过程中，医护人员会密切监测患者的血流动力学和气体交换情况，并根据需要调整ECMO参数。

ECMO的临床应用主要包括以下几点：

(1)心脏支持：对于心力衰竭的患者，ECMO可以提供临时的心脏支持，帮助心脏恢复或作为心脏移植的桥梁。

(2)呼吸支持：在严重呼吸衰竭，如

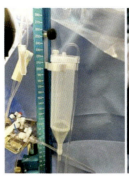
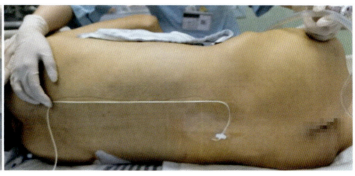

图3.2.1　有创ICP监测

急性呼吸窘迫综合征（ARDS）时，ECMO可以提供高效的氧合支持，减轻肺部负担。

（3）心肺复苏：在心搏骤停或严重创伤导致的心肺功能衰竭中，ECMO可以作为心肺复苏的一部分，帮助恢复患者的自主循环。

（4）围手术期支持：在心脏或肺部手术后，如果患者无法迅速恢复正常的心肺功能，ECMO可以提供持续的支持，直到患者病情稳定。

2. 连续性肾脏替代治疗（CRRT）

在肾衰竭时进行连续性血液净化。与传统的间歇性血液透析不同，CRRT提供持续、缓慢的血液净化，更加适合重症监护病房（ICU）中的患者。CRRT作为一种重要的生命支持技术，在重症监护中发挥着至关重要的作用，尤其是主动脉外科术后患者发生急性肾损伤（AKI）的风险高，影响患者整体预后。CRRT为肾衰竭的患者提供了一种有效的治疗手段，帮助维持患者的生命体征和内环境稳定。然而，CRRT也需要综合考虑患者的整体状况，并进行个体化管理。CRRT的临床应用主要包括以下几点：

（1）AKI：CRRT是治疗重症AKI的首选方法，尤其是在血流动力学不稳定的患者中。

（2）多器官衰竭：在多器官功能障碍综合征（MODS）中，CRRT可以帮助清除炎症介质和代谢废物。

（3）液体过载：对于液体过载的患者，CRRT可以有效控制体液平衡。

（4）药物清除：CRRT可以帮助清除某些难以通过肾脏排泄的药物和毒素。

九、影像学技术

X线、CT和超声检查可用于评估术后解剖情况，检测并发症。在主动脉外科手术后，医生通常会根据患者的具体情况和需要解决的问题选择合适的影像学检查方法。例如，X线检查常用于术后立即评估植入物的位置和状态，以及肺部情况；CT适用于详细评估手术区域的解剖结构和检测潜在的并发症；而超声检查则在围手术期监测心功能、血流动力学和评估血管状态方面发挥重要作用。通过综合应用这些影像学技术，医生能够全面了解患者手术后的解剖情况，及时发现并处理可能的并发症，确保患者的安全和恢复。每种技术都有其独特的优势和适用场景。

1. X线检查

（1）优势：快速、简便，适用于初步评估和紧急情况下的诊断。能够提供手术区域的即时影像，帮助识别金属植入物的位置和状态。对于检测骨折、关节脱位、金属植入物移位等具有直接价值。

（2）局限性：对软组织的分辨率较低，不如CT和超声检查在评估软组织结构方面敏感。患者暴露于电离辐射，对于需要多次复查的患者可能存在辐射风险。

2. CT

（1）优势：高分辨率，能够提供详细的横断面图像，对于评估血管、软组织和骨骼结构非常有用。可以进行三维重建，更直观地展示解剖结构和可能的并发症。对于检测血管内栓塞、瘤体破裂、内漏等并发症具有高度敏感性。

（2）局限性：需要使用对比剂，对于肾功能不全的患者可能存在风险。检查过程相对较慢，对于无法平躺或配合的患者可能存在困难。存在辐射风险，尤其是对于需要多次复查的患者。

3. 超声检查

（1）优势：无辐射，易获取，适用于多次复查和长期随访。实时动态监测，可以在围手术期实时评估和指导。对于评估心功能、血液流动、血栓形成等具有高度敏感性。可以通过多普勒技术评估血流动力学，如血流速度和方向。

（2）局限性：对于深部结构和骨骼的评估受限，分辨率不如CT。受操作者的技术和经验影响较大，图像质量可能存在差异。对于肥胖患者或气体干扰下的成像可能受限。

十、药物治疗

使用血管活性药物、正性肌力药物、抗心律失常药物等进行循环和心脏支持。主动脉外科手术后，患者的循环状态和心脏功能可能受到严重影响，因此可能需要使用多种药物来支持循环和心脏功能。药物支持的目标是维持稳定的血流动力学状态，预防并发症，促进患者的恢复。因此，药物治疗方案需要个体化，根据患者的反应和病情变化进行动态调整。以下是一些常用的药物类别及其作用：

（1）血管扩张剂：通过扩张血管减少心脏的后负荷，适用于高血压和心力衰竭患者。例如，硝酸甘油、硝普钠。

（2）血管收缩剂：通过收缩血管增加血压和改善组织灌注，适用于低血压和休克状态。例如，去甲肾上腺素、多巴胺。

（3）α受体激动剂：增加血管阻力和血压，用于治疗低血压和休克。例如，去氧肾上腺素。

（4）正性肌力药物：增强心肌收缩力，提高心脏泵血能力，适用于心力衰竭和低心输出量状态。例如，多巴酚丁胺、米力农。

（5）抗心律失常药物：用于预防和治疗心律失常，维持正常的心律和心率。例如，美托洛尔、利多卡因、胺碘酮。

这些技术的综合应用可以提供全面而个体化的监护，以确保患者在术后的恢复过程中得到最佳的支持和治疗。监护团队通常由外科医生、麻醉医生、重症医学专家和护理人员等多学科成员组成，以共同助力患者的康复。

第三节　成人主动脉外科术后重症监护的现状与展望

成人主动脉外科术后重症监护的现状和展望受到医学技术、科研进展和医疗体系改革等多因素的影响。

一、现　状

1. 技术水平的提高

（1）当前，先进的监护技术和设备的广泛应用，如持续性CO监测、ECMO、EEG监测等，有助于更全面地监测患者的生理状况，使医护人员能够实时监测患者的关键生理参数，及时发现并处理潜在的并发症。

（2）微创技术的进步减少了手术创伤，使手术后患者对重症监护的需求相对减少。随着内镜技术、机器人辅助手术等微创技术的发展，手术创伤减小，术后并发症风险降低，患者恢复加快，从而减轻了重症监护的负担。

2. 多学科团队合作

重症监护团队的多学科协同工作成为标配，包括外科医生、麻醉医生、重症医学专家、护理人员等，以确保患者得到全面的护理。

3. 早期康复和围手术期管理

强调术后患者的早期康复和围手术期管理，包括早期活动、呼吸锻炼、合理的液体管理，有助于减少并发症，提高患者康复率。

4. 个体化治疗

针对患者的个体差异，制定个体化的治疗方案和监护计划，并使个体化治疗方案逐渐得到应用，包括基于监测结果和患者反应的个体化药物治疗，以提高了治疗的针对性和效果。

二、展　望

1. 智能监护系统的发展

利用人工智能和大数据分析技术，开发智能监护系统，实现对患者生理状况的实时监测和预测，提前干预并降低并发症风险，实现更高效的资源配置和治疗决策。

2. 生物标志物的应用

生物标志物的研究和应用将有望为术后监护提供更为敏感和特异的指标，帮助及早发现并发症。如尿基质金属蛋白酶7（uMMP7）、尿N－乙酰－β－D－氨基葡萄糖苷酶（uNAG）和血清胱抑素C（sCysC）等新型生物标志物用于提高预测主动脉外科术后急性肾损伤的发病风险的能力，有助于实现早期干预及风险分层。

3. 基因治疗和干细胞治疗

随着基因治疗和干细胞治疗领域的不断进步，可能出现更为个体化和革命性的治疗手段，用于改善患者的康复和生存。结合患者的基因组学信息，为患者提供更加精准的药物治疗方案，减少药物不良反应，提高治疗效果。

4. 远程监护技术

发展远程监护技术，使医护人员可以实时监测患者的生理状况，提供及时的指导和干预，极大地提高医疗服务的可及性和便利性，降低医疗资源的浪费。

5. 医疗体系的改革

随着医疗体系的改革，未来将会有更好的医疗体系和资源分配，如分级诊疗制度的推广，使重症监护资源的分配更加合理，提高医疗服务效率，促使术后监护更为高效，缩短患者的住院时间，降低医疗费用。

未来，随着科技的创新和医学知识的拓展，成人主动脉外科术后重症监护将更加个体化、智能化，并更好地融入整个医疗体系，为患者提供更为精准和有效的医疗服务。

拓展阅读

[1] De Paulis S, Arlotta G, Calabrese M, et al. Postoperative intensive care management of aortic repair [J]. J Pers Med, 2022, 12(8): 1351.

[2] Paul Michael McFadden, Luke M Wiggins, Joshua A Boys. A history of thoracic aortic surgery [J]. Cardiol Clin, 2017, 35(3): 307－316.

[3] Goldstone AB, Chiu P, Baiocchi M, et al. Interfacility transfer of medicare beneficiaries with acute type A aortic dissection and re gionalization of care in the United States [J]. Circulation, 2019, 140(15): 1239－1250.

[4] Helgason D, Helgadottir S, Ahlsson A, et al. Acute kidney injury after acute repair of type A aortic dissection [J]. Ann Thorac Surg, 2021, 111(4): 1292－1298.

[5] 孙立忠，李建荣. 我国Stanford A型主动脉夹层诊疗进展与挑战[J]. 中华外科杂志, 2017, 55(4): 241－244.

[6] Yamaguchi D, Jordan WD. Hybrid thoracoabdominal aortic aneurysm repair: current perspectives [J]. Semin Vasc Surg, 2012, 25(4): 203－207.

[7] McFadden PM, Wiggins LM, Boys JA. A history of thoracic aortic surgery [J]. Cardiol Clin, 2017, 35(3): 307－316.

[8] Howard DP, Sideso E, Handa A, et al. Incidence, risk factors, outcome and projected future burden of acute aortic dissection[J]. Ann Cardiothorac Surg, 2014, 3: 278－284.

[9] Erbel R. 2014 ESC Guidelines on the diagnosis and treatment of aortic diseases: document covering acute and chronic aortic diseases of the thoracic and abdominal aorta of the adult [J]. Eur Heart J, 2014, 35: 2873－2926.

（本章作者：雷黎明，李秋莹）

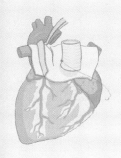

第四章

麻醉相关围手术期管理

主动脉手术的麻醉是一项复杂的工作，围手术期管理要求麻醉医生了解特定血管疾病的病理生理学机制，这是确保患者安全和手术顺利进行的关键环节。麻醉医生需要具备深厚的专业知识和丰富的临床经验，以便妥善处理手术中的各种情况。主动脉手术患者的麻醉术前评估与其他心脏手术患者的麻醉术前评估在本质上没有很大区别。除急诊手术外，所有主动脉手术患者术前都会进行全面检查，针对该疾病人群的术前风险评估和准备有其侧重点。我们不在此详细讨论术前评估和准备的所有方面，本章主要围绕主动脉手术前风险评估和术前管理的要点展开讨论。

第一节 风险评估与术前准备

术前评估的主要目的是获取患者病史中有价值的信息，评估围手术期风险，优化麻醉方案。主动脉手术麻醉前评估应当包含针对性的体格检查，记录合并疾病，通过术前宣教减轻患者的焦虑，确保所患基础疾病得到优化处理，有选择地转诊给医疗专家会诊，开具相应术前检查，开始实施可降低麻醉风险的干预措施，讨论围手术期治疗事项，安排合适的术后治疗，以及必要时建议推迟或取消手术。主动脉疾病患者常常并存其他合并症，如高血压、糖尿病、肾功能不全和肺部疾病等，尤其是显性或隐性冠状动脉疾病，是导致围手术期及术后远期患者死亡的主要原因。术前需对上述疾病予以充分评估，若条件允许，应在术前积极治疗。

一、术前评估量表

1. 临床虚弱量表（CFS）

随着社会老龄化的发展，年龄成为影响康复和结果的最重要因素之一。判断虚弱状态不仅要关注患者的年龄，还要关注所有可能与年龄有关的特征，如营养不良、消瘦、反应迟钝、运动耐力下降等。CFS旨在根据第一印象评估老年患者的虚弱程度，以辅助临床决策。CFS作为一个简单易行的9项量表，在心脏外科手术研究中被应用，并确定由CFS评定的虚弱状态是心脏手术死亡率增加5倍的风险因素。

2. 活动耐量评估

活动耐量评估是用来评估一个人在不同程度的活动中所能承受的负荷程度，通常以代谢当量（MET）为单位进行评估。

通过评估患者的活动耐量,可以更好地了解他们的心肺功能和体能水平。患者如果在日常活动中表现出活动受限或心肺功能下降,围手术期风险将大大增加,因此需要特别关注术前和术后的管理。了解患者的活动耐量有助于麻醉医生制定更加个体化和安全的麻醉计划,对于活动耐量较低的患者,需要更加谨慎地选择麻醉药物和监护措施,以确保手术过程中的安全性和稳定性。总而言之,活动耐量评估可以为心脏外科手术的术前评估、麻醉管理、术后康复和并发症预防提供重要的参考,有助于提高手术的安全性和成功率,同时促进患者的术后恢复。

3. 短期风险计算器

短期风险计算器是一种用于评估心脏外科手术患者术后 30 d 内死亡和并发症风险的工具。该计算器是由美国胸外科医学会(STS)开发,是基于大规模的临床数据和风险预测模型,包括患者的临床特征、手术类型和其他相关因素,旨在帮助医疗专业人员更准确地评估患者的手术风险,并为患者和医生提供更好的术前和术后管理决策。该在线计算器可预测手术死亡率、卒中、肾衰竭、长期通气、再次手术率、深部胸骨伤口感染和患者术后住院时间等。

4. 欧洲心脏手术风险评估(Euro SCORE)

最新版本 EuroSCORE Ⅱ 于 2012 年发布,取代了 90 年代末的旧版本。该评分系统考虑了多种患者特征和手术因素,包括年龄、性别、体重指数(BMI)、肺功能、肾功能、心功能、并发症史、紧急手术、手术类型等。计算结果通常以百分比的形式表示,评分越高,表示患者的术前死亡风险越高。EuroSCORE Ⅱ 在手术死亡率模型预测的区分度和准确性方面的总体性能被认为是良好的,因此在大多数国家被常规使用。

5. 美国麻醉学会(ASA)分级系统

一种用于评估患者术前健康状况和麻醉风险的常用系统,由 ASA 于 20 世纪 50 年代开发。该系统将患者的术前健康状态分为 5 个等级,从 Ⅰ 级到 Ⅴ 级,其中 Ⅰ 级表示健康状态较好,Ⅴ 级表示患者已有严重系统性疾病且生命受到威胁。ASA 分级系统可以帮助麻醉医生在手术前评估患者的麻醉风险,制定个体化的麻醉计划,并采取相应的监护措施,以确保手术的安全性和成功性。

二、无创心脏检查

1. 经胸超声心动图(TTE)

在心外手术之前,TTE 可以用来评估患者的心脏结构和功能。通过 TTE 检查可以了解患者是否存在心脏瓣膜病变、心肌收缩和舒张功能异常、心室壁运动异常等情况,从而评估手术风险和制定术前管理策略。其中,左心室射血分数(LVEF)是评估心力衰竭风险的重要指标之一,也是提供手术预后信息的重要指标之一。

2. 心肌灌注显像

患者在进行心肌灌注显像前,会接受显像剂 ^{99m}Tc - 甲氧基异丁基异腈(MIBI)等放射性同位素的静脉注射,同位素会在血液中标记,并被输送到心肌组织中被摄取。心肌摄取量与冠状动脉血流量成正比,与局部心肌细胞的功能或活性密切相关。meta 分析提示,核素显像结果显示 LVEF<35% 的患者发生术后心脏事件的可能性增加了 3.7 倍。在心脏外科手术之前,对患者进行心肌灌注显像检查有助于了解其心肌血流情况和评估手术风险,进一步指导术前管理和治疗策略的制定。

三、术前准备

1. 手术团队准备

团队成员应定期参加专业培训和教

育,以提高手术和麻醉的技能和知识。通过模拟手术和紧急情况,提高团队的应急能力和协作效率。在手术前,麻醉团队、外科团队、灌注师、护理人员等进行详细讨论,确保每个人都了解手术计划和潜在的风险。明确每个团队成员的角色和责任,确保每个人都知道自己在手术过程中的任务。

2. 冠状动脉评估

进行准确的临床评估以预测发生严重冠状动脉疾病的可能性十分必要,它有助于术前心脏检查项目的选择以及对检查结果进行合理的解读。预防性行冠状动脉血管重建术并不能减少主动脉外科手术围手术期或术后远期死亡率。药物治疗才是冠状动脉疾病管理的基石。

3. 肺功能评估

主动脉外科手术后可能引发严重的呼吸系统并发症,特别是对于接受开放主动脉手术的患者,呼吸系统并发症尤为显著,其中主要的并发症包括肺不张、肺炎、呼吸衰竭及潜在的慢性疾病恶化。在这类患者中,吸烟者较多见,而慢性阻塞性肺疾病(COPD)和慢性支气管炎则更为普遍。一旦存在这些疾病,患者术后发生肺部并发症的风险会增加。在临床评估中,如果存在严重的肺部损害,进行肺功能检测有助于评估和优化肺功能。术前动脉血气分析的结果可作为术后比较的基准值。基础高碳酸血症($PaCO_2$ > 45 mmHg)提示术后肺部并发症的风险增加。肺功能检测结果可用于指导支气管扩张药物治疗,但同时需考虑β受体激动剂可能引发的心律失常和心肌缺血。对于严重的COPD或支气管哮喘患者,术前短期应用糖皮质激素(泼尼松40 mg/d,连续2 d)可能有益。如果发生肺部感染,则需要适当的抗生素治疗。尽管支持区域麻醉可能改善肺部预后的证据有限,但硬膜外阻滞可能对严重肺部疾病患者有益。这些技术可避免因术后全身应用阿片类镇痛药而引发的呼吸抑制。术后肺部并发症难以避免,刺激性肺容量测定和持续气道正压通气具有一定的益处。即使存在严重肺功能不全,只要处理得当,也可以耐受主动脉血管手术而不出现过高的病死率。

4. 肾功能评估

心血管疾病与肾功能衰退和肾疾病发展相关,是肾功能不全的独立危险因素。术前肾功能不全的严重程度是术后肾功能障碍严重程度最可靠的预测指标。通常使用血肌酐和肌酐清除率来评估围手术期肾功能。术前血肌酐水平 > 2 mg/dL 是非心脏重大手术后心脏并发症的独立危险因子。术前肌酐清除率 < 60 mL/min 是择期血管外科手术后短期及远期死亡率升高的独立危险因素。对于肾功能受损的血管外科手术患者,围手术期使用β受体阻滞剂和他汀类药物可降低患者的死亡风险。腹主动脉或肾动脉的粥样硬化病变也可对肾血流和肾功能造成损害。相反,肾动脉狭窄可以通过肾素及血管紧张素诱导血管收缩而导致高血压。高血压本身可导致肾功能不全或肾衰竭,糖尿病肾病也很常见。除了基础肾功能异常之外,术前和术中使用造影剂具有直接的肾毒性。术中主动脉阻断会中断肾血流而引起肾缺血。即使体循环动脉血压和心输出量均正常,在肾下方行主动脉阻断也会减少肾血流。血栓斑块可能会进入肾动脉,尤其容易发生在肾动脉上方主动脉阻断和开放时。术中和术后血容量和心输出量的波动可损害肾灌注。

5. 术前用药

围手术期患者应继续使用原先使用的心血管类治疗药物。应特别重视抗血小板治疗,并且应个体化治疗。

（1）控制血压：大部分需要进行心血管手术的患者患有高血压，因此抗高血压治疗应该持续到手术当天。对于急性主动脉夹层患者，严格控制血压有助于降低瘤体破裂风险并缓解疼痛。研究表明在主动脉手术前，针对存在心肌缺血的患者术前预防性服用抗心绞痛和降压药物是有重要意义的。降压药可以选择硝普钠、硝酸甘油、尼卡地平及乌拉地尔等。

（2）控制心率：围手术期β受体阻滞剂治疗是一个重要且颇具争议的话题。对长期接受β受体阻滞剂治疗的患者，β受体阻滞剂的使用应贯穿整个围手术期。β受体阻滞剂预防心肌缺血和可能发生的心肌梗死可能比其他抗心肌缺血药物更有效。伴有主动脉瓣反流者慎用β受体阻滞剂。围手术期出现因血容量不足、贫血、疼痛或感染因素所致的心动过速，β受体阻滞剂治疗不能作为初始或主要治疗方法，而应对上述情况进行病因治疗。对高风险患者，尤其是已知有潜在缺血的患者（如术前检测发现缺血的患者），应考虑到手术应激相关的交感神经刺激引起的心动过速。应避免低血压和心动过缓，也应避免围手术期突然使用高剂量β受体阻滞剂治疗。如果决定在围手术期初始采用β受体阻滞剂治疗来降低心脏风险，最安全的方法是从低剂量开始，在手术前至少7～10 d内逐渐增量直至达到效果。对禁忌使用β受体阻滞剂者可应用二氢吡啶类钙通道拮抗剂控制心率，如地尔硫䓬。

（3）控制血脂：他汀类药物兼具降脂、抗炎、稳定斑块及抗氧化作用。DECREASE-Ⅲ的双盲安慰剂对照临床试验支持他汀类药物用于预防围手术期心血管并发症，但Erasmus大学后续研究发现该试验存在学术不端的情况，影响了此研究结果的可靠性。他汀类药物的应用对主动脉术后的肾功能有保护作用，也有利于保持下肢移植血管的通畅。尽管目前的指南推荐对所有的外周血管病变患者使用他汀类药物，但关于围手术期用药的最佳时间和剂量并无定论。已经接受他汀类药物治疗的患者在围手术期应继续使用该类药物进行治疗。

（4）抗血小板治疗：抗血小板药物是血管疾病治疗的核心。使用双联抗血小板治疗（DAPT）治疗血栓栓塞并发症时，必须权衡围手术期的出血风险。这种平衡对于接受心脏或非心脏手术的患者至关重要。关于不同围手术期DAPT策略对支架患者的益处和风险的证据极其有限。在一篇meta分析中，有4项临床试验对于采用新一代药物洗脱支架（DES）治疗患者，并且对短时间DAPT（3～6个月）的安全性进行了说明。在"支架置入患者不坚持抗血小板治疗模式"（PARIS）记录中，基于临床医生的判断对手术患者在任何时间点中断DAPT均未影响主要心脏事件的风险。目前，DAPT策略与其他主要心血管事件之间的关联仍不确定，还需要进一步研究。

（5）镇痛镇静药物：疼痛刺激会导致患者血压升高和心率增快，术前有效镇痛可以降低主动脉病变患者瘤体破裂的风险，一般给予吗啡10 mg肌内注射即可达到镇痛目的，同时也具有一定的镇静效果。

6. 改善术前营养状况

随着患者年龄的增长，营养不良的风险增加，主要与慢性疾病、身体活动减少、生理、心理和社会经济因素相关。患有营养不良的患者接受心脏手术后，住院时间延长、功能恢复较差、并发症发生率和死亡率增加。术前营养支持和优化可以提高患者对心脏手术引起的生理性应激源的恢复能力。营养不足的择期手术患者，术前7~10 d开始口服营养补充剂效果最好，并且与降低结直肠患者感染性并发症的发生率相关。应在门诊就诊的术前阶段即开始识别和治疗营养不良，除了调整患者的基线饮食外，可以通过补充高热量/高蛋白营养产品来优化营养状况。

7. 改善术前贫血

主动脉病变患者术前贫血的发生率较高，缺铁性贫血是术前贫血的最常见形式。对于无症状的贫血患者，患者血液管理（PBM）指南认为术前预防性输血的益处尚未明确，因此不推荐作为首选治疗方法。目前已经提出了几项替代疗法来治疗术前贫血，尤其是静脉注射铁和促红细胞生成素（EPO）。静脉注射铁比口服铁可能对恢复铁水平和改善患者预后更有效。术前单剂量铁、促红细胞生成素、维生素B_{12}、叶酸可降低围手术期输血率，但没有数据支持围手术期死亡率有任何差异。

8. 术前自体血储备

过去提倡使用术前自体血储备（PAD）来降低同种异体输血相关的风险，然而输注自体血并不能消除某些免疫并发症及细菌污染的风险。一项纳入随机试验和观察性研究的meta分析显示，尽管自体输血技术降低同种异体输血频率，但提高了总体输血率。PAD禁忌证包括不稳定型心绞痛和严重主动脉瓣狭窄，排除了很大比例的心脏外科手术患者。此外，该技术需要在术前对患者进行反复采血，间隔一定时间，直到术前3 d为止，很大程度上增加了人力负担。基于自体捐献血液的高丢弃率、贫血风险增加、成本上升、过程烦琐，PAD使用率持续下降。

9. 术前血糖控制

术前糖化血红蛋白（HbA1c）水平低于6.5%与胸骨深部伤口感染、缺血事件和其他并发症的显著降低相关。指南建议，术前对所有患者进行糖尿病筛查，并进行干预，以改善血糖控制，从而使血红蛋白水平低于7%。值得注意的是，口服降糖药应在手术前一晚停用，二甲双胍类药物应在术前1 d停止应用，使用胰岛素的患者，手术当天可以给予常规剂量的50%并严密监测血糖。

第二节 主动脉手术常规麻醉方案及监测内容

主动脉手术包括腹主动脉重建术、胸腹主动脉手术、主动脉腔内修复术、混合性主动脉弓修复术，维持围手术期血流动力学的稳定以保障重要器官的灌注和功能，对主动脉手术患者的总体预后比麻醉药物和麻醉方式的选择更为重要。

术中选择何种监测技术归根到底取决于疾病种类、对数据的准确解读和合理的治疗措施。主动脉阻断及开放的病理生理学变化极为复杂（图4.2.1，图4.2.2），取决于多种因素，包括主动脉阻断的水平、冠状动脉疾病及心肌障碍的程度、血管内容量及血液分布、交感神经系统的激活，以及麻醉药物和麻醉技术。

一、麻醉药物的选择和使用

1. 全身麻醉药物

（1）吸入麻醉药物：如七氟醚、异氟醚等，通过呼吸道给药，具有快速诱导和恢复的优势。在主动脉手术中，可用于诱导和维持麻醉状态。

(2)静脉麻醉药物：如丙泊酚、苯二氮䓬、依托咪酯等，通过静脉给药，具有较强的镇静和催眠作用。在主动脉手术中，常用于诱导麻醉和维持麻醉深度。

2. 麻醉性镇痛药物

如芬太尼、舒芬太尼等，具有较强的镇痛作用，可用于手术期间和术后的镇痛管理。

3. 肌松药物

（1）非去极化性肌松药物：如顺式阿曲库铵、罗库溴铵、维库溴铵等，用于松弛患者的骨骼肌，促进插管和手术操作。

（2）去极化性肌松药物拮抗剂：如新斯的明，用于拮抗肌松药物的作用，恢复患者的肌肉功能。

4. 辅助药物

（1）血管活性药物：如血管收缩药或扩张药，用于调节患者的血压和心血管功能。

（2）抗心律失常药物：利多卡因、胺碘酮、β受体阻滞剂等。

（3）止血药物和抗纤溶药物：氨甲环酸、氨甲苯酸、维生素K1等。

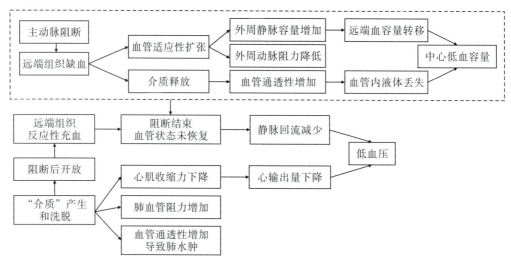

图4.2.1 主动脉阻断、开放对全身的影响

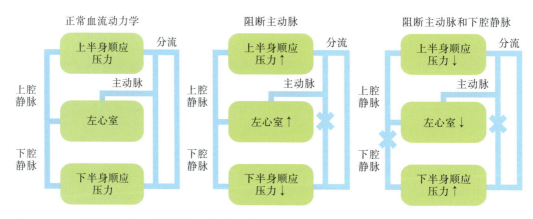

图4.2.2 不同阻断方式导致的顺应区变化示意图

上半身、下半身和左心室顺应区，用实线表示；左图为正常血流动力学，中图仅阻断主动脉，右图表示主动脉和下腔静脉同时阻断。

（4）抗恶心呕吐药物：如多巴胺受体拮抗剂、5-羟色胺拮抗剂等，用于预防和治疗手术期间和术后的恶心、呕吐。

一般来说，对于心脏大血管手术没有明确规定的麻醉方案，麻醉医生需要根据自己的经验为患者制定相应的麻醉方案。然而，一切药物的选择和使用都基于一个原则，即维持稳定的血流动力学。目标收缩压为100～120 mmHg，目标心率维持在术前的基础水平。

二、麻醉诱导和维持

1. 麻醉诱导

（1）确保患者的呼吸道通畅，避免术前存在呼吸道梗阻、分泌物堵塞等问题。在诱导麻醉时，需要优化机械通气参数，改善氧合。

（2）存在夹层的患者推荐大剂量阿片类麻醉性镇痛药的应用，并建议酌情减少抗高血压药物用量。

（3）小剂量咪达唑仑和大剂量的芬太尼联合应用可用于高血压和心功能良好的患者。不建议大剂量咪达唑仑和大剂量的芬太尼联合应用，可能会导致诱导时出现严重低血压。

（4）诱导时需要密切监测患者的生命体征，包括心电图、动脉血氧饱和度、二氧化碳分压等指标，及时调整麻醉深度和药物剂量，以确保患者的稳定和安全。

2. 麻醉维持

（1）麻醉诱导后，体外循环（CPB）开始前，需要检测血气分析、电解质、激活全血凝血时间（ACT）、红细胞压积（HCT）等作为基础对照。持续监测患者的心率、血压、心律等心血管指标，包括动脉血氧饱和度、二氧化碳分压等。主动脉和上/下腔静脉插管时常引起心律失常、回心血量降低和低血压，需及时发现和处理心律失常、血压波动等情况，确保心脏的稳定功能。CPB开始后，需要保证足够的灌注量、合适的灌注压、合理的血液稀释度及稳定的内环境。

（2）根据患者的循环情况和手术需要，合理管理液体和电解质，避免体液过多或不足导致的循环不稳定。诱导后切皮前常有低血压发生，应及时给予循环支持，包括容量支持和血管活性药物的应用，手术开始后需要注意术中的出血量和输血需求。

（3）保持适当的麻醉深度，CPB开始前追加麻醉药物和肌肉松弛药。既要确保患者的无痛感和麻醉状态，又要尽可能减少药物的使用，避免术中和术后的镇静和肌松药物过量引起的不良反应。

（4）持续监测患者的呼吸功能，包括呼吸频率、潮气量、气道压力等指标。确保患者的氧合和通气状态良好，及时处理气道阻塞、通气不足等问题。

（5）维持患者的体温稳定，避免术中和术后的体温过低或过高对心血管和免疫系统的不良影响。应根据手术难度，选择合适的低温水平。一般采用中低温28℃左右，如若需要在术中暂时停止CPB则需深低温停循环。复温的时候应缓慢，减少中心与外周温差，适当加深麻醉以防患者苏醒。

（6）注意术中和术后的应激反应管理，包括炎症反应、血液凝集状态等，手术开始时予糖皮质激素、抗纤溶药物及抑酸剂。术中需要严密监测并及时干预和处理，减少术后并发症的发生。

三、术中血流动力学监测

胸腹主动脉手术创伤极大，属于长时程、烈性应激打击。手术范围广泛，涉及胸主动脉到髂动脉。术中失血多，脏器缺血时间长，并发症多。麻醉相关联适配多重、复杂技术。因此在主动脉外科手术中,血流动力学监测是至关重要的,它能够帮助医疗团队实时了解患者的心脏功能和循环状态,从而及时做出临床决策。以下是主动脉外科手术中血流动力学监测的关键方面。

1. 监测技术

(1)经食管超声心动图(TEE):提供心脏结构和功能的实时图像,监测心脏运动和瓣膜功能。在手术过程中,TEE可以实时监测心脏运动,评估手术对心脏结构和功能的影响。同时监测主动脉瓣是否受到夹层的影响,是否存在瓣膜关闭不全或其他并发症。手术结束后,TEE用于评估手术效果,如瓣膜修复或置换的效果,以及主动脉重塑的情况。监测术后可能出现的并发症,如心包积液、瓣膜功能障碍等。

(2)有创监测:通过插入导管或探头到心腔或血管腔内直接测量,如Swan-Ganz导管。

2. 监测指标

(1)有创动脉血压(BP):通过动脉导管持续监测四肢动脉血压,实时评估患者的血压状态。术中通常涉及控制性降压技术,其目标为将上肢收缩压降至80 mmHg后开始阻断,降主动脉阻断后将上肢收缩压逐渐恢复至100~120 mmHg。控制性降压可选用药物有硝酸酯类(硝酸甘油)、钙通道阻断剂(尼卡地平)、乌拉地尔(压宁定)、挥发性麻醉药等。麻醉手术过程中,记录阻断与开放时间,避免重要脏器长时程低血压灌注、缺血。腹腔脏器与下肢开放后,容易出现开放后低血压与氧饱和度降低精准的操作预判,及时纠正腹腔脏器与双髂开放后低血压,于开放前5 min减停降压药。以容量复苏为主:快速补充容量,注意心功能支持(强心、扩管),避免急性左心衰竭与肺水肿。必要时再次全部或部分夹闭以维持有效灌注压,再缓慢逐渐开放。

(2)中心静脉压(CVP):反映右心室的前负荷,有助于评估血容量和心功能。CVP可以反映患者的血容量是否充足,防治因血容量过多导致的肺水肿或因血容量不足导致的器官灌注不足,对于指导液体治疗至关重要。在手术前后,血容量的变化可能会影响CVP的数值,因此需要密切监测。低CVP可能表明血容量不足,需要补充液体;而高CVP则可能意味着液体过载或心脏功能受损,需要调整液体输入速度或使用利尿剂。

(3)肺动脉压(PAP):监测右心室后负荷和肺循环状态。PAP的高低可以反映右心室排出血液时所面临的阻力,即后负荷的大小。高PAP可能表明右心室后负荷增加,这可能是由肺血管收缩、肺栓塞、左心室功能不全等原因导致。通常主动脉病变患者心功能尚可,部分患者主动脉病变累及心脏或者主动脉瓣膜导致心功能下降,术中监测PAP可以使麻醉医生更好地管理主动脉夹层手术中的右心室功能和肺循环状态,预防并发症,提高手术成功率。

(4)心输出量(CO):通过热稀释法、TEE或脉搏波分析等技术测量,直接反映心脏的泵血能力,对于评估手术前后心脏功能的变化非常重要。在主动脉病变患者中,心脏可能因夹层等因素的影响而出现功能受损,CO监测有助于及时发现这一问题。在手术过程中,CO的变化可以作为评估手术效果的一个指标,如修复主动脉后CO的改善表明手术成功。通过监测CO,可以预防因循环不足导致的器官灌注不足和潜在的并发症。根据CO监测结果,麻醉医生可以调整液体补充策略和血管活性药物的使用,以维持血流动力学的稳定。

CO 的降低可能提示需要增加前负荷或改善心肌收缩力。

（5）每搏输出量（SV）：反映单次心搏时泵出的血量。SV 的测量可以帮助麻醉医生评估心脏的泵血效率，特别是在主动脉病变的情况下，心脏可能承受额外的压力和损伤。通过监测 SV，麻醉医生可以调整治疗方案，如液体管理、血管活性药物的使用，以及其他支持性治疗措施。同时预测并发症：SV 的变化可能预示着潜在的并发症，如心力衰竭或心输出不足，及时的监测和干预可以降低这些风险。同时起到手术效果评估作用，如在主动脉夹层修复手术后，SV 的改善可以作为手术成功和心脏功能恢复的一个积极信号。

（6）心指数（CI）：根据体表面积调整的 CO，评估心功能。CI 考虑了患者的体表面积，使心功能的评估更加个体化和精确。CI 能够反映心脏每次搏动对全身组织的供血情况，对于评估心脏的整体功能至关重要。CI 的监测有助于指导临床治疗，包括液体管理、药物使用和手术干预。同时 CI 的变化趋势可以作为评估患者预后的一个指标。

（7）肺动脉毛细血管楔压（PCWP）：反映了左心室的充盈压力，有助于评估左心室的功能和血容量状态。主动脉外科手术因出血多、手术涉及范围广、创伤大等多种因素，使心功能可能受到影响，高 PCWP 可能预示心力衰竭、肺水肿等并发症的风险，而低 PCWP 可能表明血容量不足或心脏充盈不足。对于血流动力学不稳定的患者，PCWP 的监测有助于维持循环稳定。

四、血压管理

术中血压控制对于主动脉手术的成功至关重要，因为这类手术往往伴随着血流动力学的显著变化。血压的过度波动可能会影响手术区域的灌注，增加术后并发症的风险，甚至威胁患者生命。因此，麻醉医生必须采取一系列措施来确保血压稳定在合适的范围内。

（1）血管活性药物的使用：根据手术阶段和血压变化，适时使用血管收缩药物（如去甲肾上腺素、多巴胺）来提高血压，适时使用血管扩张药物（如硝酸甘油、尼卡地平）来降低血压。

（2）血容量管理：维持适当的血容量，避免过度或不足的液体负荷。根据尿量、血液浓缩指标和术中血气分析结果调整液体输入。

（3）麻醉深度调整：麻醉深度的调整也会影响血压，应确保患者处于适当的麻醉深度。避免过深麻醉导致的血压下降和过浅麻醉引起的血压升高。

（4）温度控制：维持正常的体温，因为低体温可能导致血管扩张和血压下降。

（5）对于创伤性主动脉损伤患者，平均动脉压（MAP）应控制在 80～120 mmHg，而对于截瘫高危患者，MAP 可维持在 >90 mmHg。

（6）沟通与团队合作：与外科团队保持密切沟通，了解手术进程，预测可能的血流动力学变化。在手术关键时刻（如血管钳夹放置或移除时）提前准备，以应对血压的急剧变化。

（7）应急预案：准备应对术中可能出现的严重低血压或高血压情况。快速识别和处理可能引起血压波动的原因，如出血、过敏反应或心脏事件。

五、心律监测与管理

在主动脉手术中，心律失常的监测是一项至关重要的任务。由于手术操作可能直接影响心脏结构或干扰心脏的电生理特性，患者可能面临心律失常的风险。因此，麻醉医生和手术团队必须保持高度警惕，及时识别和处理任何心律失常，以确保患者的安全和手术的顺利进行。为了预防和治疗围手术期心肌缺血，必须对影响心肌氧供和氧需的各种决定因素进行严密调控。应采用 ST 段监测，尤其是计算机化的 ST 段分析，以及时发现围手术期心肌缺血。

1. 心律监测

（1）心电图（ECG）监测：持续监测患者的心电图波形，以实时观察心率和心律的变化。或者使用多导联 ECG 以提供更详细的心电信息，有助于准确诊断心律失常。

（2）血流动力学监测：同前所述，如果血流动力学不稳定，急剧变化的血压和心输出量可能诱发心律失常。

2. 心律管理方案

（1）心率控制目标通常为 < 60 次/分，以降低心肌氧耗和减少夹层扩展的风险。

（2）注意麻醉药物可能对心脏电生理的影响，某些药物可能导致心律失常。根据需要调整麻醉药物的剂量和种类，以减少心律失常的风险。

（3）在手术过程中，及时调整血管活性药物和液体管理，以维持血流动力学稳定。

（4）一旦发现心律失常，立即评估其对患者的影响，决定是否需要紧急干预。根据心律失常的类型和严重程度，采取相应的治疗措施，如电复律、药物注射或临时起搏。

（5）对于合并主动脉瓣反流（AR）的患者，心率控制需根据具体情况适当调整。

（6）与心脏外科医生、灌注医生等专业人员紧密合作，共同处理心律失常。在复杂或难以控制的情况下，及时寻求心脏电生理专家的帮助。

六、神经功能监测

1. 脑监测

使用脑电双频指数（BIS）监测系统或其他类似于脑电图（EEG）的监测工具，可以实时评估患者的麻醉深度。BIS 值范围从 0（无脑电活动）到 100（完全清醒），目标 BIS 值通常设定为 40～60，以实时评估患者的脑电活动，确保麻醉深度适宜，避免术中意识恢复的发生。

2. 脑氧饱和度监测

①使用近红外光谱（NIRS）技术监测脑组织的氧饱和度，评估脑部血流和氧供情况；②通过监测脑氧饱和度，可以及时发现脑部缺血的迹象，并采取相应措施。

3. 术中神经生理监测

对于某些高风险手术，可能需要进行术中神经生理监测，如体感诱发电位（SSEP）和运动诱发电位（MEP），以评估脊髓和大脑功能的完整性。

4. 经颅多普勒超声（TCD）

无创神经监测技术。由于声波经颅骨、脑组织和脑血管时可发生反射和多次散射，这些反射和散射的声波再返回监测探头，通过发射频率与接收频率差值计算脑血流速度可监测脑血管内栓子。由于脑血流量与神经系统并发症之间关系复杂，患者个体差异较大，持续 TCD 监测对操作者的技术要求较高，目前关于心血管外科围手术期 TCD 监测脑血流量的研究较少，相关研究主要集中于脑血流量变化与体循环、栓子与神经系统并发症的关系，脑血流量与神经系统并发症之间的相关性尚待进一步探究。

TCD 是一种综合应用多种神经电生理检测和血流动力学监测技术实时评估生理和神经功能的方法。由于 NIRS 监测范围较局限，TCD 监测存在广泛个体差异,脑电双频指数受镇静药的影响较大,因此目前多联合应用多种神经监测技术以提高神经监测的准确性。一项大规模回顾性研究显示,与未行神经监测的体外循环下心血管外科手术患者相比,多模态监测(包括脑电图、双侧体感诱发电位、TCD 和 NIRS)患者围手术期严重神经系统并发症发生率显著降低。

5. 脊髓监测

对于术前已出现下肢肌张力下降或截瘫的患者,推荐使用脊髓监测,包括 SSEP 和 MEP,以及脊髓温度监测。

七、术中液体管理

1. 补液量

术中应补充的液体量包括术前 1 d 禁食、禁饮所致的液体丢失量、术前累计液体丢失量、每日生理需要量、麻醉所致的血管扩张和有效循环容量减少量、术中失血量、术中持续失液量(包括呼吸道丢失水分、术野蒸发)及第三间隙液体转移量。术中应坚持"需多少补多少"的补液原则。

2. 补液速度

术中补液速度应根据患者的心率、血压、中心静脉压、体温、尿速、尿量、出血速度、出血量、心功能等指标综合判断后进行调整。患者的心功能状态是心脏手术中指导补液的一个最为重要的指标,可通过开胸后直视下观察心脏收缩情况来判断,也可通过经食管心脏超声(TEE)的经胃左室中部短轴切面连续观察,还可通过术中放置的肺动脉漂浮导管监测。

(1) TEE 监测心功能和容量:在 TEE 经胃左室中部短轴切面中观察左、右心室的心腔大小和室壁厚度。男性左心室内径正常值为 55 mm,女性为 50 mm,正常情况下左心室和右心室横径之比大约是 5∶2,左心室舒张末面积(LVEDA)和左心室收缩末面积(LVESA)之比大约是 2∶1。可将经由该切面观察到的异常心脏舒缩情况大致划分为以下 3 型:①外周血管扩张型,其特征为左房压正常,LVEDA 正常,LVESA 显著减小,LVEDA-LVESA 差值增大,LVESA/LVEDA 比值减小,室壁运动正常/增强;②心衰型,其特征为左房压升高,LVESA 与 LVEDA 均增大,LVEDA-LVESA 差值减小,LVESA/LVEDA 比值增大,室壁运动减低;③容量不足型,其特征为左房压降低,LVESA 与 LVEDA 均减小,LVEDA-LVESA 差值减小,LVESA/LVEDA 比值增大,室壁运动正常/增强。

(2) 漂浮导管:对于术中放置了肺动脉漂浮(Swan-Ganz)导管的患者,还可通过测定肺动脉楔压(PAWP)和心脏指数(CI)来间接指导补液。

3. 补液类型

关于液体类型的选择在临床上一直存在争议,主要是出于扩容效果和对凝血功能影响两方面的考虑。一般认为禁食禁饮所致的液体丢失量、每日生理需要量、术中持续失液量和第三间隙液体转移量采用晶体液补足。晶体液对凝血功能影响较小,且研究发现使用晶体液扩容,早期凝血功能表现为促进状态。麻醉所致的有效循环血容量减少和术中失血量可选用晶体液或胶体液,但要达到同样的扩容效果,胶体液的用量明显少于晶体液且扩容效果持续时间更久。临床上常用胶体液包括血浆、人血清白蛋白、羟乙基淀粉和明胶。目前临床上已很少用血浆和白蛋白扩容,血浆主要用于需补充凝血因子和大量输血后的患者,如术前停用华法林时间不够而导致术中出血过多的患者;而白蛋白则主要用于术前存在低蛋白血症的患者,以及体外循环中维持一定的胶体渗透压和减少血小板激活。羟乙基淀粉和明胶均为人工合成的胶体，二者在心脏手术中难分伯仲，但是总的观点认为：明胶最易引起过敏反应，但每日用量无上限；羟乙基淀粉扩容效果略优于明胶，但是推荐每日用量不超过 33 mL/kg；二者大量使用后都会对凝血功能产生影响。

八、术中血液制品管理

主动脉病变患者围手术期出血很常见，术中输血率高达 20%~60%，具体取决于各个医疗中心的输血决策。即使是少量的血制品也会影响患者的病死率和相关并发症的发病率。已知同种异体输血会引起多种不良反应，可广泛分为溶血性和非溶血性。在主动脉手术中，输血可导致术后机械通气时间延长、脓毒症、急性呼吸窘迫综合征、术后胸骨伤口感染、肾功能损害和死亡。即使在术前被认为是低风险的患者，输血也显著增加了术后心脏事件、感染等并发症的发生率。术中患者血液管理（PBM）计划可以有效降低手术患者的输血风险并改善预后。

1. 术中输血指征

主动脉外科手术对血制品的需求量较高。心血管外科围手术期血制品的输注极为常见，但是输血有导致相关病原菌感染及产生一系列免疫并发症（如溶血、过敏反应、发热反应、移植物抗宿主反应等）的风险，增加围手术期的并发症发生率和死亡率。因此需严格控制输血的指征。我国现行输血指南指出血红蛋白（Hb）> 100 g/L 时不输血，Hb < 70 g/L 时输血；70 g/L ≤ Hb ≤ 100 g/L 时，根据患者心肺代偿功能、有无代谢率增高和有无活动性出血等因素决定是否输红细胞。采用成分输血，仅在大量输血和改善凝血功能时考虑使用血浆、血小板和冷沉淀。减少心脏手术围手术期输血，采用血液保护措施尤为重要。血液保护措施包括很多种，如预防性使用抗纤溶药物、术中控制性降压、使用止血药物、急性等容性血液稀释、使用血液回收机等。

2. 微创体外循环（MiECC）

从最初的 I 型发展到最新的 IV 型回路，MiECC 整合了 CPB 的最新技术，采用闭合回路的同时减少预充容量，相较于传统的 CPB，可以维持较高的红细胞压积并减少输血需求。早期出于安全问题的考虑，MiECC 的使用在许多心脏手术中受到限制。最新的 IV 型 MiECC 系统可随时转换为开放系统，消除了循环中空气处理及容量管理的顾虑，理论上可与各种心脏外科手术兼容。美国心血管麻醉医师协会强烈推荐 MiECC 作为心脏外科的有效血液保护策略之一。

3. 逆行自体血预充

为了减少晶体液在 CPB 回路的预充体积并降低血液的稀释程度，部分医院开始使用逆行自体血自充技术（RAP）。2021 年的一项针对心脏外科患者的 meta 分析指出，与未接受 RAP 的患者相比，接受 RAP 的患者异体输血率较低，而脑卒中或急性肾损伤的发生率与未接受 RAP 的患者相似。此外，一项关于胸主动脉瘤开放手术的回顾性研究显示，除了降低输血需求，RAP 还可能对微循环改善有潜在积极影响。但 CPB 开始前已存在低血容量的患者可能会限制 RAP 的使用。

4. 凝血因子浓缩物的使用

在心脏手术中使用凝血因子浓缩物仍是管理某些术前抗凝剂及治疗 CPB 后凝血障碍的重要手段。与血制品对比，这些强效药物的优势在于可立即获得，没有ABO血型不相容性，避免容量超负荷。如今PBM指南中越来越多地建议使用凝血因子浓缩物治疗药物诱导和非药物性出血。常见的凝血因子浓缩物有凝血酶原复合物、纤维蛋白原浓缩物和重组活化因子Ⅶ（rFⅦa）。

（1）自体富血小板血浆（aPRP）：在CPB期间，由于各种原因的损伤，血小板数量可减少30%~50%，影响血小板功能。aPRP采集是一种潜在的保存血小板的方法，通常在CPB前获取患者的全血，分离全血后以获得红细胞和aPRP。aPRP可暂时储存，在肝素逆转后回输给患者。复杂的主动脉手术通常使用深低温停循环（DHCA），DHCA与脑保护密切相关。其中，CPB和DHCA带来的一系列凝血功能障碍不容忽视。给予鱼精蛋白后输注aPRP可获得良好的止血效果，并最终维持组织微循环和内皮完整性。目前aPRP回输已被证明可以显著减少高危主动脉手术围手术期同种异体输血，有望成为该领域的常规血液保护策略之一。

（2）凝血酶原复合物（PCC）：PCC是一种含有凝血因子Ⅱ、Ⅸ、Ⅹ的制剂。若不含凝血因子Ⅶ，则称为Ⅲ因子PCC，若含有凝血因子Ⅶ，则称为Ⅳ因子PCC。未活化的PCC主要用于快速逆转华法林抗凝，但近年来，研究者对于将PCC用于治疗与心脏手术相关的难治性出血的超适应证应用愈发感兴趣。然而，关于PCC在此类应用中的安全性、疗效和剂量的前瞻性研究数据还相对有限。大多数医疗中心在治疗心脏手术引起的凝血障碍时使用10~15 U/kg的剂量。在治疗心脏手术后出血时，建议从低剂量开始，同时监测凝血功能，特别是使用血栓弹力图（TEG），平衡有效治疗和血栓形成的剂量。

（3）重组活化因子Ⅶ（rFⅦa）：CPB下的心脏手术后，对常规止血措施效果不佳的顽固性出血或术后重症监护治疗病房出血>100 mL/h，使用rFⅦa可止血和减少输血需求。但顽固性出血中使用rFⅦa的回顾性研究提示血栓栓塞发生率高达20%，且发生率随剂量递增。因此，rFⅦa不作为心脏手术止血的预防性措施，而应该仅在标准止血治疗对CPB后的非手术性出血无效的情况下考虑使用。

（4）纤维蛋白原浓缩物：在经历CPB后，患者常常会出现获得性低纤维蛋白原血症。纤维蛋白原作为出血期间首个降至极低水平的凝血因子，CPB后维持足够的纤维蛋白原水平对于避免CPB后出血过多至关重要。正常血浆纤维蛋白原浓度为2.0~4.0 g/L，当纤维蛋白原浓度下降至1.5 g/L时，给予冷沉淀或纤维蛋白原浓缩物可有效恢复纤维蛋白原浓度。2019年欧洲心胸麻醉学协会建议使用纤维蛋白原浓缩物治疗心脏外科患者CPB后的微血管出血，因为它具备良好的疗效和安全性。在复杂的大血管手术中，纤维蛋白原浓缩物可作为一线止血药物治疗CPB后出现凝血功能障碍性出血，从而有效减少输血需求。目前关于纤维蛋白原减少的治疗阈值和目标仍有争议。

（5）抗纤溶剂：抗纤溶剂常用于围手术期止血从而减少输血。常用的抗纤溶剂包括蛋白酶抑制剂（抑肽酶）、赖氨酸类似物［氨甲环酸（TXA）、氨基己酸（EACA）］。

（6）抑肽酶：尽管多项研究报告了抑肽酶在减少失血、输血和手术再探查复发性出血方面比赖氨酸类似物更有效，但有几项大规模研究质疑其安全性，导致其暂时退出市场。在对数据进行重新审查后，2012年欧洲药品管理局允许抑肽酶重回市场，建议仅在冠状动脉旁路移植术的出血高风险成年患者中预防性

（7）赖氨酸类似物：虽然 EACA 是最早开发的静脉抗纤溶药物之一，但其使用后术后肾功能不全的风险增加，因此部分国家对其使用做出了限制。在心脏手术中，EACA 的常规给药方式是在 CPB 前静脉注射 5～10 g 作为负荷量，然后以 1 g/h 的速度持续输注，可在 CPB 预充中选择性加入 5～10 g。

5. 术中自体血回输

术中自体血回输是一种在手术过程中收集患者自身失血并经过处理后回输给患者的技术。在主动脉夹层手术中，这种技术尤为重要，因为这类手术通常伴随着较高的出血风险和大量血液制品的需求。

（1）急性等容性血液稀释：在麻醉诱导后和 CPB 肝素化前，从患者体内收集和储存全血的过程被称为急性等容性血液稀释（ANH）。该项技术通过保留红细胞、凝血因子和血小板，并降低血液黏度来改善心肺转流过程的灌注，从而减少对同种异体输血（ABT）的需求。大型 meta 分析研究指出，ANH 在减少心脏外科围手术期 ABT 方面具有积极作用，但 ANH 减少 ABT 的有效性仍存在争议。一方面，这可能与 ANH 的采血量有关。一些作者认为，只有重度 ANH（采血量＞800 mL）在减少同种异体输血方面是有效的。然而，Kahraman 等观察到轻度和重度 ANH 对术后出血和围手术期输血的影响差异没有统计学意义。另一方面，当 ANH 与其他 PBM 方法结合使用时，ANH 潜在积极影响可能被掩盖。需要注意的是，ANH 只能安全用于术前血红蛋白水平较高的患者，并非常规使用。

（2）自体血液回收（CS）：自体 CS 技术可将血液从手术部位或 CPB 回路回输给患者，被认为是一种安全且经过验证的技术，可减少同种异体红细胞输注，已在心脏手术中广泛使用。但 Shen 等认为围手术期出血高风险患者使用 CS 可能会对凝血功能造成损害。既往研究提出，高出血风险心脏手术 CPB 患者回输的自体血量远大于低出血风险心脏手术。而自体输血量与凝血障碍的严重程度有关，一项研究发现自体输血量超过全血容量的 18.5% 会降低纤维蛋白原测定时的最大血凝块硬度，并可能损害凝血功能。最近一项前瞻性研究证实 CS 过程中显著降低了凝血因子的活性和浓度。Merkel 等指出，当需要大量回输自体血时，应平衡红细胞与非红细胞之间的比例，或许一定程度上能减少凝血障碍。现有指南建议在心脏手术中常规使用 CS，但大出血和需要大量红细胞回输的患者需要进行充分的凝血管理。

（3）自体富血小板血浆（aPRP）：在 CPB 期间，由于各种原因的损伤，血小板数量可减少 30%～50%，影响血小板功能。aPRP 采集是一种潜在的保存血小板的方法，通常在 CPB 前获取患者的全血，分离全血后以获得红细胞和 aPRP。aPRP 可暂时储存，在肝素逆转后回输给患者。复杂的主动脉手术通常使用深低温停循环（DHCA），DHCA 与脑保护密切相关。其中，CPB 和 DHCA 带来的一系列凝血功能障碍不容忽视。给予鱼精蛋白后输注 aPRP 可产生良好的止血效果，并最终维持组织微循环和内皮完整性。目前 aPRP 回输已被证明可以显著减少高危主动脉手术围手术期同种异体输血，有望成为该领域的常规血液保护策略之一。

九、体外循环（CPB）的管理

CPB 是心脏手术中的一项关键技术，特别是在需要心脏停搏的情况下进行的主动脉手术中。在 CPB 期间，患者的血液循环被一台机器暂时接管，以维持全身器官的氧合和血液流动。通过精心的监测和管理，可以确保患者平稳过渡到CPB，并在整个过程中维持适当的麻醉深度。

（1）在开始CPB之前，麻醉医生需要准备适当的预充液和药物，以确保患者的血液和机器循环系统之间的平稳过渡。

（2）在过渡到体外循环期间，密切监测患者的生命体征，如血压、心率、血氧饱和度等，并根据需要调整麻醉药物和血管活性药物的剂量。

（3）在CPB开始前，可能需要降低患者的体温，以减少代谢需求和提高组织的耐受性。麻醉医生需要监测患者的体温，并确保在整个CPB期间维持适当的温度。

（4）在CPB期间，麻醉深度需要适当增加，以确保患者在无心脏搏动的情况下不会恢复意识。通常使用吸入麻醉剂和（或）静脉麻醉药物来维持麻醉深度。

（5）CPB期间可能存在神经系统损伤的风险。麻醉医生需要采取措施，如使用脑代谢抑制剂，来减少这种风险。

（6）在CPB期间，麻醉医生需要与灌注医生合作，监测和调整血液及液体的管理，确保患者的血液浓度和电解质水平保持在适当范围内。

第三节 不同主动脉手术的麻醉管理要点

一、腹主动脉重建术

所有的腹主动脉及其分支的开放性手术，都有巨大的手术切口并且必须进行广泛剥离（图4.3.1），主动脉或其分支的阻断和开放，会引起时间不等的器官缺血-再灌注损伤，也可能引起大幅度的体液转移和体温波动，并伴随神经内分泌及炎性反应的激活。因此，对于管理腹主动脉重建术的麻醉医生必须熟悉外科手术操作的程序和步骤，能够准确理解复杂的血流动力学监测结果，并能够娴熟地对患者的血流动力学状态进行药物控制和干预。以下针对腹主动脉重建术的麻醉管理要点展开讨论。

1. 麻醉药物及方式

多种麻醉技术已成功应用于腹主动脉重建术，包括全身麻醉、区域（硬膜

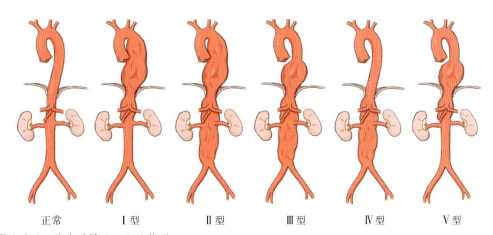

图4.3.1 腹主动脉Crawford分型

外)麻醉及联合麻醉技术。比麻醉药物和麻醉方式的选择更为重要的是维持围手术期血流动力学的稳定,保证重要脏器的血流灌注和功能对总体预后的影响,因此针对行腹主动脉重建术的患者选用可以快速而准确地控制血流动力学参数的麻醉技术非常重要。

(1)全身麻醉的诱导应保持在意识消失、喉镜暴露、气管插管及诱导后各阶段血流动力学稳定。合用短效的强力阿片类药物(如芬太尼)通常能使诱导期间及随后阶段的血流动力学保持稳定。在气管插管前辅助通气期间,以低浓度吸入挥发性麻醉药作为辅助,可以减轻喉镜暴露及气管插管造成的血流动力学反应。

(2)麻醉维持可以采用平衡麻醉技术,即联合应用强效阿片类药物(芬太尼或舒芬太尼)和吸入性麻醉药(七氟烷、地氟烷或异氟烷)。平衡麻醉技术可以充分利用强效阿片类药物和吸入性麻醉药的优点,同时还能最大限度地减少其不良反应。

(3)应用区域麻醉和镇痛技术以减少主动脉重建术患者围手术期发病率受到人们的广泛关注,该观点目前仍有争议。一项随机试验发现,主动脉手术时硬膜外应用吗啡可以减轻肾上腺素能反应,并减少术后高血压的发生。但全身麻醉联合硬膜外局部麻醉药的应用尚存在许多问题,包括主动脉开放时低血压,以及液体和缩血管药的用量增加。对腹腔动脉上阻断的手术,以上不良反应可能更为突出,因此医生应尽量避免在此类手术中使用硬膜外局部麻醉药物。至于单纯硬膜外麻醉(无全身麻醉),不推荐常规使用。

2. 术中监测

短时间大量失血是腹主动脉重建围手术期不可忽视的可能并发症,因此需要严密监测血流动力学并维持稳定。

(1)所有腹主动脉重建术的患者均应该常规留置动脉导管,桡动脉是最常用的穿刺部位,具有部位表浅、容易置管及并发症少的优点。注意,无创测压袖带应该在非穿刺手臂进行测量。

(2)应对所有的开放性主动脉手术患者常规放置中心静脉导管,以便进行CVP监测和向中心循环直接给药。

(3)行肾动脉下腹主动脉重建时,不推荐无选择性地常规放置肺动脉导管。一项针对高危患者的大型前瞻性临床研究结果显示,放置肺动脉导管对于预后并没有益处,但亦未发现放置肺动脉导管导致死亡率增加。

(4)对于行腹腔动脉上主动脉阻断的患者,超声心动图可以发现心室舒张末期面积显著扩大,且射血分数显著降低,应用扩血管药也不能完全纠正,而肺动脉导管监测通常无法发现这些变化。TEE可以被用于术中评估整体心室功能、指导液体治疗及监测心肌缺血。至于该监测项目能否改善预后,现有的临床研究尚不足以给出结论性的答案。

3. 体温管理

术后低体温会带来许多不利的生理反应,进而导致预后不良。在切皮前应维持正常体温,如果手术初期就出现严重低体温,后续体温极难恢复正常。此类患者需延迟复苏和拔管,术中所输注的液体和血液制品均应在加热后输注。患者的上半身应覆盖充气加热毯,下半身则不宜加热,以免增加远端组织的代谢需求,进而加重主动脉阻断后的缺血性损伤。

二、胸腹主动脉手术

尽管近年来各医疗中心在胸腹主动脉手术领域积累了一定的经验并取得了

较大发展,但是其发病率和死亡率仍然居高不下,尤其是主动脉夹层或破裂的主动脉瘤。对于麻醉及围手术期管理,开放性胸腹主动脉修复术是公认的最具有挑战性的手术,尤其是主动脉夹层(图4.3.2)。这类手术要求麻醉医生掌握多方面的知识,如单肺通气、体外循环支持(包括循环暂停)、肾和脊髓保护、人工降温、有创血流动力学监测(包括TEE)、大量输血,以及凝血功能异常的处理。以下针对胸腹主动脉手术的麻醉管理要点展开讨论。

1. 麻醉药物及方式

对于此类手术,没有单一的最佳麻醉方式。通常联合应用阿片类药、小剂量强效吸入麻醉药物、苯二氮䓬类及肌松剂进行平衡麻醉。如果采用经颅运动诱发电位(MEP)监测,则全凭静脉麻醉为最优选择。麻醉诱导过程应该缓慢而可控。由于急性应激可能导致动脉瘤破裂,故应当避免血压升高。由于心肌缺血与心率有关,故心率不应高于基础水平。应该在ICU中待患者的血流动力学及代谢均稳定后,才能拔除气管导管。术后镇痛方案也应集中于疼痛的控制及血流动力学的稳定。

2. 脊髓保护

截瘫是主动脉手术中极为严重的并发症,因此预防脊髓的缺血性损害十分关键。脊髓血供见图4.3.3。术前肾功能不全、急性夹层及Ⅱ型胸主动脉瘤(TAA)是迟发性神经系统缺陷的重要预警因素。术后低血压和脑脊液引流障碍可能在这些缺陷的发展中起重要作用。

(1)利用体外循环支持灌注远端主动脉可以减少偏瘫的发生。当预期阻断时间超过30 min时,任何远端旁路技术均可能有益,但是若阻断时间少于20 min,则旁路技术可能并无益处。

(2)胸主动脉阻断时脑脊液压通常升高10~15 mmHg,脑脊液压力升高会导致脊髓灌注压降低,从而增加脊髓缺血损伤的可能性。因此行TAA修复术时,采用脑脊液引流的方法可以改善脊髓灌注,并且

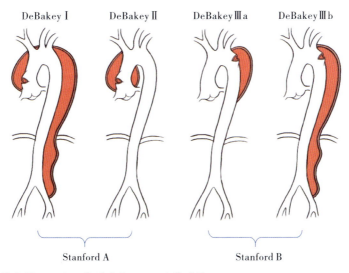

图4.3.2 主动脉夹层DeBakey分型法和Stanford分型法

DeBakey Ⅰ型自升主动脉内膜撕裂,主动脉夹层向下延伸到整个主动脉;Ⅱ型自升主动脉内膜撕裂,主动脉夹层仅限于升主动脉;Ⅲ型自胸降主动脉近端内膜撕裂,主动脉夹层仅限于胸主动脉(Ⅲa型),或延伸到腹主动脉或主髂动脉分叉部位(Ⅲb型)。

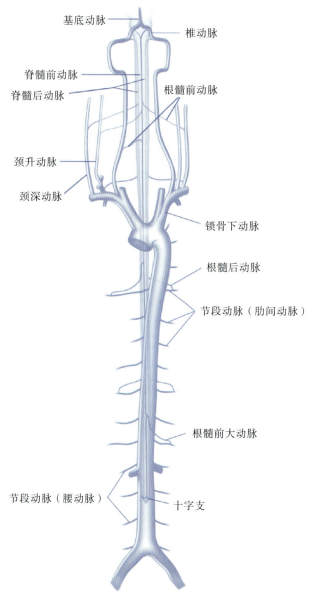

图 4.3.3　脊髓血供图

常常与主动脉远心端灌注联合使用。

（3）低温可能是针对缺血性损伤最可靠的神经保护措施，无论全身性低温还是脊髓局部降温均是有益的。体温每降低1℃，能够减少5%的氧需求。即使采用浅低温（34℃），也可使对主动脉阻断的耐受时间延长2倍。由于代谢率降低与温度成线性相关，故中度或深度低温的保护作用更强。

（4）多种药物被研究用于降低脊髓缺血性损伤的发生率，其中巴比妥类药物能够提供显著的保护作用。右啡烷（一种非竞争性的受体拮抗剂）对脊髓缺血可能有保护作用，在TAA修复术患者中，联合应用纳洛酮及脑脊液引流技术显示出保护作用。镁也是一种NMDA受体拮抗剂，在大鼠和大模型中进行鞘内注射可以促进脊髓缺血的恢复。钙通道阻滞剂对脊髓缺血的保护作用还没有一致的结果。

3. 肾保护

术后的肾衰竭常由以下因素导致：术前并存肾功能障碍，阻断时缺血性损伤，血栓形成或栓塞发生影响肾血流，以及低血容量和低血压。其中，术前肾功能不全是出现术后肾衰竭最根本的原因。即使在临床经验最丰富的医疗中心，仍然有接近6%的患者需要行术后透析，其相关死亡率也居高不下，因此预防肾缺血性损害十分关键。

（1）逆行远端主动脉灌注术被广泛用于主动脉阻断期间的肾保护。充足的旁路流量和动脉血压对肾功能的维持至关重要。

（2）全身及局部降温可以通过减少氧需来保护缺血期的肾。

（3）应用药物保护肾功能尚有争议，阻断常使用12.5~25 g/70 kg甘露醇。缺血性动物模型研究发现甘露醇能够改善肾皮质血流及肾小球滤过率，同时可减轻内皮细胞肿胀，还有渗透性利尿作用。小剂量多巴胺能够扩张肾血管，增加肾血流量和尿量，尽管这些作用有益，但多巴胺是否对缺血期的肾具有保护作用还不清楚。甲磺酸培诺多泮是一种选择性多巴胺1型受体激动剂，优先扩张肾和内脏血管床，也有一定的神经保护作用，但目前没有证据支持其常规使用。

4. 凝血功能的管理

凝血功能障碍是此类手术常见的并发症。当大量输血而使患者的全身血液被替换后，可能会因为血小板缺乏而发生稀释性凝血障碍。为进一步管理凝血功能，应注意以下要点：

（1）早期使用新鲜冰冻血浆和血小板可以避免严重的凝血障碍发生。

（2）监测凝血酶原时间、部分凝血活酶时间、纤维蛋白原水平和血小板计数。也可以使用床旁血栓弹力图（TEG或ROTEM）。在凝血酶原时间和部分凝血活酶时间延长、血容量过多而不能输注大量新鲜冰冻血浆时，使用冷沉淀来纠正凝血障碍。经过以上措施仍然不能改善凝血功能时，可用氨基己酸进行抗纤溶治疗，还可以应用去氨升压素以增加循环中的血管性血友病因子（vWF）因子和Ⅷ因子。

（3）动态监测动脉血气及电解质水平，并积极纠正高钾血症，特别是少尿或无尿的患者。

三、主动脉腔内修复术

腔内技术可以避免开放性手术相关的手术切口过大、分离广泛、主动脉阻断时间过长、大量失血和大量体液转移，因此对于所有类型的主动脉疾病都是可行性最高的治疗选择（图4.3.4）。在进行此类手术时，麻醉医生须综合评估患者

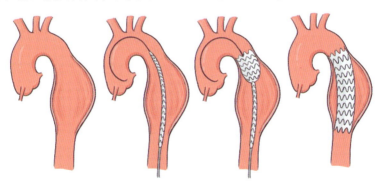

图4.3.4　腔内动脉瘤修复胸主动脉瘤

的各器官功能状况,合并症情况,动脉瘤的复杂性,以及手术的紧急性。以下针对主动脉腔内修复术的麻醉管理要点展开讨论。

1. 麻醉方式

(1)在过去较长的一段时间里,长时间的手术均使用全身麻醉。但是一项回顾性研究表明,与局部/脊髓麻醉相比,全身麻醉与肺部疾病和腔内主动脉瘤修复术(EVAR)术后住院时间的延长密切相关。

(2)随着经验积累及新一代器械的出现,手术时间大为缩短,局部麻醉和区域麻醉的使用更为常见,通常辅助使用静脉镇静药。有研究表明,使用局部麻醉或区域麻醉可减少患者 ICU 的转入率,缩短住院天数并减少早期并发症的发生率。

(3)需要根据手术实际情况进行考量,若无麻醉禁忌证,经腹股沟静脉穿刺进行简单的 EVAR 可以在局部麻醉和麻醉监测管理(MAC)麻醉、椎管内麻醉或全身麻醉下进行。需要进行多次动脉切开或腹股沟和手臂联合入路的复杂性血管内修复,例如开窗支架主动脉瘤腔内修复术(FEVARS)或分支支架主动脉瘤腔内修复术(BEVARS),则需行全身麻醉。

2. 脊髓保护

(1)脊髓损伤是胸和胸腹主动脉修复术的严重并发症之一。

(2)脑脊液引流常被用于减轻脊髓损伤,指南建议对高脊髓损伤风险的胸主动脉腔内修复术(TEVAR)患者进行脑脊液引流,若患者耐受性低可以在全身麻醉诱导前或诱导后放置脊髓引流管。

(3)监测脑脊液压力,并排出脑脊液以将压力控制在 10~15 mmHg,但也要注意避免脑脊液过度流失。脑脊液引流速度过快,特别是在术中肝素化或术后凝血病期间,可能导致颅内低血压并增加颅内出血的风险。

3. 肾保护

(1)造影剂诱发的肾损害,是静脉内给予造影剂的 2~3 d 内血清肌酐浓度基线升高≥25% 或绝对值升高 0.3~0.5 mg/d 为表现的肾功能损害。

(2)导致造影剂相关肾损害的两个最重要的因素是造影剂负荷和已存在的肾疾病,故应限制造影剂负荷,充分水化以降低碘染料的黏度,从而降低近曲小管的氧化应激。

4. 失 血

(1)在肝素抗凝作用下进行长时间的操作(如分支移植)会导致从多个动脉切开部位持续缓慢的失血,容易被忽视。

(2)麻醉管理中需要警惕失血造成的血流动力学不稳定,以及预防与脏器缺血相关的截瘫、卒中等。

四、杂交主动脉弓修复术

随着外科医生越来越适应腔内技术,以及将支架移植物置入胸主动脉技术的进步,使用杂交方法治疗主动脉弓动脉瘤越来越普遍。杂交主动脉弓修复术的致命弱点是神经系统并发症。多组研究表明,主动脉弓杂交修复术的死亡率在可接受范围内,且术后和长期内漏发生率极低,但神经系统并发症仍然是发病率和相关死亡率的重要原因。因此麻醉医生必须重视神经系统监测,并积极预防神经系统并发症。

1. 术前访视与评估

(1)冠心病是行颈动脉内膜切除术的患者早期和晚期死亡的首要原因,因此评估心肌功能或心肌缺血对于预测手术成功率十分重要。一项关于冠状动脉造影及血管重建治疗以预防颈动脉内膜切除术后心肌缺血事件的安全性及有效性的临床研究发现，接受血管造影的患者中没有发生术后心脏缺血事件或出现经皮冠脉介入术（PCI）相关并发症，然而未接受血管造影的患者中有9例发生了缺血性事件。

（2）术前访视时应对血压和心率进行一系列测量，以便为围手术期心率和血压管理确定一个可接受的范围。

（3）患者长期服用的心脏治疗药物应继续服用到手术当日清晨并包括手术当日清晨一次。整个围手术期不应停用阿司匹林治疗。既往研究发现，患者停用阿司匹林治疗可能导致心肌梗死及短暂性脑缺血事件的发生率增加。手术当日患者到达医院后，应该询问是否有与心血管及脑血管疾病相关的新发症状。如果在家未服用长期的心血管用药，则应在术前等待室服用。

2. 全身麻醉

（1）只要能够维持术中血流动力学稳定，保证患者术毕清醒，任何常用的麻醉诱导药、麻醉维持药和非去极化肌肉松弛药均可安全应用。

（2）术前镇静药物（如咪达唑仑）可能会影响早期的神经功能评估，应避免使用。

（3）通过渐进式给予丙泊酚并继续追加阿片类药物（如芬太尼）来完成麻醉诱导过程。也可以使用依托咪酯来诱导，尤其适用于心脏功能储备受限的患者。

（4）艾司洛尔特别适用于缓解喉镜置入及气管插管时心率加快和血压升高的情况，常用于诱导期。

（5）采用吸入性麻醉药维持麻醉。七氟烷或地氟烷可能会被首选，因为其起效更迅速。如果术中使用神经监测，则要求吸入麻醉药浓度低于0.5倍最低肺泡有效浓度（MAC），并联合静脉麻醉药。

（6）与异氟烷相比，使用丙泊酚麻醉的患者在苏醒期的血流动力学更加稳定，所需药物干预更少。另外，丙泊酚组在苏醒期心肌缺血的发生率显著低于异氟烷组。

（7）在全身麻醉的基础上，浅丛神经阻滞不是必需的，但可以考虑作为补充麻醉方式。

（8）术中可以应用短效药物（去氧肾上腺素、艾司洛尔、硝酸甘油、硝普钠、尼卡地平、氯维地平），将动脉血压和心率控制在术前制定的个体化的合适范围内。手术过程建议将动脉血压控制在正常高值范围，特别是在颈动脉阻断期间，以增加侧支循环血流，预防脑缺血的发生。

3. 区域麻醉和局部麻醉

（1）区域麻醉或局部麻醉可使患者保持清醒状态，从而能够进行持续的神经学评估，这是检测是否有脑灌注不足和脑功能受损最敏感的手段。

（2）区域麻醉和局部麻醉需要患者在整个手术过程中充分配合，最好在术中不断与患者进行交流，并保持手术操作轻柔。

（3）研究表明全身麻醉组与局部麻醉组在死亡、住院时间延长、脑卒中、脑神经损伤、伤口血肿、再次手术等结局无明显差异。

4. 二氧化碳和血糖管理

（1）正常情况下，脑血流自主调节机制能够针对动脉血二氧化碳分压（$PaCO_2$）的急性改变做出反应，当出现低碳酸血症时，脑血流会减少（即脑血管收缩）；而高碳酸血症时，脑血流会增加（即脑血管扩张）。在颈动脉狭窄或闭塞的患者，低灌注区域的阻力血管会扩张以维持脑血流。阻力血管的慢性扩张会使针对CO_2

的脑血流反应削弱或消失。在颈动脉内膜切除术时,高碳酸血症会导致"盗血现象"(即低灌注区血管扩张而使血液自缺血区域分流出来),应避免。低碳酸血症可使脑血管收缩,可能扩大有缺血风险的脑组织面积,通常保持 CO_2 为正常水平,或在轻度低碳酸血症水平。

(2)有证据表明高血糖可加重神经组织的缺血性损伤,行颈动脉内膜切除术时,血糖高于 200 mg/dL 与围手术期卒中或短暂性脑缺血发作、心肌梗死及死亡发生风险的增加有关。如果在术前或术中使用胰岛素处理高血糖,则应该严密监测血糖水平,尤其是实施全身麻醉时,以免发生低血糖。

5. 神经系统监测

(1)颈内动脉残端压:颈内动脉残端压代表来自对侧颈动脉和椎基底动脉系统的侧支循环经 Willis 环反流形成的压力。监测颈内动脉残端压的优点是费用低,操作相对简便,并且可以在颈动脉阻断时全程持续监测(动态残端压)。通过术中测定残端压,以残端压作为选择分流术的标准。

(2)局部脑血流(rCBF):rCBF 监测是通过静脉或同侧颈动脉注射放射性氙,再经放置于同侧大脑中动脉供应皮质区的探测器收集信号,最后对获得的放射性衰减曲线进行分析得到的。监测通常在颈动脉阻断前、阻断期间和阻断后即刻进行。不同挥发性麻醉药的临界 rCBF 值不同。氟烷、安氟烷、异氟烷或七氟烷与氧化亚氮混合吸入时,临界 rCBF 值分别为每分钟 20 mL/100g、15 mL/100g、10 mL/100g 和 10 mL/100g 脑组织。该技术价格昂贵,技术要求较高并需要专业人员对结果进行解释,目前只在少数中心得到应用。

(3)脑电图(EEG):许多中心提倡术中应用 EEG 监测脑缺血的发生并为后续选择性分流提供依据。在颈动脉内膜切除术采用 EEG 进行脑缺血监测时,必须保持患者的生理及麻醉状态平稳。异氟烷、地氟烷和七氟烷在等效剂量下对 EEG 的影响相似,当以 0.5 MAC 的浓度吸入时,可获得可靠的 EEG 脑缺血监测。截至目前,术中应用 EEG 对脑缺血情况进行监测的脑氧饱和度基线值在不同患者存在很大差异,同时尚无脑氧饱和度降低的临床阈值可以提示是否需要行分流术,以上这些缺陷阻碍了这一新型监测方法的广泛应用。效用受到多种因素的限制:①EEG 监测可能难以发现皮质下或小的皮质梗死灶。②假阴性结果(即术中未发现 EEG 的缺血性改变,但却存在神经功能缺陷)并不少见。既往有过脑卒中或可逆性神经功能障碍患者中假阴性率尤其高。③EEG 的变化对脑缺血并无特异性,EEG 可能会受到体温、血压波动及麻醉深度的影响。④由于并非所有的脑缺血必然发展为脑梗死,所以也会出现有术中假阳性(即术中有典型的 EEG 缺血样改变,却不存在围手术期神经功能障碍)。⑤术中 EEG 监测有固有的局限性,因为术中发生的脑卒中大多被认为是血栓栓塞所致,而围手术期脑卒中大多数发生于术后。目前尚无一致的数据可以证明 EEG 监测明显优于其他脑功能监测手段,或证明应用 EEG 监测能够改善预后。

(4)躯体感觉诱发电位(SSEP):监测基础是大脑皮质感觉区对外周神经受刺激后发出的电脉冲信号产生反应。与 EEG 不同的是,SSEP 能够发现皮质下感觉通路的缺血。脑缺血的特征性 SSEP 表现(即波幅降低、潜伏期延长或两者同时出现)会伴随 rCBF 的降低,并且在灵长类动物,若脑血流量减少到每 100 g 脑组织 12 mL/min 以下时,SSEP 会完全消失。麻醉药、低温和血压都可能对 SSEP 产生剧烈的影响,已经有关于假阴性结果的相关报道。SSEP 监测颈动脉内膜切除术中脑缺血的有效性尚未得到肯定。

(5)经颅多普勒超声(TCD):TCD 检查能够持续监测平均血流速度,并能发现大脑中动脉的微血栓栓塞事件。采用 TCD 技术已在超过 90% 的颈动脉内膜切除术患者中发现存在术中栓塞。术中发现的栓子绝大多数为空气栓子,并且并没有造成不良的神经系统后果。TCD 可能对术中分流效果是否良好和建立分流时是否发生了栓塞提供重要信息。有报告称,TCD 监测能够早期发现无症状性颈动脉闭塞,以及颈动脉内膜切除术后的高灌注综合征。尽管 TCD 监测显示出一定的作用,但目前还缺乏证明该监测可以改善预后的结论性证据。此外,由于其技术失败率较高,从而大大限制了这种监测手段的临床应用。

(6)脑氧饱和度监测:通过颈静脉球可直接监测脑氧合。这种监测可以对外周神经测定动脉 - 颈静脉氧含量差和颈静脉血氧饱和度,而提供全脑氧代谢的相关信息。可通过向手术同侧置入的颈静脉球导管以获得颈内静脉血样本。也可以使用连续纤维光学颈静脉氧饱和度导管,但其明显的技术和方法学缺点限制了这一监测在颈动脉内膜切除术中的临床应用。近红外光谱法是一种无创技术,可通过头皮和颅骨对局部脑氧饱和度行连续监测。到目前为止,脑氧饱和度基线值在不同患者存在很大差异,同时尚无脑氧饱和度降低的临床阈值可以提示是否需要行分流术,以上这些缺陷阻碍了这一新型监测方法的广泛应用。

拓展阅读

[1] 中国心胸血管麻醉学会心血管麻醉分会. Stanford A 型主动脉夹层外科手术麻醉中国专家临床路径管理共识[J]. 临床麻醉学杂志, 2018, 34(10): 1009 – 1013.

[2] Roggenbach J, Rauch H. Type A dissection. Principles of anesthesiological management[J]. Anaesthesist, 2011, 60(2): 139 – 151.

[3] 孙立忠, 主编. 主动脉外科学[M]. 北京: 人民卫生出版社, 2012.

[4] Rahimi M, Sahrai H, Norouzi A, et al. Cerebral protection in acute type A aortic dissection surgery: a systematic review and meta-analysis[J]. J Thorac Dis, 2024, 16(2): 1289 – 1312.

[5] Gregory AJ, Noss CD, Chun R, et al. Optimization of the Cardiac Surgical Patient[J]. Can J Cardiol, 2023, 39(4): 497 – 514.

[6] 中国医师协会心血管外科分会大血管外科专业委员会. 主动脉夹层诊断与治疗规范中国专家共识[J]. 中华胸心血管外科杂志, 2017, 33(11): 641 – 654.

[7] Horlocker TT, Wedel D, Rowlingson JC, et al. Regional anesthesia in the patient receiving antithrombotic or thrombolytic therapy[J]. Reg Anesth Pain Med, 2010, 35(1): 64 – 101.

[8] Society of Thoracic Surgeons Blood Conservation Guideline Task Force; Ferraris VA, Brown JR, et al. 2011 update to the Society of Thoracic Surgeons and the Society of Cardio-vascular Anesthesiologists blood conservation clinical practice guidelines[J]. Ann Thorac Surg, 2011, 91(3): 944 – 982

[9] 熊利泽, 刘克玄, 主编. 围术期液体管理核心问题解析[M]. 北京: 人民卫生出版社, 2018.

[10] Magruder IT, Blasco-Colmenares E, Crawford T, et al. Variation in red blood cell transfusion practices during cardiac operations among centers in maryland: results from a state quality-improvement collaborative[J]. Ann Thorac Surg, 2017, 103(1): 152 – 160.

[11] Desai N, Schofield N, Richards T. Perioperative patient blood management to improve outcomes[J]. Anesth Analg, 2018, 127(5): 1211 – 1220.

[12] 黄培菊, 梁杰贤, 王晟. 心脏外科手术患者围手术期血液管理研究进展[J]. 国际麻醉学与复苏杂志, 2024, 45(2): 214 – 220.

[13] Tibi P, McClure RS, Huang J, et al. STS/SCA/AmSECT/SABM update to the clinical practice guidelines on patient blood management[J]. Ann

Thorac Surg, 2021, 112(3): 981-1004.

[14] Raphael J, Mazer CD, Subramani S, et al. Society of Cardiovascular Anesthesiologists clinical practice improvement advisory for management of perioperative bleeding and hemostasis in cardiac surgery patients[J]. Anesth Analg, 2019, 129(5): 1209-1221.

[15] Erdoes G, Koster A, Meesters Ml, et al. The role of fibrinogen and fibrinogen concentrate in cardiac surgery: an international consensus statement from the Haemostasis and Transfusion Scientific Subcommittee of the European Association of Cardiothoracic Anaesthesiology[J]. Anaesthesia, 2019, 74(12): 1589-1600.

（本章作者：雷黎明，欧阳欣）

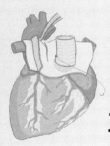

第五章

主动脉外科患者围手术期管理原则

主动脉外科手术是一种高风险的复杂手术，涉及主动脉病变修复或置换、长时间的体外循环及需要深低温停循环等技术，可能触发一系列手术相关的潜在并发症，需要多学科专业知识和技术以保证手术的成功和患者的安全。同时，主动脉病变本身可能伴随先天疾病和人口老龄化，这些患者往往存在多种合并症和高风险因素，如马方综合征、高血压和动脉粥样硬化等，使主动脉外科患者的围手术期管理具有其独特的难点。因此，围手术期管理对于主动脉外科患者术后恢复和预后起着至关重要的作用，一些本可避免的死亡与重症监护病房（ICU）的术后问题有关。

ICU 往往需要接收急性主动脉综合征患者和主动脉外科术后患者，对于这些患者的重症监护，以下几个方面尤为重要：术前的高风险因素产生的持续影响，术中的手术技术和麻醉用药对患者病理生理的影响，以及术后每个阶段的多器官功能支持及其管理的侧重点。

本章旨在介绍主动脉外科术前患者的监护要点，术后从手术室转入 ICU 后的关注点，拔除气管插管前后的管理重点，并介绍较新的临床实践和研究结果，为围手术期管理提供新的思路和方法，帮助 ICU 医护人员尽量降低患者的并发症发生率和院内死亡率。

第一节　术前患者的管理

部分不稳定的急性主动脉综合征患者在术前就需进入 ICU 接受药物治疗、完善术前评估及完成术前准备。急性主动脉综合征是一组病理生理学机制不同但合并存在或相互转变的急症，包括主动脉夹层、主动脉穿透性溃疡、主动脉壁间血肿及不稳定动脉瘤。急性主动脉综合征往往需要迅速诊断和紧急处理。主动脉夹层（尤其是急性 A 型主动脉夹层）中，血流从主动脉真腔通过内膜撕裂进入主动脉壁假腔，这种破坏性损伤会在中膜内沿主动脉延伸，如果累及根部可能会引起主动脉瓣叶扭曲，导致主动脉瓣关闭不全，或冠状动脉口变窄而导致急性心肌缺血。此外，急性主动脉夹层破裂进入心包会导致危及生命的心脏压塞。主动脉瘤的逐渐增大可能使邻近结构受压而导致呼吸困难等症状，但最危险的还是动脉瘤破裂造成死亡。

对急性主动脉综合征的早期识别和

干预可以减轻患者的病情并提高生存率。对术前患者需特别关注以下几方面：迅速评估患者的病情和病史，进行必要的体格检查和影像学评估，紧急内科处理，以及急诊手术准备。同时需要多学科团队之间的密切合作和有效沟通，确保每个环节的安全衔接。

一、识别术前高危因素

1. 高危病史

①马方综合征等结缔组织病患者：可能合并心功能不全和自发性气胸；②主动脉疾病家族史；③主动脉瓣疾病；④胸主动脉瘤；⑤主动脉介入或外科手术史；⑥妊娠，挽救孕妇生命为首要前提，再尽量保全胎儿。

2. 高危症状

①突发胸背痛；②剧痛难忍；③撕裂样或刀割样锐痛。

3. 高危体征

①动脉搏动消失或无脉；②四肢血压差异明显；③局灶性神经功能缺失；④新发主动脉瓣杂音；⑤低血压，心率过快或过缓，心音遥远。

4. 高危结构异常

仔细查看患者主动脉全程计算机体层血管成像（CTA）结果，了解主动脉病变范围及各分支血管的受累情况。

5. 乳酸水平

使用动脉血乳酸水平进行危险分层有助于外科医生和ICU医生判断患者的病情，做出更准确的临床决策。一项多中心前瞻性研究探索了术前乳酸水平作为预测急性A型主动脉夹层患者手术死亡率的指标，发现预测术后早期死亡的动脉乳酸阈值是>2.6 mmol/L，这些患者更有可能在手术后48 h内接受VA-ECMO和透析治疗。因此对于术前动脉乳酸水平>2.6 mmol/L的患者，应结合术后并发症的风险为患者提供个体化的治疗方案。

二、术前检查

（一）实验室检查

血常规及血型、C反应蛋白、尿常规、肝肾功能、血气分析、血糖、血脂、免疫5项，以及传染病筛查、心肌损伤标志物、凝血功能、D-二聚体、淀粉酶等。注意D-二聚体阴性基本可排除主动脉夹层，但不能完全排除主动脉溃疡及局限性壁间血肿。

血管造影后必须监测肾功能，尤其是糖尿病患者。对于情况允许等待手术的患者，术前应将肌酐恢复至基线，以降低与主动脉阻断相关的急性肾损伤风险。术前适当水化治疗可能有益。

（二）影像检查

主动脉全程CTA应作为首选确诊影像学检查手段。如患者因碘过敏、严重肾功能损害、妊娠、甲状腺功能亢进而不能行全主动脉CTA检查时，可行磁共振成像（MRI）和（或）经胸心脏超声检查明确诊断。

1. 胸部X线检查

对于A型夹层患者，胸部X线检查通常会显示纵隔增宽或主动脉轮廓不规则，但高达30%的患者可能是正常的。如果使用急诊床旁胸部X线检查，则很难评估纵隔宽度。因此在没有更明确的影像学检查征象时，应优先考虑临床表现。

2. 心电图

对于剧烈胸痛的患者，通常认为异常心电图提示急性冠脉综合征，而正常心电图则提示夹层。然而，国际急性主动脉夹层注册（IRAD）数据显示，只有30%~40%的A型主动脉夹层患者心电图正常。约40%的患者出现非特异性ST段变化，约20%的患者出现缺血改变，可能与夹层累及冠状动脉开口有关。

3. CT

在大多数情况下主动脉外科患者术前首先进行增强CT扫描，在识别内膜片和真假腔的差异方面具有约90%的灵敏度和特异度。体积渲染技术可以显示主动脉壁局部突出等异常，还可以显示分支动脉受损情况。CT血管造影可以确定动脉瘤的范围和潜在的支架锚定区。在进行任何血管内支架置入术之前，都必须对主髂动脉疾病进行评估。严重狭窄、迂曲或广泛的动脉粥样硬化疾病都可能需要更改动脉入路，甚至更改手术方式。

4. 经食管心脏超声（TEE）

TEE是发现内膜片、心脏压塞和主动脉瓣反流的最佳手段。如果对诊断有疑问，应非常谨慎地进行TEE。如果CT已确诊A型夹层，则最好将TEE安排在手术室麻醉后进行。因为镇静可能会令已经有心包积液的患者出现低血压，而镇静不充分又会导致患者发生高血压继而可能引起血管破裂。因此，在进行TEE之前，建议先排除严重心包积液。

值得注意的是，通过CT或超声发现的心包积液通常提示血液是通过外膜渗出，而不是自发破裂。这种积液产生的轻微压力可能会填塞主动脉壁的小出血部位。在这种情况下不建议行心包穿刺术，因为解除压力反而会增加主动脉和心包腔之间的压力梯度而导致自发破裂。然而，在抢救情况下，特别是在没有心外科的医院中，心包穿刺术加适度的引流能挽救生命。

5. 磁共振成像（MRI）

MRI可能是诊断夹层最敏感和最特异的技术，但在紧急情况下很难完成。此外，在需要监护和静脉注射药物的患者中也存在局限性。

6. 冠状动脉造影

由于需要紧急手术修复，急性主动脉夹层通常不需要再进行冠状动脉造影。有一种特殊情况是，以心电图异常作为首要发现的患者可能会进一步行冠状动脉造影，却在造影过程中发现冠状动脉开口受损是由主动脉夹层引起的。对于慢性夹层患者，完善冠状动脉造影有助于优化手术策略。40岁以上的所有择期手术患者均应在术前进行冠状动脉造影。升主动脉和弓部手术患者在术前也应进行冠状动脉造影，以确定冠状动脉的优势和解剖结构，因为大多数手术可能需要用纽扣法移植冠状动脉开口。

（三）体格检查

仔细检查外周动脉搏动可能会发现主动脉的解剖异常，尤其是颈动脉、桡动脉和股动脉的搏动。年轻的胸痛患者如有上肢血压差异，强烈提示主动脉夹层。心脏检查可能会发现主动脉瓣反流的杂音。

术前详尽的神经系统检查至关重要，因为一些患者在术后才发现神经系统并发症有可能在就诊时就已存在，并可能因手术操作而加重，例如停循环（卒中、癫痫）、主动脉钳夹（Ⅱ型动脉瘤）及肋间动脉重建（截瘫）。

神经系统相关的异常表现可能提示脑灌注逐渐受损，可以通过急诊手术解决。然而，术中使用体外循环造成的脑灌注不足也可能导致严重的脑损伤。

发现肠缺血（腹痛、酸中毒）或肾功能不全（尿素氮或肌酐升高、少尿）可能会影响手术方式的选择。反复出现的胸部或背部疼痛通常提示主动脉夹层在延伸、扩张或破裂。

三、术前治疗

高血压患者术前首先需要控制血压。

一旦怀疑是主动脉夹层,所有患者都必须立即启动目标导向的药物治疗,以降低血压(收缩压降至约 110 mmHg)、心率(降至 60~70 次/分)和心肌收缩力(左室压力上升速率 dp/dt)。如果单纯使用血管扩张剂治疗高血压,交感神经可能会增加心肌正性肌力,进而增加近端主动脉的压力和剪应力。因此,最佳的治疗应包括抑制心脏驱动并降低全身血管阻力。目前尚没有完美的方法来实现这一目标。对于机械通气的镇静患者,有时可以简单地通过加深镇静就能达到这一目标。

药物治疗以静脉给药为主。目前推荐的治疗高血压方案包括 β 受体阻滞剂(艾司洛尔、美托洛尔或拉贝洛尔),加或不加硝普钠。氯维地平也可能有用。对于血压正常或高血压患者,尽快使用 β 受体阻滞剂有可能同时达到控制收缩压和心率的目标。β 受体阻滞剂的禁忌证包括:哮喘、慢性阻塞性肺疾病(COPD)或房室传导阻滞,有禁忌证或不能耐受 β 受体阻滞剂的患者的潜在替代药物是非二氢吡啶钙通道阻滞剂(维拉帕米或地尔硫䓬)。这些药物在合并严重主动脉瓣反流的情况下都应谨慎使用,因为它们可能引起反射性心动过速。

当心率得到控制而血压仍高时,静脉泵入尼卡地平(二氢吡啶类钙通道阻滞剂)可迅速降低血压,无反射性心动过速或舒张压过度降低。

对于急性疼痛和焦虑的患者,应在确诊后早期开始静脉注射阿片类镇痛药,并迅速滴定剂量至疼痛缓解。

此外,手术前必须优化患者的肺部状态。许多降主动脉瘤患者伴有 COPD,开胸切口、肺部操作及多次输血均有可能损害肺功能。

第二节　麻醉复苏期的管理

一、转入 ICU 的交接

(一)转入即刻的检查

术后监护的第一个关键阶段从手术完成时开始,即从手术室转移到 ICU 期间。患者从手术台转移到 ICU 病床,监护仪器从手术室监护仪转到转运监护仪,再转到 ICU 监护仪。转移过程中存在多种风险,例如管道可能移位、呼吸机设置改变、管路重新连接可能出错、突然的高血压或低血压、心律失常、可见的或不可见的出血、静脉药物微量泵的设置改变、意外的药物泵入增加或停用等。因此,转移过程中必须始终对患者进行监护,并随时准备好便携式氧气、通气面罩和气囊,以及准备好抢救的药物。

在转移患者到 ICU 病床之前,先将心电图、有创动脉压和经皮血氧饱和度的监护线连接到 ICU 监护仪上。如果有相同的功能模块,则可直接插入 ICU 的监护系统。麻醉医生应一边协助转换监护,一边确保便携式氧气开通且连接正确,同时通过手控通气。过床时所有人都应关注各种导线、引流管、输液管、起搏线、导尿管等的位置,以确保在转移过程中没有任何管路脱落。血管活性药物的输注应使用电池供电的微量泵,以确保准确的输注速度。这些泵应在手术过程中插入电源,以保证在转运时微量泵能使用充满电的电池。更换微量泵时要确认或重新调整药物泵速,最好使用与手术室相同的泵,以减少换泵的时间或避免可能发生的错误。胸腔引流管连接到负压吸引装置。

转运完成后,麻醉医生、手术室护士、外科医生以及ICU的医生和护士都应该确保:①观察胸廓运动度,听诊双侧呼吸音,查看经皮血氧饱和度满意(>90%),确定患者通气良好;②心电监护仪显示合理的心率和心律;③血压不低,并且在对动脉管路进行换能和校准后仍然有满意的血压水平。

(二)常见问题

转入ICU时最常遇到的两个异常情况是低血压和难以辨认的心电图。

1. 低血压

低血压指收缩压<90 mmHg或平均动脉压<60 mmHg。最常见的原因是血容量不足或静脉泵入的血管活性药物突然暂停。然而,还要提防更严重的可能事件,例如急性失血、心肌缺血、重度低心输出量、心律失常或通气问题。低血压也可能是由于换能器调零不准确、动脉管路扭结或短暂闭塞而导致波形减弱。如果调整后血压仍较低,应立即进行以下检查:

(1)恢复手控通气并听诊双肺呼吸音。

(2)触诊肱动脉或股动脉,以确认脉搏和估测血压。在触摸到搏动后,可以用袖带血压计测量具体的数值,袖带充气时监护仪上的动脉波形消失,当波形重新出现时,该度数可记录为收缩压。切勿假设低血压是由管路阻塞引起的,除非可以通过其他方法确认较高的血压,因此可能要从另一条动脉(通常是股动脉中)置入监测导线。

(3)确保所有静脉用药都贴有正确标签,尤其是用微量泵注射的血管活性药物,并确定这些药物连接在正确的管路并按指定速率输注。要注意的是,出现低血压时,应迅速确定患者是否正在注射硝酸甘油或硝普钠(避光注射器中),这两种药都可以急剧降低血压。如果要调整微量泵速度,必须确认自己知道如何调整该型号的微量泵,否则应请熟悉的工作人员来调整。

(4)快速检查胸管引流是否突然增加,提防大量纵隔出血,甚至是血管吻合口等意外出血。快速大量失血需要立即行开胸探查术。

(5)评估心脏充盈压,一般查看监护仪上的中心静脉压。确认传感器零点放置在床上适当的水平,并且准确调零。对于"零点"的体表定位,较常用的位置包括仰卧位腋中线第四肋间水平或仰卧位胸廓前后径垂直距离上1/3水平,也有采用仰卧位胸骨角水平面下5 cm水平。需要注意的是,在术后转入ICU的早期,观察到的充盈压力可能受其他因素影响而导致对患者容量状态评估不准。麻醉医生应在转移患者前了解充盈压力,并在协助ICU医护评估是否在转移患者后发生了显著变化。充盈压力低提示血容量不足,而充盈压力非常高则可能与心功能下降、液体过多或心脏压塞有关,需要尽快排查原因。

(6)低血压的初始治疗包括快速输液扩容,如果没有立即缓解,则静脉注射500 mg氯化钙,使用血管活性药物或调整已使用药物的速率。如果这些措施没有起作用且心电图有变化,可能要做最坏的打算,将患者视为即将发生心搏骤停的高危患者,直到低血压及异常心电图等问题得到解决。如果患者真的发生心搏骤停,且常规心肺复苏无法立即恢复心率和血压,应立即通知外科组准备紧急床旁开胸探查术。

2. 难以辨认的心电监护表现

监护仪上无法辨认的、杂乱的模拟心电通常是由于心电图电极的推挤或分离造成的,但前提是动脉波形和经皮血氧饱和度正常。然而，如果有创动脉压低或未显示，脉搏波形不规则或脉率缓慢，或者监护仪尚未显示数值，则触诊大动脉搏动。如果未能触及大动脉搏动，应考虑出现最坏的情况，即患者发生心搏骤停，并开始抢救。如果大动脉搏动触诊判断心率、血压尚可接受，即可重新调整患者和监护仪上的心电图电极和导联。如果心电曲线仍然难以辨别，应使用标准心电图机连接到肢体导联以确定心律。注意以下情况：

（1）如果出现心室颤动或室性心动过速，要立即除颤和启动心搏骤停抢救方案。

（2）如果正在使用起搏器，应检查每一连接点是否接触稳固，检查起搏器模式和参数的设置，并确认监护仪或心电图上有正确的起搏波形。起搏器除了能起搏，还应确保能正确感应，如果感应不良可能会引发"R-on-T"事件，甚至恶性室性心律失常。

（3）连接起搏器并在出现心动过缓或心脏传导阻滞时启用起搏。大多数临时起搏器的初始默认设置是 VVI 模式，该模式产生心室收缩。如果外科有留置心房起搏线且患者合并传导阻滞，应尝试对心房起搏（AO）或启动 AV 起搏（DDD 或 DVI）。如果心房起搏没有反应，再使用心室起搏。如果患者有自主心律，但心室无法被起搏，可调转两条起搏导线插入接线器。如果仍不能起搏，可以考虑植入一根皮肤线作为地线（阳极），以防其中一根导线从心脏脱落。其中一根心房导线也可用作地线（阳极或正极导线）。

（4）AV 起搏模式过程中可能发生隐匿的心房颤动，这时尽管心室起搏率足够，仍会导致心输出量下降和血压下降。

（5）进行 12 导联心电图检查，心电图对检测缺血更加敏感，可以找到需要干预的心律失常或心肌缺血的证据。

（三）病情交接

当安置好患者且心率、心律和血压都在满意范围内，呼吸机也提供了足够的氧合和通气时，陪同的麻醉医生、手术护士和外科医生可以向 ICU 医护人员进行完整的交接。交接内容应包括患者的专科疾病和合并症，手术过程和术中出现的问题，体外循环时间、主动脉钳夹时间及深低温停循环时间，麻醉使用的血管活性药物，起搏器的设置，以及需要特别说明的术后护理相关情况。一套可适用于所有患者的标准化医嘱单（表 5.2.1）或交接班单有助于确保术后早期监护的基本要素齐全并提高工作效率。

（四）常规监护

术后常规监测通常包括连续心电监测、经皮脉搏血氧饱和度、有创动脉血压、中心静脉压及体温。

床旁监护仪上的连续心电曲线有助于快速解释心律变化。大多数床旁监护仪都有记忆功能，能识别异常节律事件并保存一段时间的曲线图，有助于在抢救后回顾心律失常发生的机制（如导致室性心动过速或心室颤动的"R-on-T"事件）。大多数监护仪还提供 ST 段分析，但我们不能完全依赖模拟心电，发现 ST 段改变时必须进行 12 导联心电图检查从而获得准确的判断。

中心静脉压通过中心静脉导管测得，如果正在用血管活性药物，注意导管各腔的分配，避免测压与泵药互相影响。应显示由脉搏血氧测定法测定的动脉血氧饱和度（SaO_2）的连续读数。

大多数患者不需要常规放置肺动脉导管。如果需要测量肺动脉压、左心室充盈压和心脏指数，一般在手术室由麻醉医生放置肺动脉导管。除了监测心肺血管压力和计算功能指标，肺动脉导管还可以用于抽取肺动脉血,检验得出混合静脉饱和度,有助于了解氧气供应和消耗之间的平衡,结合乳酸能够评估组织灌注是否充分。当患者病情稳定,不再需要大量的正性肌力药、血管活性药或血管扩张剂时,大多数肺动脉导管可在手术后12~24 h内拔除。

表5.2.1 术后医嘱单

1. 患者信息:
2. 过敏史:
3. 手术方式:
4. 监护:
   ①气管内插管正确连接呼吸机;
   ②心电监护,指脉氧、血压、肺动脉压和心输出量,患者查体;
   ③抬高床头30°;
   ④胸管正确引流,记录出血量;
   ⑤尿管及尿量记录。
5. 血流动力学监护管理:
   ①血管通路:
   ②静脉输液治疗:
   ③强心药和血管收缩药:
   ④血管扩张药:
   ⑤抗心律失常药物:
6. 镇静药物:
7. 镇痛药物:
8. 是否有抗凝治疗:
9. 是否有抗板治疗:
10. 血栓栓塞预防措施:
11. 胃肠道及营养:
    ①胃保护药:
    ②饮食:
    ③经口喂养耐受:
    ④鼻胃管:
12. 抗生素预防应用:
13. 起搏器参数:
14. 床旁胸部X线片:
15. 实验室检查:

心包、纵隔及胸腔引流管连接至-20 cmH$_2$O的负压吸引系统。在一项前瞻性队列研究中,主动吸引的胸管与减少术后并发症(包括术后心房颤动和胸腔积液)和降低术后费用相关。然而,不建议通过挤压或中断管路来防止血液凝固。当最近24 h内引流量小于100 mL时可拔除胸腔引流管。

一般术中常规留置导尿管,术后使用合适的收集器监测每小时尿量和尿液性质,同时也要留取尿液标本进行尿常规、尿培养等。

术后即刻检验应包括动脉血气分析、血常规(注意血红蛋白、血小板计数)、电解质、血肌酐和凝血功能。术后即刻肌钙蛋白水平升高一般无临床意义。然而,术后24 h持续的肌钙蛋白升高与较高的心脏术后死亡率相关。术后血糖维持在140~180 mg/dL(7.8~10 mmol/L),既要避免发生低血糖直接危及生命,也要避免持续的高血糖,因为高血糖与术后不良预后相关。

二、评估意识

ICU接到患者的时候以及之后的每小时都应检查患者的神经系统功能。

缺血性和出血性脑损伤等神经系统并发症是主动脉外科术后的主要问题,深低温停循环是升主动脉和主动脉弓手术期间提供脑保护的常用技术。大多数患者可以在18 ℃下耐受长达30 min的停循环而不会出现明显的神经损伤。如深低温停循环超过60 min,短暂性神经损伤的发生率上升至60%。使用选择性顺行或逆行脑灌注技术来进行脑保护,可以使深低温停循环时间超过30 min。选择性顺行脑灌注管的入路一般有单独无名动脉、无名动脉和左颈总动脉都灌注或右腋动脉置入灌注管。一些外科医生会选择通过上腔静脉置管来实现逆行脑灌注以进行脑保护,但是没有关于该技术有效性的结论性数据。

术后6~8 h内应避免低体温、高热、低血压和低氧血症,以减少因脑灌注不足或低氧血症而导致神经系统并发症的风险。

术后神志评估一般可以使用格拉斯哥昏迷评分(GCS;表5.2.2),从睁眼、语言和运动3个方面评分,以三者之和表示意识障碍程度。最高分为15分,表示意识清楚;8分以下为昏迷;最低分为3分。插管患者语言评分不计分,记"T"表示插管患者。GCS法方便高效,即使某些科室无需记录评分,也可以使用其中的项目进行查体。

2014年,在GCS提出的40周年之际,Teasdale教授回顾了GCS的发展历程,认为它仍是目前广泛应用的一个量表,并对GCS标准进行了修订(表5.2.3)。

三、出血与凝血障碍

深低温停循环手术后常见的并发症是出血。术后大出血可导致严重低血压。明显的活动性出血则应尽快考虑手术探查。

在长时间体外循环和深低温停循环后,可通过血栓弹力图(TEG)的结果来纠正凝血障碍、血小板减少症和血小板功能障碍。主动脉外科手术后的凝血障碍与凝血级联反应失调有关,并且有多因素参与,包括深低温停循环导致的凝血因子和血小板功能障碍,血液暴露于人工管道导致无菌性炎症反应和消耗性凝血障碍,手术止血不彻底,体外循环后肝素残留效应,体温过低,术后高血压,以及血液稀释(稀释性血小板减少和凝血障碍)等。即使在手术完成后,凝血因子和纤维蛋白原水平还会持续下降。

出血量一般通过引流量评估,因此要保证引流管的通畅。术后需要记录每小时的引流量,甚至要观察引流管中液体的行进速度来评估引流液性状和出血速度。有时可留取引流液行血气分析来判断是渗血还是活动性出血。如果引流管不通畅且怀疑有出血时,可以观察伤口是否渗血,并行床旁超声检查是否有心包积液和胸腔积液。

术后出血通常需要输注新鲜冰冻血浆和血小板来纠正凝血异常,有时还需要输注浓缩红细胞来纠正贫血。在出血量较大时还可以通过使用抗纤溶药物和补充凝血因子药物来减轻出血。然而,输血可能增加死亡率和心血管不良事件的风险,例如与输血相关的急性肺损伤、肺炎、菌血症和胸骨伤口感染。因此,术后输血应该有所限制(如血红蛋白<7~8 mg/dL时才输血)。

表5.2.2 经典格拉斯哥昏迷评分(GCS)标准

睁眼	评分	语言	评分	运动	评分
自主睁眼	4分	语言正常	5分	遵嘱动作	6分
语言刺激睁眼	3分	语言混乱	4分	疼痛定位	5分
疼痛刺激睁眼	2分	用词不恰当	3分	疼痛刺激屈曲	4分
不睁眼	1分	声音无法理解	2分	疼痛(异常)屈曲	3分
		无语言	1分	疼痛伸展	2分
				疼痛无反应	1分

表 5.2.3 修订的 GCS 标准

标准		分级	得分(分)
睁眼反应	无刺激时睁眼	自动睁眼	4
	呼唤后睁眼	呼唤睁眼	3
	刺激后睁眼	刺痛睁眼	2
	没有干扰因素的情况下始终直不睁眼	无睁眼	1
	局部原因导致闭眼	无法检查	NT
言语反应	准确说出姓名、位置和日期	定向正确	5
	不能定向，但能沟通	定向模糊	4
	能发出单个词语	简单语言	3
	只有发声	只有发声	2
	无干扰情况下无语言反应	无发声	1
	存在影响交流的因素	无法检查	NT
运动反应	按要求做动作	遵嘱动作	6
	刺激头颈时能伸手到锁骨以上	刺痛定位	5
	刺激后前臂沿肘关节正常屈曲	刺痛正常屈曲	4
	刺激后前臂沿肘关节伸展	异常屈曲	3
	无影响因素下四肢无活动	刺痛过伸	2
	瘫痪或其他受限制因素无法活动	无反应	1

四、初始呼吸机设置与气道管理

(一)初始呼吸机设置

几乎所有主动脉外科患者都带气管插管转入 ICU，由麻醉医生交接术中的呼吸氧合情况，然后由 ICU 医生或呼吸治疗师共同决定呼吸机的初始参数。同时，确认患者双侧呼吸音和胸部运动对称，检查呼吸机管路及测量参数。由于手术中使用的麻醉药、镇痛药和肌松药的残留影响，患者仍处于麻醉状态。

初始模式通常使用同步间歇通气模式(SIMV)或辅助/控制模式(AC)，能在患者尚无自主呼吸前提供足够的呼吸机支持和气体交换，并通过减少呼吸功来减少耗氧量。初始参数为 12～14 次/分的呼吸频率、6～8 mL/kg(标准体重)的潮气量，以及初始吸入氧浓度(FiO_2)设置为 80%。充足的呼吸支持能帮助患者度过大手术后的前几个小时可能出现的体温过低、酸碱和电解质紊乱及血流动力学不稳定的阶段。

初始呼吸机设置如下：

- 潮气量：6～8 mL/kg(标准体重)。
- 同步间歇指令通气(SIMV)频率：10～12 次/分。
- 吸入氧浓度(FiO_2)：80%。
- 呼气末正压(PEEP)：5 cmH_2O。

- 吸气:呼气(I:E)比为 1:2～1:3。

(二)呼吸系统管理

几乎所有术后患者都有肺水肿、肺顺应性下降和肺不张等肺部改变,部分可有膈神经受损。这个阶段患者的换气功能主要依赖呼吸机的辅助,而 ICU 医护应尽可能在早期通过利尿、吸痰及膨肺等操作纠正手术引起的病理生理反应,为患者的脱机拔管做好准备。随着患者体温复温,二氧化碳产生增加,乳酸从原本收缩的血管床中排出,可能会导致混合性酸中毒。这种情况应通过增加呼吸频率保持低潮气量来保护肺部,因为手术有引起急性呼吸窘迫综合征(ARDS)的风险。患者的床头应抬高至 30°～45°,以尽量减少呼吸机引起的误吸和肺炎的风险。

在镇静和肌松药效过去后,如患者自主呼吸满意,快速拔管与减少住院时间和改善预后相关。

患者术后即刻或当晚应拍摄床旁胸部 X 线片,以排除气胸或胸腔积液,并确认气管插管、中心静脉导管、主动脉内球囊反搏导管及胃管等的放置情况。如果出现气胸或胸腔积液,多数情况需要另外置入引流管。条件允许时可在手术室拍胸部 X 线片。然而,即使最初的胸部 X 线检查没有显示气胸,之后也可能出现气胸,气胸通常由正压通气引起,表现为不明原因的低氧血症或没有明显原因的血流动力学不稳定。

术后早期,导致气体交换不良和氧合不满意的主要原因是通气/灌注(V/Q)失调及肺内分流。通过比较术前和术后的肺功能测试,可见多个参数均出现了显著下降,下降幅度在 30%～50%。这些参数包括呼气峰流速(PEFR)、第 1 秒用力呼气容积(FEV_1)、用力肺活量(FVC)、功能残气量(FRC)、肺活量 50% 时的用力呼气流量(FEF_{50})、最大通气量及术后呼气储备量。这些异常情况在术后会持续存在,并且在接下来的 3～5 个月内可能只能得到部分恢复。因此,呼吸治疗师和康复师的早期介入和持续指导对患者的肺部康复有显著的益处。

五、血流动力学变化的处理

对待术后患者的血流动力学变化,应该结合血流动力学指标、临床表现和实验室数据,并在整体临床背景下解释这些数据。常用的血流动力学变量包括血压、前负荷、心功能和外周血管阻力。血流动力学管理的总体目标是维持器官和组织得到足够的灌注和氧供。

血压是反映全身灌注状况的指标,但不能单独作为血流动力学管理的目标。将平均动脉压(MAP)维持在 60～90 mmHg 是一个合理的目标。在某些情况下,如心功能不全、二尖瓣修复手术后、主动脉缝合线脆弱或存在活动性出血,较低的 MAP 可能是更理想的选择。术后高血压很常见,这种后负荷升高可能导致每搏输出量减少并增加心肌耗氧量。高血压可能是由手术体温过低导致的全身血管收缩引起的。

心脏停搏一段时间后,心功能会因缺血再灌注损伤而暂时下降,左心室射血分数(LVEF)降低 10%～15%。再加上全身血管阻力低,许多患者撤离体外循环后需要正性肌力药或血管活性药的支持。常用的正性肌力药主要有儿茶酚胺类,包括去甲肾上腺素、多巴酚丁胺和肾上腺素。另一种重要的正性肌力药是磷酸二酯酶(PDE1)抑制剂,包括米力农、奥普力农和依诺昔酮。此外还有钙增敏剂——左西孟旦,对血管过度舒张或低血压的情况可能有用。应注意的是,正性肌力药可能会增加心肌耗氧,并且可能会导致心律失常。大剂量的血管收缩药可导致外周和内脏缺血。在决定选择正性肌力药、血管活性药还是补液时，可以先测量心血管不同部位的压力、心脏指数和全身血管阻力，从而正确评估心脏前/后负荷和心肌收缩力。

为了维持心功能，术后需要确保心脏前负荷处于最佳状态。术后患者可能会由于血管张力下降、毛细血管通透性增加、术中和术后失血或体温过低及利尿而导致左心室前负荷下降。液体复苏是血流动力学不稳定时的首要治疗方法。之所以要补充容量，主要考虑到术后患者多数会存在失血、缺血再灌注损伤导致的血管通透性受损，以及发热导致的血管床容量增加。在选择补液时，通常会考虑晶体、平衡盐溶液及血浆替代液，如乳酸林格液或琥珀酰明胶注射液。补液时必须谨慎观察，因为输液过量可能导致心力衰竭、肺水肿、血液稀释、输血增加、肠道功能障碍及住院时间延长。评价左心室前负荷的最佳测量指标是左心室舒张末期容积（LVEDV），这可以通过超声心动图或肺小动脉嵌顿压来估算。动态前负荷指标对评估液体反应性有较高价值，如正压通气时的脉压变化（PP）和每搏输出量变化（SVV）。当这些值高于11%时，通常表示患者对液体有反应。但要注意的是，这些技术依赖受控的机械通气、正常的右心室功能及窦性心律，并且在开胸术后患者中不一定准确。如果补液后仍有低血压，需要排除导致低心输出量的情况，例如活动性出血、张力性气胸、心脏压塞或左/右心室收缩不全等。

六、内环境与体温

（一）内环境

测定脉搏血氧可以连续评估外周灌注和动脉血氧饱和度，其结果能显示出患者在插管期间和拔管后的氧合问题。当患者血管严重收缩时，手指数值可能不准确，此时从耳垂处获得的信号质量可能会更好。测定脉搏血氧可以避免在插管期间多次抽取动脉血。但应注意，测定脉搏血氧仅能获得动脉血氧饱和度和脉搏率，并不能提供动脉血气分析中的动脉血二氧化碳分压（$PaCO_2$）和pH值等信息。动脉血气分析是评估患者的呼吸动力以及能否撤机的关键，并且可以确定患者是否有代谢性酸/碱中毒或呼吸性酸/碱中毒。这些内环境指标能反映患者可能存在需要进一步药物干预的临界血流动力学状态。严重的代谢性酸中毒通常提示有严重的问题，如肠系膜缺血。

（二）体温

常规心脏手术中的一些操作可能会导致患者体温过低，包括在心包内放入冰沙、开放手术导致热量散失及使用冷的液体和血制品。而主动脉外科术中涉及深低温停循环，其诱导低温和复温所需的时间是手术中很关键的阶段。降温至18℃通常需要20~30 min才能完成。体温过低可能会引起心律失常和血管收缩，导致心输出量减少，同时增加外周O_2的消耗和CO_2的产生。此外，低体温还会延长麻醉药的作用时间、延迟拔管并增加伤口感染的风险。

术后应为患者复温来纠正低体温。使用暖风机等空气装置来复温是最有效的。但是要注意继发于复温的血管舒张，可能会引起低血压等血流动力学改变。因此，复温过程必须小心且缓慢，同时注意不要超过正常体温。

第三节 围拔管期的管理

一、拔管前的准备原则

(1) 生命体征监测：术后密切监测患者的生命体征，包括心率、血压、呼吸和体温，确保患者安全度过手术应激期。

(2) 疼痛管理：主动脉手术后，患者可能会经历剧烈的疼痛。应采用多模式镇痛方案，包括药物治疗和物理治疗，以减轻患者的疼痛。

(3) 呼吸功能管理：术后应鼓励患者自主呼吸，正确调整呼吸机参数，加强气道护理。同时抬高床，适当变更体位和活动四肢，以减小肺部并发症的风险。对于呼吸功能不全的患者，可能需要进行呼吸功能训练和延长辅助通气。

(4) 液体管理：拔管前后维持适当的负平衡，但也要避免脱水。

(5) 抗生素治疗：根据手术方式和患者的情况，选择合适的抗生素预防感染。

二、血流动力学管理

主动脉外科患者在经历长时间的体外循环和深低温停循环后往往会出现血管扩张，导致在ICU中需要使用血管收缩药和进行容量复苏。如果手术涉及主动脉根部或置换主动脉窦，术中的心肌保护对术后早期康复至关重要。如果患者出现低心排血量综合征，可使用正性肌力药物。使用肺动脉导管可以测量心输出量，目标是维持心脏指数大于 2.2 $L/(min·m^2)$，以确保足够的组织氧合。肺动脉导管还能抽取肺动脉血测量混合静脉氧饱和度以评估氧合，一般大于65%是比较满意的。乳酸升高是灌注不足的标志，乳酸大于 2 mmol/L 提示可能有灌注不足，需要进一步排查是否有低心输出量或低血压等情况。

术后唤醒患者和为患者拔管时应小心避免血压升高或大幅波动。高血压可能会增加心脏后负荷，增加出血风险，甚至影响手术吻合缝线。为保护主动脉的缝线，术后收缩压应低于 120 mmHg，舒张压应低于 80 mmHg。应监测双侧桡动脉血压，并参考压力较高者。如果担心真假腔血流复杂的患者出现灌注压差，还应监测股动脉压力。

在降压药中，硝酸甘油和硝普钠由于半衰期较短，可以作为首选的药物。然而，它们可能会通过拮抗肺血管收缩而加重低氧血症。尼卡地平是另一种选择，但它的半衰期相对较长。氯维地平则是一种起效迅速、半衰期极短的钙通道阻滞剂，能被血浆和组织酯酶迅速水解。乌拉地尔具有外周抑制血管收缩和中枢防止心率加快的作用机制，可以用于控制围手术期高血压。

如果涉及瓣膜手术，患者可能出现房性和室性心律失常，30%~40%患者可发生心房颤动，并可能因房室不同步而导致心输出量减少15%~25%。高龄、睡眠呼吸暂停、既往心律失常或充血性心力衰竭及体外循环时间长，是房性心律失常的危险因素。体温过低、电解质紊乱、心肌应激、心房扩大和致心律失常药物也是危险因素。控制危险因素可以将心房颤动的患病率降低近50%。对于不需要正性肌力药物支持的患者，β受体阻滞剂是预防心肌缺血和抗心律失常的药物。对于心功能不全的心律失常患者，负性肌力作用较小的药物（如胺碘酮）可能更合适。胺碘酮可用于药物复律，但血流动力学不稳定的患者需要立即电复律。室性心律失常很少见，可能由急性心肌缺血引起。涉及瓣膜手术的患者在术后也极易发生缓慢性心律失常，可能是由于直接手术损伤和局部心肌水肿。如果心动过缓有症状，可能要使用临时起搏器。在某些情况下，可能需要永久起搏。

三、术后谵妄

(一)术后谵妄的定义和评估

由于手术创伤大、手术应激性高、体外循环及术后要转入ICU等特殊原因，心脏及大血管术后谵妄的发生率高达26%～52%。术后谵妄是心脏大血管术后一种以注意力不集中、意识受损及认知和定向障碍为特征的急性脑功能障碍，临床表现为急性起病、谵妄严重程度和周期的波动性进展，是心脏大血管术后最常见的并发症之一。通常发生在术后1周内，尤以术后24～72 h多见。术后谵妄可能导致院内死亡率上升和患者的生活质量下降。

根据临床表现的不同，术后可分为3种类型。①抑郁型：表现为嗜睡、活动减少、缺乏情感。有研究显示，该亚型在心脏ICU中占主导地位，约占所有术后谵妄患者的50%，被报道的最高比例达92%。临床上常因其症状隐匿而漏诊，不能及时治疗致预后更差。②躁狂型：表现为高度警觉、躁动和不安，约占所有术后谵妄患者的25%。临床上多数易于发现并及时诊治。③混合型：同时或者先后出现前述两种症状，约占所有术后谵妄患者的25%。

评估术后谵妄首选ICU意识模糊评估量表(CAM-ICU)(表5.3.1)，次选护理谵妄筛查量表(NuDesc)。

(二)术后谵妄的预防和治疗

防治术后谵妄主要靠处理诱发因素。在术后阶段，主要危险因素包括术后疼痛、睡眠障碍、低心排血量综合征、心律失常、急性生理与慢性健康评分(A-PACHE-Ⅱ)评分＞20分、机械通气时间延长(＞72 h)、ICU停留时间延长(≥5 d)、肾功能不全[估计肾小球滤过率(eGFR)＜80 mL/(min·1.73 m^2)]、低血压、低氧血症、深度镇静、急性感染、呼吸衰竭、保护性束缚、亲情缺失、ICU噪声、围手术期使用主动脉内球囊反搏、酸碱失衡、电解质紊乱、红细胞压积＜30%、白蛋白＜30 g/L、使用苯二氮䓬类镇静镇痛类药物、腹胀、胸腔积液及肺不张等。同时要考虑患者的术前因素，例如老年人(＞60岁)和戒断烟酒阶段。在治疗过程中的病情恶化也可能诱发谵妄，如感染、休克、呼吸衰竭及胃肠功能衰竭等。随着这些危险因素的控制与缓解，谵妄的程度通常也会得到控制。

目前针对谵妄的临床试验试图找到降低术后谵妄发生率的镇静策略，但是至今没有特定的治疗方法能够明显地减少这种并发症。目前对谵妄的治疗主要包括非药物治疗和药物治疗两方面。非药物治疗是一个以"ABCDEF"集束治疗(A是疼痛评估、预防及管理；B是觉醒试验和自主呼吸试验；C是镇痛、镇静管理；D是术后谵妄的评估及预防；E是早期活动；F是家庭成员的参与)为基础的多元化、多方位、多学科组成的综合方案，是术后谵妄对症治疗的首选。药物治疗临床效果十分有限且有诸多不良反应，故仅为术后谵妄的辅助治疗措施。临床常用治疗药物主要包括氟哌啶醇、喹硫平、奥氮平、利培酮及右美托咪定。

表 5.3.1　ICU 意识模糊评估量表（CAM-ICU）

特征 1：意识状态的急性改变或反复波动 1A 或 1B 回答"是"为阳性	阳性　阴性
1A：与基线状况相比，患者的意识状态是否不同？	是　否
1B：在过去的 24 小时内，患者的意识状态是否有任何波动？ 表现为镇静量表（如 RASS）、GCS 或既往谵妄评估得分的波动	
特征 2：注意缺损 2A 或 2B 的得分小于 8 分为阳性 先做 ASE 字母法，假如患者不能做字母法检查，但得分是明确的，记录该得分，进行特征 3 的检查。 如果患者不能做字母法检查或得分不明确，就做 ASE 图片法，使用 ASE 图片法的得分为本特征的得分。	阳性　阴性
2A：ASE 字母法，记录得分（如果没有测试，标上 NT） 指导语——跟患者说："我给你读 10 个字母，只要你听到字母 A，就捏一下我的手。"然后用正常的语调朗读下列字母： 　　S A V E A H A A R T 评分：如果读到字母"A"时患者没有捏你的手，或读到其他字母时患者做出捏的动作均为错误。	得分（总共 10 分）：
2B：ASE 图片法，记录得分（如果没有测试，标上 NT），指导语在图片部分注明	得分（总共 10 分）：
特征 3：思维紊乱 如果相加总分小于 4 分为阳性	阳性　阴性
3A：是非题（回答"是"或"不是"） （应用 A 组或 B 组进行测试时，必要时每天可以交替使用）	相加总分 （3A＋3B） （总共 5 分）
A 组　　　　　　　　　　　B 组 　1. 石头是否浮在水面上？　　　1. 叶子是否浮在水面上？ 　2. 海里是否有鱼？　　　　　　2. 海里是否有大象？ 　3. 1 斤是否比 2 斤重？　　　　3. 2 斤是否比 1 斤重？ 　4. 你是否能用榔头钉钉子？　　4. 你是否能用榔头切割木头？ 得分：＿＿＿＿＿＿（总共 4 分，患者每答对 1 题得 1 分）	
3B：指令 跟患者说： 1. 伸出这几个手指。（检查者在患者面前伸出 2 根手指） 2. 现在伸出另一只手同样的手指。（这次检查者不重复手指数）（注：如果患者的两只手无法同时活动，第二个指令就要改成要求患者"再增加 1 根手指"）。 得分：＿＿＿＿＿＿（如果患者能够成功地完成全部指令，就得 1 分）	
特征 4：意识清晰度的改变 如果 RASS 的实际得分不是 0 分为阳性	阳性　阴性
CAM-ICU 总体评估（特征 1 和 2 均为阳性，加上特征 3 或 4 为阳性）	阳性　阴性

四、镇痛与镇静

(一)镇 痛

所有心脏大血管手术后的患者都需要镇痛。术后疼痛的强度取决于切口的位置(胸骨切开、胸膜不完整、静脉插管、动脉插管和导尿管等)。胸骨切开术的疼痛最强烈,且通常会导致慢性疼痛综合征,发生率为 7%~66%。除了有创伤口的疼痛,护理治疗本身、早期活动及呼吸锻炼都有可能导致疼痛,因此在术后数天都应该给予充分的镇痛。未能在术后早期拔管的患者,机械通气和 ICU 停留时间延长,可能会经受更复杂的疼痛和谵妄。

1. 疼痛的评估

镇痛之前首先要评估疼痛的严重程度、疼痛的部位,以及患者对镇痛治疗是否有反应。对于清醒且愿意合作的患者,使用口头或视觉数字评分表(NRS)是最可靠的疼痛依据(表 5.3.2)。而对于意识水平异常的患者,则推荐使用行为评估工具进行评估。需注意的是,心率和全身血压并不属于常规疼痛评估的内容,因为这些症状在心脏疾病患者群体中不具有特异性。另外,行为疼痛量表(BPS)和重症监护疼痛观察量表(CPOT)已经被证实可用于评估重症监护室患者的疼痛程度(表 5.3.3,表 5.3.4)。

2. 镇痛药物的选择

由于当前使用的大多数止痛药都具有镇静作用,因此现有的镇痛和镇静管理指南均将手术的镇痛治疗放在首位。充分镇痛不仅可以改善肺功能,还能减轻谵妄症状,缩短 ICU 停留时间和住院时间。

(1)阿片类:如患者 NRS 和 BPS 中的疼痛评分超过 4 分或 CPOT 中超过 2 分时,应给予患者阿片类镇痛物。这类药物主要用于治疗手术疼痛,并且可以在术后需要进行可能产生疼痛的操作(如换药或拔除胸管)时使用额外的剂量。在选择阿片类药物时,通常会选择芬太尼、氢吗啡酮、吗啡和羟考酮,因为这些药物有相对安全的代谢特征和对血流动力

表 5.3.2 视觉数字评分表(NRS)

0	1	2	3	4	5	6	7	8	9	10
不痛					能忍					难忍

NRS 是一个 0~10 的点状标尺,0 代表不痛,10 代表剧痛难忍,由患者从上面选一个数字描述疼痛程度。

表 5.3.3 行为疼痛量表(BPS)

项目	1 分	2 分	3 分	4 分
面部表情	放松	部分紧张	完全紧张	扭曲
上肢运动	无活动	部分弯曲	手指、上肢完全弯曲	完全回缩
通气依从性 (插管患者)	完全能耐受	呛咳,大部分时间能耐受	对抗呼吸机	不能控制通气
发声 (非插管患者)	无疼痛相关发声	呻吟≤3 次/分且每次持续时间≤3 s	呻吟>3 次/分且每次持续时间>3 s	咆哮或发出"哎哟"等声音抱怨,或屏住呼吸

表 5.3.4　重症监护疼痛观察量表（CPOT）

		分值	描述
面部表情	放松、平静	0	未见面部肌肉紧张
	紧张	1	存在皱眉耸鼻或任何面部变化（如睁眼或疼痛时流泪）
	表情痛苦	2	所有之前的面部变化加上双目紧闭（患者可能口腔张开或者紧咬气管导管）
身体活动度	活动减少或者保持正常体位	0	完全不动（不代表没有疼痛）或正常体位（因为疼痛或防卫而产生的运动）
	防护状态	1	缓慢小心地移动，轻抚痛处，通过移动身体引起别人注意
	焦躁不安	2	拉扯气管导管，试图坐起，在床上翻来覆去，不配合指示，袭击工作人员，试图翻越床栏
人机协调（针对气管插管患者）或者（二选一）发声（针对无气管插管患者）	人机协调	0	通气顺畅，无呼吸机报警
	呛咳但尚可耐管	1	呛咳，呼吸机报警触发，疼痛时自主呼吸暂停
	人机对抗	2	人机不同步，呼吸机频繁报警
	语调平稳或不出声	0	说话时语调平稳或不出声
	叹息、呻吟	1	叹息、呻吟
	哭喊、抽泣	2	哭喊、抽泣
肌紧张（当患者处于休息状态时，对其上肢进行被动弯曲和伸展动作，并做出评估；或者被动翻身时，做出评估）	放松	0	对被动运动无抵抗
	紧张、僵直	1	抵抗被动运动
	非常紧张、僵直	2	对被动运动强烈抵抗，无法完成被动运动

CPOT 总分 0~8 分，目标分值 0~1 分，≥3 分有意义。

学影响较小。而吗啡虽然可能引起组胺释放，其活性代谢物可能在肾功能不全（术后患者的常见合并症）的患者体内积聚，但其仍被广泛使用且未引发严重的不良反应。有充分的证据表明，患者自控镇痛（PCA）能更好地控制疼痛，并在总体上减少阿片类药物的使用量和不良反应。因此，所有能够配合医嘱自行给药的患者都可考虑使用自控泵。此外，口服阿片类药物在术后也有良好的镇痛效果，可在患者能够耐受口服药物后开始使用。

（2）非阿片类：非甾体抗炎药（NSAID）是镇痛、解热和抗炎药物，足以治疗轻度至中度疼痛，或者作为阿片类药物的辅助药物用于治疗中度至重度疼痛。然而，在术后患者中应有限度地使用 NSAID，因为其不良反应包括肾功能损伤、血小板功能障碍导致的出血、选择性COX-2抑制剂的促血栓形成作用及胃肠道出血等。对乙酰氨基酚没有肾脏、心血管和血液系统不良反应,但在剂量超过4 g/24 h时,具有肝毒性。因此只要小心控制剂量,它就是一种安全的镇痛、解热药物,可于心脏手术患者。

连续输注氯胺酮已被证实可以减少普外科患者对阿片类药物的需求,但在心脏大血管外科患者中的有效性和安全性尚未得到证实。不建议连续输注利多卡因,可能产生的神经和心脏毒性超过了其潜在的镇痛益处。值得一提的是,相对较新的镇静药右美托咪定具有镇痛作用,可大幅减少阿片类药物的使用。

(3)抗神经疼痛药物:对于可能或已知患有神经病理疼痛的患者,建议使用抗神经疼痛药物,如加巴喷丁、普瑞巴林及卡马西平等。这些药物已被证实能够减少术后患者对阿片类药物的依赖,但是要注意可能引起的镇静或认知功能障碍等不良反应。

(4)局部麻醉:硬膜外镇痛能够降低心脏大血管手术后肺部、心血管和肾脏并发症的发生率。然而其可能引起硬膜外血肿导致脊髓损伤,尽管发生率仅为1:1500~1:150 000,仍然限制了硬膜外镇痛的应用。相对而言,侵入性较小的椎旁和肋间阻滞麻醉以及持续局部输注麻醉药可能更加实用,在开胸手术中能够显著减少阿片类药物的使用,并且在全身抗凝患者中也是安全的。新型神经阻滞技术,如竖脊肌平面阻滞或前锯肌平面阻滞,因其高效性且对全身肝素化的患者无禁忌证而应用越来越广。

(二)镇 静

1. 镇静的评估

充分镇痛和适当镇静是主动脉外科术后监护的基本要素。大多数患者到达ICU时都还有气管插管,处于麻醉状态,并受到不同药物(如神经肌肉阻滞剂)的影响,这种镇静状态会持续到这些药物代谢失效或被其他药物拮抗。因此,在择期手术后,只要给予镇痛再加上手术期间使用的阿片类药物的残留效应,多数患者已经得到了充分的镇静,很少需要常规镇静。然而,那些需要长时间机械通气或在术后出现谵妄或躁动的患者可能需要额外的镇静。为了正确指导镇静要求,ICU医护人员应定期监测镇静深度和谵妄等情况。

作为重症监护循证医学的一部分,镇静治疗需要用量表评估,可以量化镇静程度和躁动程度。在ICU中主要使用两种经过充分验证的量表,即Riker躁动-镇静量表(SAS)和Richmond躁动-镇静评分(RASS;表5.3.5)。监测谵妄最常用的量表是CAM-ICU。无论选择哪种量表,最关键的是持续评估患者的镇静躁动水平,并据此指导镇静剂的选择和剂量。同时,量化的结果对于评估患者谵妄程度的变化、活动能力的恢复以及护理和治疗计划的制定都有指导作用。截至目前,没有任何一种神经监测方法能比这些量表更能改善患者的治疗效果和减少医疗资源浪费。

RASS评分步骤:
- 第1步:观察患者。
  - 患者清醒、不安焦虑或躁动?——评分0~+4。
- 第2步:若患者不清醒,用名字唤醒患者并令其睁眼看着说话的人。
  - 患者可睁眼,有眼神交流并维持该状态——评分-1。
  - 患者可睁眼,有眼神交流但无法维持——评分-2。
  - 患者可睁眼,或有其他有反应,但无眼神交流——评分-3。

表 5.3.5 Richmond 躁动－镇静评分（RASS）

评分	术语	描述
+4	有攻击性	明显的暴力行为，对工作人员有威胁
+3	非常躁动	试图拔出呼吸管、胃管或静脉滴注管
+2	躁动焦虑	身体无意义地频繁移动，无法配合呼吸机
+1	不安焦虑	焦虑、紧张，但身体只有轻微地移动
0	清醒平静	清醒自然状态
−1	昏昏欲睡	没有完全清醒，但可声音唤醒并维持清醒（有眼神交流），时间 >10 s
−2	轻度镇静	声音唤醒后短暂维持清醒，时间 <10 s
−3	中度镇静	对声音有反应或睁眼（但无眼神交流）
−4	重度镇静	对物理刺激有反应或睁眼
−5	昏迷	对声音和物理刺激均无反应

- 第 3 步：若患者对声音无反应，摇晃其肩膀或抚摸胸口唤醒患者。
  - 患者对物理刺激有反应或睁眼——评分 −4。
  - 患者对所有刺激均无反应——评分 −5。

2. 镇静药物的选择

心脏大血管外科患者术后进入 ICU 是为了术后复苏和早期拔管，因此这些患者的镇静需求与一般内科 ICU 患者不同。当预计患者能早期撤离呼吸机时，可以使用短效镇静剂（如异丙酚）。有证据表明，使用异丙酚与输注苯二氮䓬类药物或芬太尼联合咪达唑仑的组合相比拔管时间更短（缩短 52 min 至 1.4 h），且不良事件方面没有差异。非特定 ICU 患者中，这种差异更大（缩短 7.2~11.6 h，与一个护理班次时间相当）。然而，异丙酚组患者的自行拔管风险增加了 2.2 倍，尽管在此过程中没有明显的危害。

右美托咪定具有镇静和镇痛的双重作用，并且还可以在患者仍未拔管时进行清醒镇静，但需谨慎使用，因为它可能引起心动过缓和低血压。由于可能诱发谵妄，术后尽量避免使用苯二氮䓬类药物。与苯二氮䓬类药物相比，右美托咪定组在拔管时间（缩短 1.9 d）和谵妄发生率降低（RR = 0.71）方面更有优势。右美托咪定与异丙酚相比，拔管时间没有差异，而右美托咪定在降低谵妄发生率方面更有优势。

此外，挥发性镇静剂也是一种选择，可以精确地控制镇静的深度和持续时间，并且对血流动力学的影响最小。

五、呼吸系统的管理

（一）气道管理

为了保持气管插管内没有分泌物，应每隔几个小时或根据需要进行一次轻轻的吸痰操作，但不宜过于频繁，以免引发支气管内损伤或支气管痉挛。气管插管使上呼吸道失去了原本的保护机制，使者更容易发生肺部感染。因此，当患者能够维持满意的通气和氧合状态，并且能够保护呼吸道时，应尽快拔除气管插管。心脏手术后通常 4~6 h 可拔除气管插管，部分主动脉外科手术患者的拔管时间可能会延后。对未能拔除气管插管的患者应每天进行自主呼吸训练、用氯己定（洗必泰）进行口腔清洁、抬高头部及每天暂停镇静治疗，可有助于缩短通气时间和改善治疗效果。

（二）撤机拔管

早期拔管是预防呼吸机相关肺炎或长期依赖呼吸机等并发症的最佳方法。待患者体温恢复至接近正常水平（35.5℃）并且血流动力学稳定，就可以拮抗神经肌肉阻滞并停止镇静药物。当患者自主呼吸恢复时，呼吸机将转变为最小支持模式（PS），以便进行自主呼吸测试。由于体外循环可能引起全身性炎症反应，导致毛细血管通透性增加和肺间质液体增多，因此在复苏过程中应尽量减少液体正平衡和输血，以防止发生呼吸衰竭。

当疼痛、躁动和谵妄得到控制时，患者才有可能成功脱离机械通气。根据镇静需要和患者活动对呼吸支持进行相应调整。现代呼吸机可以根据患者的个体需求来定制支持水平。撤离呼吸机是主动脉外科患者恢复过程中最具难度的抉择之一。撤机可能失败，也可能导致血流动力学不稳定，拔管失败与死亡率和住院时间增加有关。另外，延长通气时间会增加死亡率和并发症发生率，包括呼吸机相关性肺炎和呼吸机相关肺损伤。因此，及时、安全的拔管离不开循证、规范的脱机方法（表5.3.6）。成功脱离机械通气没有严格的临床标准。对于主动脉外科患者，通常需要关注包括呼吸状态、血流动力学指标以及胸管引流量。

表 5.3.6 成功拔管的因素

神经因素	较好地控制了疼痛、躁动和谵妄
	警觉、清醒并能服从命令，一些方案要求 GSC > 10 分或 8 分（术后早期拔管标准）
	神经损伤已稳定（无论何种原因的慢性脑/神经损伤）
心血管因素	没有或少量的血管活性药物支持［如多巴胺不超过 5 μg/(kg·min)］
	择期手术后的患者可能需要正性肌力/升压药物支持，但只要血流动力学稳定，对药物的需求稳定或减少，也可撤机
呼吸因素	咳嗽充分，咽反射良好
	可能导致呼吸衰竭的风险因素得到改善
出血、液体、内环境	体温 < 38.5 ℃
	内环境和电解质稳定
呼吸机因素	RSBI < 105 次/(分钟·升)
	PaO_2/FiO_2 > 200
	FiO_2 < 50%
	PEEP < 5 cmH_2O
	f < 35 次/分
	SpO_2 > 92%

GSC：格拉斯哥昏迷评分；RSBI：浅快呼吸指数；PaO_2：血氧分压；FiO_2：吸入氧浓度；PEEP：呼气末正压通气；f：呼吸频率；SpO_2：血氧饱和度

术后早期脱机方案遵循长期呼吸机脱机方案的原则，但是有不同的临床标准。无论遵循哪种脱机方案，任何系统和器官功能的恶化都会阻碍脱机。

自主呼吸试验（SBT）的目的是筛选出可以拔管的患者。患者通过在最小呼吸机设置支持（PS 5~7 cmH$_2$O 和 PEEP ≤ 5 cmH$_2$O）下克服呼吸功来完成试验。这种方式比仅有吸氧更有利于成功拔管。对于带有"T"形件的气管内插管的长期通气患者，应采用特殊的脱机方案，即每天逐步增加试验的持续时间和暂停镇静的间隔时间，并在脱机后让患者休息，适当增加呼吸支持。

（三）脱机拔管失败

脱机失败指患者未能通过自主呼吸试验，或在拔管后 48 h 内需要重新插管。拔管失败的发生率为 4%~13%，且重新插管会使医院死亡率增加 7~11 倍。值得注意的是，超过 30~120 min 的加长的自主呼吸试验并不能保证成功拔管。

主动脉外科手术本身就是早期拔管失败的危险因素之一，其他因素包括高龄、严重的术前合并症、术前需要主动脉内球囊反搏、多次输血（超过 10 单位）、液体正平衡较多及体外循环时间长等。对拔管失败的下一步处理取决于失败的具体原因。需要强调的是，在分析脱机失败的原因时，始终应首先排除心功能恶化。

无创通气对于 COPD 和其他慢性呼吸系统疾病患者，特别是病情急性加重的患者可能有益。对已知发生喉头水肿的患者可以使用激素，但预防性使用激素对其他患者没有益处。

对于长时间（超过 7~14 d）机械通气的患者，或者由于病情（如严重卒中或神经损伤）不能脱机的患者，可以考虑行气管切开。此外，如患者无法维持或保护呼吸道，即使患者不需要机械通气也可以选择气管切开。气管切开的主要优点是能提高患者的舒适度和自主性。

（四）经鼻高流量湿化氧疗

经鼻高流量湿化氧疗（HFNC）是近年来在临床得到广泛应用的一种较新的呼吸支持技术，越来越多的医护人员使用它来预防或治疗拔管后的呼吸衰竭。HFNC 装置是在传统吸氧装置上进行改良，主要包括空氧混合装置、湿化治疗仪、高流量鼻塞及连接呼吸管路。HFNC 能提供相对恒定的吸氧浓度（21%~100%），在 37℃ 下实现 100% 的湿化效果，最大吸气流速可达到 40~60 L/min，通过较舒适的鼻塞进行氧疗，并且在患者闭嘴呼吸提供 PEEP 的支持。

持续的 HFNC 可以冲刷上呼吸道生理无效腔、降低患者上气道阻力、维持黏液纤毛清除系统功能、冲刷上呼吸道的 CO_2，减少 CO_2 的重吸收。这些作用能改善患者的换气功能和部分通气功能，因此对单纯低氧性（1 型呼吸衰竭）患者具有积极的治疗作用，对部分轻度低氧合并高碳酸血症（2 型呼吸衰竭）患者可能也有一定的治疗作用。

在与文丘里面罩比较的研究中，HFNC 组患者的呼吸频率、氧合指数、舒适度等情况都优于文丘里面罩吸氧组，且 HFNC 组患者的再插管率明显降低。在与普通氧疗比较的研究中，心脏外科术后患者拔管后使用 HFNC 在拔管成功率上有明显优势；但另一项在心脏外科术后患者[体重指数（BMI）≥ 30 kg/m^2]拔管后使用 HFNC 在拔管成功率、肺不张发生率、呼吸频率及氧合水平上无统计学差异。在与无创呼吸机比较的研究中，心胸外科手术后的患者在拔管后使用 HFNC 与使用无创呼吸的效果无统计学差异，但 HFNC 患者在治疗的舒适度上有明显优势，并且降低了护士的工作量。

关于 HFNC 的使用时机和参数调整，研究结果提示尽早使用 HFNC 有利于患者预后的改善。在 HFNC 起始治疗时可以调整氧体积分数至 100%，流速 50 L/min 或者患者可以耐受的最大流量；若患者病情好转，可先下调氧体积分数至 50% 以下后再逐渐下调流速至 20 L/min，这时可以考虑用普通氧疗来替换 HFNC。不能忽视的是，使用 HFNC 过程中必须监测心率、血压、呼吸频率及呼吸形态的变化等。忽视监测而导致的再次插管延误可能造成预后不良。

六、快速康复

（一）快速拔管

目前已有充分证据表明心脏手术（冠状动脉搭桥术或心脏瓣膜手术）后早期快速拔除气管插管是安全的，并且可以缩短 ICU 停留时间。然而在主动脉外科中，往往因为手术时间长、体外循环时间长及患者经受深低温停循环，拔管时间会比心脏手术要长。尽管如此，通过优化术后早期 ICU 管理，部分主动脉外科患者可以在术后 4~8 h 拔管，大部分能在术后 24 h 内拔管。快速拔管有一定的失败率，在心脏外科患者中约为 11%，导致失败的风险因素包括年龄较大、LVEF 下降、动脉病变、术前使用主动脉内球囊反搏、血清肌酐升高、既往心脏手术，以及非择期或复杂手术。

（二）早期活动

早期活动（主动和被动活动）和康复治疗（呼吸及全身肌肉）对所有患者都很重要，包括气管插管呼吸机辅助通气的患者。对胸腹联合切口、手术切口大及对疼痛比较敏感的患者，进行康复活动时可根据 eCASH 指南以患者为中心给予镇痛。镇痛药物推荐使用瑞芬太尼，瑞芬太尼不经肝肾代谢，但有抑制呼吸的作用。对已拔除气管插管的患者，不可快速静脉推注瑞芬太尼，且持续泵入速度不得高于 3 pg/(kg·h)。当患者生命体征不平稳时，可以先给予镇静并尽快过渡到以镇痛为基础的浅镇静治疗。

拓展阅读

[1] Sessler CN, et al. The Richmond Agitation-Sedation Scale: validity and reliability in adult intensive care unit patients[J]. Am J Respir Crit Care Med, 2002, 15, 166(10): 1338-1344.

[2] R. Scott Stephens, Glenn J. R. Whitman. Postoperative critical care of the adult cardiac surgical patient, part I: routine postoperative care[J]. Crit Care Med, 2015, 43(7): 1477-1497.

[3] Robert M. Bojar. Early postoperative care. Manual of perioperative care in adult cardiac4. surgery. 5th ed[M]. Wiley-Blackwell: 2011: 235-265.

[4] Sharma V, et al. A derived and validated score to predict prolonged mechanical ventilation inpatients undergoing cardiac surgery[J]. Thorac Cardiovasc Surg, 2017, 153(1): 108-115.

[5] Devlin JW, et al. Clinical practice guidelines for the prevention and management of pain, agitation/sedation, delirium, immobility and sleep disruption in adult patients in the ICU[J]. Crit Care Med, 2018, 46(9): e825-873.

[6] Bainbridge D, et al. Current evidence on fast track cardiac recovery management[J]. Eur Heart J Suppl, 2017, 19(suppl A): A3-7.

[7] Jerath A, et al. Volatile-based short-term sedation in cardiac surgical patients: a prospective randomized controlled trial. Perioperative Anesthesia Clinical Trials Group[J]. Crit Care Med, 2015, 43(5): 1062-1069.

[8] Wasowicz M, Jerath A. Expanding the use of volatile anesthetic agents beyond the operating room[J]. Can J Anesth. 2014; 61(10): 905-8.

[9] Subira C, et al. Effects of pressure support vs. t-piece ventilations strategies during spontaneous breathing trials on successful extubation among patients receiving mechanical ventilation. A randomized clinical trial[J]. JAMA, 2019, 321: 2175-2182.

[10] Corley A, Bull T, Spooner AJ, et al. Direct extubation onto high-flow nasal cannula post-cardiac surgery versus standard treatment in patients with a BMI ≥30: a randomized controlled trial[J]. Intensive Care Med, 2015 41(5): 887-894.

[11] Stéphan F, Barrucand B, Petit P, et al. High-flow nasal oxygen vs noninvasive positive airway pressure in hypoxemic patients after cardiothoracic surgery [J]. JAMA, 2015, 313(23): 2331-2339.

[12] 中华医学会呼吸病学分会呼吸危重症医学学组,中国医师协会呼吸医师分会危重症医学工作委员会. 成人经鼻高流量湿化氧疗临床规范应用专家共识[J]. 中华结核和呼吸杂志, 2019, 42(2): 83-91.

[13] 中国医疗保健国际交流促进会心脏重症分会. 心脏及大血管术后谵妄的防治中国专家共识[J]. 中华医学杂志, 2023, 103(45): 3635-3644. DOI: 10.3760/cma.j.cn112137-20230719-00028.

[14] Wang C, Wu Y, Yue P, et al. Delirium assessment using confusion assessment method for the intensive care unit in Chinese critically ill patients [J]. J Crit Care, 2013, 28(3): 223-229.

(本章作者：李嘉欣，方妙弦)

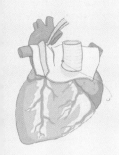

第六章

主动脉外科术后各系统监护要点

第一节 循环系统的监护

一、血流动力学的监测

1. 心电监护与心电图

心电监护的主要目的是检测缺血、心律失常及电解质紊乱。所有心脏大血管术后的患者都应至少使用5个胸部电极的心电监护。有证据表明，Ⅰ和V5导联能诊断大约90%的心肌缺血。为确保信号稳定，电极应用防水胶带进行保护。

2. 有创血压

有创血压监测（直接血压监测）结果是手术室和重症监护病房（ICU）最常用的血流动力学参数之一，因为在术中或术后都有可能会突然出现因血容量或血管张力变化导致的血流动力学不稳定，需要使用升压药或正性肌力支持。有创血压监测的优点在于操作相对容易，设备相对简单，能够实时读取和记录脉搏信息，监测安全可靠，并发症发生率很低。在危急情况下，有创血压比无创血压更准确。当患者低血压时，无创血压的测量值通常高于有创血压测量值；而当患者高血压时，无创血压测量值会低于有创血压测量值。

大多数监护设备会同时显示平均动脉压（MAP）。MAP的计算公式是：平均动脉压 =（2×舒张压+收缩压）/3。MAP是几乎所有器官组织的灌注指数，除了冠状动脉的灌注更依赖舒张压。在体外循环手术患者中，一般使用MAP来评估整体组织灌注的情况。

在理想情况下，升主动脉根部是有创血压的最佳测量位置。然而，在绝大多数情况下该方法并不实际，即使在术中也只有短暂的测压时机。因此，术后一般会选择其他动脉测量血压，桡动脉、股动脉和肱动脉是最常用的动脉插管和有创血压监测位置。桡动脉是动脉置管和有创血压监测的首选位置，非惯用手的桡动脉（通常是左桡动脉）最常用于置管。需要注意的是，在穿刺桡动脉之前，必须进行Allen试验以评估侧支循环情况。次常用的是股动脉和肱动脉。穿刺股动脉之前必须听诊动脉以确认是否有杂音。其他可以穿刺的动脉包括足背动脉、腋动脉、颞浅动脉、胫骨后动脉和尺动脉，但这些部位都没有桡动脉置管，也没有主动脉根部压力那么精确。在这些外周动脉中，收缩压测量值都大于主动脉根部压，而舒张压测量值则小于主动脉根部压。值得参考的是，所有这些部位测得的 MAP 是相近的。

常见的插管部位：①桡动脉，比较容易、干净，与主动脉压相关性好。冠状动脉搭桥手术需特别注意，桡动脉可作为游离移植物。②股动脉，对于接受深低温停循环的患者尤其有用，例如主动脉夹层或肺动脉内膜剥脱术。注意既往接受过血管腹股沟手术或腹股沟皮肤感染的患者。③肱动脉，当两条桡动脉均不可用时，可作为股动脉的替代。与主动脉压有良好的相关性，但存在肢体缺血的潜在风险。④主动脉根部，通过主动脉根部手术插管准时使用，其数值作为桡动脉或股动脉压力的对比标准。特别注意避免空气栓塞。

3. 无创血压监测

无创血压监测（包括自动血压测量）可能会产生相关并发症，其中最严重的是骨筋膜室综合征。无创血压测量导致骨筋膜室综合征高风险的患者包括：①袖带位置错误固定在骨骼部位或关节上，导致结果不准而重复测量；②冠状动脉疾病行溶栓治疗的患者；③患有震颤、运动障碍、多动症的患者；④意识水平改变、精神状态改变或因受伤、疾病或麻醉而身体状态改变的患者；⑤由于神经损伤或麻醉导致上肢感觉迟钝、减弱或缺失的患者；⑥沟通能力障碍的患者，如精神病患者、残疾患者或婴幼儿。骨筋膜室综合征导致组织液增加，使静脉压力升高，引发疼痛，同时动脉-静脉压力梯度下降，最终导致组织灌注压下降、组织灌注不良。

4. 中心静脉压

中心静脉压（CVP）定义为右心房压力，正常范围在 $0\sim7$ cmH$_2$O。可评估全身血液回流和右心室功能，但与液体反应性相关较差。中心静脉导管尖端应位于上腔静脉与右心房交界处之间。中心静脉导管插入术的主要通路有：①颈内静脉，是最常见的进入途径；②锁骨下静脉，是一个可以接受的替代方案；③股静脉，多见于小儿心脏手术；④手臂静脉，不建议用于心脏手术。

根据部位的不同，中心导管置管可能会出现严重的并发症：穿刺意外、神经损伤、空气栓塞、气胸、感染及血栓形成等。使用超声定位或引导可以减少这些并发症，有条件时应优先考虑。

5. 心输出量

合并心功能不全的主动脉外科患者应在围手术期监测心输出量（CO）。CO 的监测主要使用肺动脉导管（PAC、Swan-Ganz），它通过在近端端口推注冷盐水生成热稀释曲线来测量 CO。此外，还存在一些微创方法，包括基于脉搏功率和脉搏轮廓的分析，有多种监测仪可供选择，每种仪器都有各自的优缺点。

6. 中心静脉饱和度

中心静脉饱和度（ScvO$_2$）可用于评估氧供氧耗的平衡及 CO。ScvO$_2$ >70% 为正常范围。低于正常范围时提示存在组织缺氧，可能是由血红蛋白浓度低、低氧血症或 CO 不足所导致的。而高于正常范围则提示血容量过多、解剖性分流或外周组织无法利用氧气，其中后者通常提示预后不良。

二、术后血压调整

1. 大血管术后血压控制

在主动脉手术中，由于吻合口多且创面较大，控制血压对于减少术后出血至关重要。评估出血量最直观的是胸管引流量，可以根据具体情况及时将血压调整至临床期望的范围内。在控制血压前首先要检查肢体血压是否一致，并确定与中心血压最为接近的监测点。同时，需要了解不同监测点之间的血压差异。控制血压的前提是保证患者有足够的尿量、四肢末梢保持温暖、血乳酸水平稳定。术后12 h内,防止血压波动比降血压更重要,尤其小心血压的突然升高或下降,在上调降压药前应及时排查其他可控因素,例如疼痛不适。

MAP是器官灌注压的关键组成。术后目标MAP为85~100 mmHg,基础血压高或内脏动脉重建较广泛的患者目标MAP更高。脊髓灌注压是MAP与脑脊液压的差值,其目标值>65 mmHg。主动脉外科术后管理的一个关键点是将脊髓损伤的风险降至最低。早年急性主动脉夹层外科术后截瘫发生率16%~25%,随着脊髓保护技术的不断进展,发生率已降至5%~16%。在保证灌注的前提下应提防MAP过高,否则可能引发致命并发症。MAP>120 mmHg可导致吻合口出血、灾难性出血、低血压,甚至死亡。术后应避免MAP超过115~120 mmHg。

2. 血压的控制

主动脉外科的术后处理与术前相似,需要积极控制血压和心率,并降低左心室内压上升速度(dp/dt)。同时,应尽早并足量使用β受体阻滞剂和降压药。控制血压首选硝普钠静脉注射,也可选用尼卡地平或地尔硫䓬静脉泵入。对于围手术期低氧血症患者,硝普钠会增加肺动静脉短路而加重低氧。血压控制不佳多与镇静不足有关,充分的镇静是控制血压的基础。

在ICU中,选择哪种降压药取决于ICU医生希望多久起效。例如,当术后即刻或需要严格控制血压时,长效药物就不适用。紧急情况下的药物选择还取决于药物是否实用,例如需要迅速降低后负荷的时候选择静脉注射α肾上腺素受体拮抗剂(如酚妥拉明),或者选择效果稍短暂的肼屈嗪。之后再使用静脉输注的短效血管扩张剂,如硝酸甘油或硝普钠。使用短效降压药要小心反跳性高血压,因此不应突然停止输注。

常用的控制急性高血压的药物如表6.1.1。要注意所有降压药都会产生血管舒张的不良影响:反射性心动过速、颅内压增高、头痛和皮肤潮红。

内源性儿茶酚胺的激增会导致血压升高。为了克服这个问题,曾试图使用神经节阻断药物阻断肾上腺素能受体,但这些药物已不再可用。最接近的替代药物是α2肾上腺素受体激动剂,如可乐定或右美托咪定,这些药物通过中枢作用减少交感神经传出,有助于更平稳地调整血流动力学。

3. 拔管后的血压控制

为防止拔管时的心率增快,个别患者可在拔管前1~2 min注射少量β受体阻滞剂。在拔管前开始使用右美托咪定也有良好的效果,尤其对夹层患者效果很好。

拔管后部分患者应尽早给予口服β受体阻滞剂(倍他乐克、阿替洛尔),以控制心率在稳定范围。在使用血管扩张剂的同时使用β受体阻滞剂可预防反射性心动过速和正性肌力作用。美托洛尔通常通过静脉给予。拉贝洛尔对α和β肾上腺素受体的双重阻滞作用也对患者有益。此外,β受体阻滞剂能够降低心脏手术后的死亡率,特别是对于左心室功能不全的患者尤为有益。尽管几种β受体阻滞剂的药理特性不同,但尚没有研究发现某种药物显著优于其他药物。

除了β受体阻滞剂,还有多种类型的口服药可供选择,包括α选择性肾上腺素受体拮抗剂,如哌唑嗪和多沙唑嗪;血管紧张素转化酶抑制剂(ACEI),如雷米普利;钙通道拮抗剂,如硝苯地平和氨

表 6.1.1 常用静脉降压药

药物	作用	半衰期	注意
乌拉地尔	中枢和外周双重的作用机制，较少发生因交感反射引起的血压升高及心率加快	血浆清除半衰期为 2.7 h(1.8~3.9 h)	机械功能障碍引起的心力衰竭和老年患者慎用
硝酸甘油	被线粒体醛脱氢酶降解释放一氧化氮	3 min	特别影响静脉容量血管
硝普钠	与氧合血红蛋白反应释放一氧化氮(和氰化物)	2 min	在光下降解。氰离子被隔离在红细胞中，但存在代酸、大剂量使用可造成毒性，可用羟钴胺和硫代硫酸钠治疗
酚妥拉明	α肾上腺素受体拮抗剂	20 min	从小剂量开始，通常 0.5 mg 就有明显效果
肼屈嗪	未知，但可能涉及依前列醇 PG1 受体	2 h	不良反应，如狼疮样综合征，仅与长期使用有关

氯地平。对于左心功能下降且肾功能正常的患者，特别适合使用 ACEI 或血管紧张素受体拮抗剂。从术后 48 h 开始并长期使用这些药物可以减少不良反应，添加醛固酮拮抗剂则可以进一步增强这种益处。

关于何时以及如何从静脉输液过渡到口服药物尚缺乏指导，此过程可能会使病情稳定的患者滞留在 ICU。一项研究比较了 72 h 内快速过渡到口服降压药物与缓慢过渡对 ICU 住院时间的影响。研究结果提示在 72 h 内快速从静脉降压药过渡到口服降压药不会增加低血压的发生率，反而能缩短 ICU 停留时间。

三、心率与心律的调整

单纯主动脉外科术后心律失常不多见，除非手术涉及心内操作，可能会导致术后出现一些与心脏手术操作相关的短暂紊乱。这种短暂紊乱一般不需要使用抗心律失常药物，首先应检查电解质浓度(特别是钾和镁)，以及中心静脉导管是否太深而刺激心内膜。如果患者合并瓣膜病变，或同期手术进行了心内操作，则需要注意心律失常并积极干预。

心动过缓可能会导致心输出量减少。如果存在瓣膜反流，即使心率正常也不足以维持循环。如果术中放置了临时心外膜起搏导线，可开启起搏器维持一定的心率。最佳的起搏是房室顺序起搏，如果只能心室起搏，应尝试药物治疗恢复窦性心律。抗胆碱能药物通常是首选，但阿托品的中枢作用可能会使易感患者感到混乱。格隆溴铵起效较慢，不适用于紧急情况。虽然抗胆碱能药物对可乐定引起的心动过缓非常有效，但当心动过缓由 β 受体阻滞剂引起时，其效果就不理想了。如果心动过缓是由窦房结或房室结缺血造成的，腺苷可能会抑制传导。此时，氨茶碱作为一种拮抗剂在适量剂量下是有效的。如果这些方法都没有效果，可以考虑使用拟交感神经药，如异丙肾上腺素。但应注意注射异丙肾上腺素输注可能会增加心律失常的风险。如果心动过缓是由于β受体阻滞剂过量引起的，胰高血糖素（50 μg/kg）是一个选择，它能刺激β受体。最后，在药物治疗弊大于利的情况下，即使起搏器没有房室顺序起搏也应该开始起搏。

窦性心动过速可能会对心输出量产生影响，特别是对瓣膜狭窄的患者影响更明显，而且还会增加心肌耗氧量。窦性心动过速往往是低血容量的表现，相对于使用药物控制心率，可能补液扩容是更合适的选择。在药物选择上，β受体阻滞剂是首选，可根据病情的紧急程度来决定使用静脉注射或口服药物。

新发心房颤动在约1/3的心脏手术后出现，尤其是瓣膜手术后，可能与心脏手术引发的炎症反应有关。使用β受体阻滞剂进行预防可将此风险降低至大约20%，这对于术前已经在服用β受体阻滞剂的患者尤为重要。在预防和治疗房颤方面，胺碘酮被视为最有效的药物疗法。若心室率影响循环且电复律不适用或不起效时，应优先通过中心静脉通路给予胺碘酮。口服胺碘酮的转复作用也很明显，但可能需要数小时的时间见效。虽然胺碘酮是心脏大血管手术后最有效的抗心律失常药物，但其不良反应也相对严重。作为Ⅲ类药物，它通过延长心脏动作电位来作用于钾通道，同时还会影响钠和钙通道以抑制房室传导。胺碘酮将房颤转换为窦性心律，而且即使未能恢复窦性心律，也能控制心率。此外，它还能抑制心室异位搏动，可用于干预电复律无效的心室颤动和无脉性室性心动过速。然而，随着治疗时间的延长，其不良反应（如甲状腺功能障碍、角膜沉积物、视神经损伤、肝炎、皮肤损伤、肺炎等）的风险也会增加。尽管在急性情况下，胺碘酮的毒性作用较为罕见，但一旦发生就非常严重，如肺和肝损伤，且与高死亡率相关。一旦怀疑发生胺碘酮不良反应，应立即停用胺碘酮并给予类固醇治疗，在急性肝炎的情况下，可能还需使用乙酰半胱氨酸。此外，胺碘酮治疗过程中患者可能会出现严重的缓慢型心律失常，特别是与β受体阻滞剂或钙通道拮抗剂合用时，可能会出现完全性房室传导阻滞。此外，在使用胺碘酮时，可能需要减少地高辛、华法林和钙通道拮抗剂的剂量。

心室颤动时通常直接电除颤，而不是使用药物作为首选治疗方法，但抑制室颤方面，药物的确能起到重要作用，例如能够增加心脏复律的成功率，并提升复律的可能性。同时，合适的药物也能有效降低室颤复发的风险。利多卡因作为一线疗法，不仅方便使用，而且安全有效、起效迅速。它通过短暂地与开放的钠通道结合，延长不应期（Ⅰ类作用），来达到治疗效果。相比之下，胺碘酮的起效速度较慢。此外，β受体阻滞剂可通过减弱儿茶酚胺的促心律失常作用，来降低心室颤动复发的风险。

通常异位搏动本身不会引起太多关注，但若是其发生率逐渐升高或表现为多灶性，则可能预示更为严重的心律失常。在基础心率上升时，这些搏动可能会自行消失，但通常的处理是使用β受体阻滞剂来抑制异位搏动。若担心异位搏动发展为颤动，可以泵注利多卡因或胺碘酮。

四、容量管理

大部分主动脉外科患者的心功能相对较好，术后要保证其充分的容量负荷，不必像普通心功能较差的患者那样严格限制容量（表6.1.2）。但对于二次手术或

表 6.1.2　各类循环波动的治疗

血压	肺动脉嵌顿压	心脏指数	全身血管阻力	处理对策
↓	↓	↓	↓	补液
N	↑	N	↑	扩血管、利尿
↓	↑	↓	↑	强心药
↑	↑	↓	↓	扩血管
↑↓	↑	↓	↑	强心、扩血管、IABP
↓	N	N↑	↓	α 肾上腺素能

IABP：主动脉内球囊反搏。

术前心功能较差的患者仍要警惕液体负荷过大，尤其是马方综合征的患者。

对于部分呼吸功能影响较大或有神志功能障碍而需要脱水的患者，可以适当增加胶体用量。但脱水的同时应注意及时补充血管内容量，以防有效循环容量不足而影响循环和肾功能，导致肾前性肾功能不全。

主动脉外科术后患者的创面较大，胸腹部的渗液较多，应及时补充白蛋白或血浆。同时，如果丢失血性成分较多，需根据血红蛋白水平适当补充红细胞，保证充分的氧运输。

第二节　呼吸系统管理

一、呼吸系统监测

全身麻醉会引起呼吸系统的许多变化，包括肺不张和功能残气量降低等。呼吸监护旨在发现和治疗任何呼吸异常事件并相应调整以维持保护性机械通气。

1. 经皮脉搏血氧饱和度

经皮脉搏血氧饱和度（SpO_2）是一种简便且无创的监测呼吸的方法。SpO_2通过监测动脉血中氧合血红蛋白与脱氧血红蛋白的含量来评估SpO_2、外周血流灌注状况及脉率。通常，手指是首选的检测部位。在远端灌注受到影响时，耳垂可作为替代部位。

2. 二氧化碳图（$EtCO_2$）

$EtCO_2$用于评估呼气末CO_2［动脉血二氧化碳分压（$PaCO_2$）的间接测量］，反映了肺泡通气、心输出量、肺灌注或呼吸机意外断开等变化。

3. 呼吸力学

测量气道压力（包括峰值、平台和驱动压力）以及评估呼吸机依从性，有助于精准调整呼吸机参数、实现个体化的呼气末正压通气（PEEP）设置，并在必要时执行肺复张治疗。

二、呼吸机辅助患者的管理

（1）初始呼吸机设置：

・潮气量：6～8 mL/kg（标准体重）。

・呼吸频率（通常在 IMV 模式下）：10～12 次/分。

・吸入氧浓度（FiO_2）：80%～100%。

・PEEP：5 cmH_2O。

（2）床旁监护仪显示脉搏血氧。

（3）到达 ICU 后拍摄胸部 X 线片。

(4) 到达 ICU 后 15～30 min 检查动脉血气分析（ABG）。

(5) 降低 FiO_2 至 40%，只需使血氧饱和度 >95%。

(6) 调整呼吸机设置以维持 $PaCO_2$ >30，pH 7.30～7.50。

(7) 可使用丙泊酚 25～75 μg/(kg·min) 泵注，直到患者状态接近撤机标准，可逐渐减少剂量，在患者清醒、有力时开始撤机。

(8) 如果不能耐受丙泊酚脱机，则使用右美托咪定。

三、低氧血症

主动脉夹层低氧血症患者的氧合指数定义为 ≤200 或 ≤150，低氧血症患者的 ICU 时间及通气时间明显延长。主动脉夹层术后低氧血症与系统性炎症反应相关，主要表现为 C 反应蛋白升高。输血量多与多器官灌注不良是术后急性呼吸功能不全的独立预测因子。治疗上可采用降低炎症反应（乌司他丁）、肺复张、提高胶体渗透压、减轻间质水肿及改善脏器灌注。

全胸腹主动脉置换术患者在手术中需进行单侧肺通气，这可能导致左肺损伤，而右卧位则可能压迫右肺。因此，这些患者的肺功能可能会受到不同程度的损伤，大约 15% 的全胸腹主动脉置换术患者可能需要再次气管插管，因此特别需强化呼吸系统管理。患者在转入 ICU 后，首先以 8 mL/kg 标准体重的潮气量进行初始通气，并迅速过渡到肺保护性通气模式，即 6 mL/kg 理想体重的潮气量。这些通气策略同样适用于左肺出现不同程度损伤的治疗。

此外，护理上需加强体疗、有效吸痰，并使用复方氯己定含漱液进行口腔护理。当气管插管内出现大量分泌物或影像学显示异常时，进行床旁纤维支气管镜检查并同时进行吸痰。在患者病情允许的情况下，可尽早拔除气管插管。成功的拔管策略包括有创-无创呼吸机的序贯治疗，采用双水平气道正压以防止高碳酸血症，以及经鼻高流量吸氧来防止低氧血症的发生。

拔除气管插管后给予患者面罩吸氧，并抬高床头 30° 以上，定时进行雾化吸入。对于生命体征平稳的患者，可鼓励他们主动咳嗽排痰，辅以拍背以促进痰液排出，从而预防肺不张和肺部感染。对于体质较弱、痰多且无力咳痰的患者，必要时应进行经鼻纤维支气管镜吸痰。

对于长期依赖机械通气的患者，若其生命体征稳定，建议每天进行自主呼吸试验，以期尽早拔除气管插管。若患者在 2 周内未能成功撤离呼吸机，可能需要考虑行气管切开术。如患者术后出现极重度呼吸衰竭，可应用体外膜肺氧合（ECMO）治疗。

四、膈肌功能不全

心脏术后膈肌功能不全的发生率为 10%～20%。原因包括心包内盐水冰屑的冷冻损伤、游离乳内动脉或主动脉手术游离主动脉弓时直接损伤。糖尿病患者发生率较高。

大多数单侧膈神经受损的临床症状轻微，可顺利拔管。合并慢性阻塞性肺疾病（COPD）的患者可能出现脱机困难或再次插管。双侧膈肌常常症状明显，脱机困难，出现典型的腹部矛盾呼吸，脱机后 CO_2 潴留明显，甚至患者因呼吸困难产生窒息濒死感。

对自主呼吸患者行鼻吸气试验，能够在 X 线透视下发现单侧膈肌的反常运动，或者 X 线平片见单侧膈肌升高。双侧膈肌功能不全，胸部 X 线片多无阳性发现。超声见膈肌增厚率下降，运动不良或矛盾运动。

术后出现膈肌功能不全的恢复时间为1~2年。膈肌折叠术适用于单侧麻痹、症状明显的患者。双侧膈肌功能不全多需要辅助通气，膈神经或膈肌的起搏器应用较少。

第三节 体温与内环境

一、体温监测

在主动脉手术过程中，温度是一个至关重要的参数，特别是在体外循环和全身停循环期间，体温需要大幅升降。温度的降低与回升会伴随一系列病理生理变化，体外循环期间若体温过高，可能引发神经损伤；而降温后若复温过快，也可能导致自主循环恢复后体温反弹，还会导致血管张力过低。因此，选择合适的监测位置尤为关键，正确的体温才能指导精确的体温调整以保护器官功能和循环稳定。体温监测至少应使用两个监测部位。以下是体温的不同监测部位的主要优缺点。

（1）血管内：监测血管内温度是核心温度的黄金标准。这些设备通过安装在导管尖端的热敏电阻直接监测血液温度，常用于通过热稀释法来测量心输出量。在心血管手术环境中，肺导管是最常用的导管，但其只能在有肺血流的情况下使用，而不能在体外循环期间应用。

（2）鼻咽：鼻咽部是测量体温的可靠部位，可能是最常用的部位之一。当测温导管尖端正确定位在上咽时，周围被高度湿润的黏膜包围，能够反映大脑和核心温度。不过，其主要缺点是有鼻出血的风险，对全身肝素化的患者可能风险更高。

（3）膀胱：膀胱是继鼻咽之后最常用的部位。通常是通过连接到导尿管的热敏电阻来测量体温。缺点是当快速降温或复温时，与鼻咽温度相比，膀胱温度可能会有高达3℃的延迟。当尿量少时，其准确度也会降低。

（4）食管：食管能正确反映心脏和核心温度。为确保测量准确，温度探头应放置在食管远端，距离鼻孔约45 cm。正确定位至关重要，因为若探头靠近气管，可能会导致测量结果出现偏差。食管测温的主要局限性在术中心肌保护期间，使用心包冷溶液或心包盐水冲洗时，以及经食管超声探头的移动连带移动温度探头，都可能导致温度测量不准。

（5）鼓膜：由于鼓膜位于下丘脑旁边，邻近颈动脉，可用于间接测量脑温度，在深低温停循环期间非常有用。然而，使用鼓膜测温也存在一定的鼓膜损伤风险。

（6）直肠温度：直肠可用于估测核心温度，但会受到一些人为因素的影响，如内脏血管收缩、粪便的存在及细菌产生的热量。通常情况下，直肠温度会略高于核心温度。因此，直肠测温在一般情况下可以使用，但在主动降温和复温中则较少采用。

二、血乳酸水平

部分患者术后循环情况较好，但血乳酸水平较高或者有上升趋势，个别患者甚至达到14~15 mmol/L的水平。这主要是由于术中深低温停循环时潜在的氧债随着循环重新进入了血液。这种情况一般无需补充碳酸氢钠，碳酸氢钠不能降低乳酸。处理方法主要靠维持有效的循环血量，提升血红蛋白水平，确保氧分压至少保持在 80 mmHg 以上，同时保持尿量在 1.0~2.0 mL/(kg·h)的范围内。还要维持较大的肺通气量，以降低血液中的 PCO_2 至 30 mmHg，并维持 pH 值在正常范围内。还可使用静脉泵入胰岛素来控制血糖水平，使血糖保持在 150~180 mg/dL 的范围内，从而促进糖的充分利用，有助于糖原的充分利用和降低血液中的乳酸含量。

第四节　胃肠道管理与营养支持

一、营养风险评估

对术前高危患者进行营养不良筛查，对于制定术后重症管理目标具有重要意义。目前，已经有一些评分方法用于标准化的术前营养风险分层，例如营养不良普遍筛查工具（MUST）、营养不良主观整体评估（SGA）、微型营养评估（MNA）等，这些都是流行且有效的工具。约翰·霍普金斯医院针对心脏手术患者开发了一种更具体的营养筛查工具——约翰·霍普金斯医院营养支持（JHHNS）评分，其分数范围为 0~36 分。JHHNS 评分每增加 1 分，患者需要营养支持的风险就会增加 20%。对于所有营养不良的危重患者，还需要评估危重患者营养风险（NUTRIC）评分，该评分用于计算 ICU 患者的营养风险。

二、营养支持方案

对于主动脉外科患者，术前就应该接受营养支持。围手术期营养支持的主要目的是通过避免饥饿来最小化蛋白负平衡，以维持肌肉、免疫和认知功能，进而增强术后的恢复。营养支持的方式可以包括口服、肠内、肠外或这些方法的组合。需要注意的是，如果营养（如碳水化合物）过量很容易导致高营养状态，因此任何营养支持都应保证配比平衡。

目前的共识均建议在术前和术后使用口服和肠内营养支持。患者通常在术后第一天接受流食。禁食会导致口渴、应激反应、胰岛素抵抗和营养缺乏。一项大型多中心观察研究提示，与入住 ICU 48 h 后开始肠内营养支持的患者相比，那些在入住 ICU 48 h 内就开始肠内营养支持的血管活性药物依赖和机械通气依赖的患者，其生存期显著改善。

需要注意的是，主动脉术后患者由于炎症反应综合征和血管麻痹常需使用血管活性药物治疗。然而，血管升压药会进一步导致能量消耗及对口服喂养的不耐受，可能引起显著的能量/蛋白质缺乏，增加营养不良风险。因此，在肠功能恢复之前，应额外给予肠外营养。此外，肠内营养的禁忌证包括胃肠功能紊乱或麻痹、肠梗阻、吸收不良、胃肠多发瘘、肠缺血，以及使用大剂量正性肌力药物和（或）血管升压药导致的血流动力学不稳定的患者及严重休克的患者。

根据国际心脏外科多学科营养专家小组的最新共识，心血管外科患者的营养支持干预在以下时间窗尤为重要：①术前至少 2~7 d；②术前早期≤24 h；③术后早期≤24 h；④术后>24 h。

足够的能量和蛋白质对 ICU 中的主动脉外科患者非常重要。计算能量需要量的金标准是间接热量法。但该方法可能不适用于所有 ICU 患者，需要使用其他方法（如 Harris-Benedict 能量计算公式）

叠加影响因素评分。根据营养状况、液体清除效率和炎症程度，使用 1.1~1.5 g/(kg·d) 的标准来计算蛋白质的需要量。营养支持方案中可使用药物营养素，如精氨酸、谷氨酰胺、ω-3 脂肪酸、维生素 A、维生素 C、维生素 D 和维生素 E、辅酶 Q10、镁、硫辛酸、硒，补充营养素在改善氧化-抗氧化平衡、减少心肌损伤和缩短住院时间方面显示出了一些可能的益处。然而，由于样本量小且患者人群分布不均，这些益处仍需进一步的科学证据来支持。欧洲肠外及肠内营养学会（ESPEN）的指南详细阐述了外科重症患者与非重症患者的营养支持策略。

三、胸腹主动脉外科术后营养

Ⅱ~Ⅳ型胸腹主动脉瘤及手术可能影响患者腹腔器官血流。此外，术后急性肾损伤、低心排血量综合征、灌注压不足，以及应用激素、缩血管药物及阿片受体激动剂等情况，都可能造成患者术后腹腔脏器缺血。腹腔脏器缺血的临床表现包括但不限于呕吐、腹胀、便秘、消化道出血、肠梗阻、腹腔高压及腹腔间隔室综合征等。

为了预防应激性溃疡，患者术后应立即开始使用质子泵抑制剂。同时留置鼻胃管直至胃肠功能恢复，没有恶心或腹胀症状。当患者疑似存在肠系膜或腹腔干缺血，可进行 CT 血管造影（CTA）、磁共振成像（MRI）或数字减影血管造影（DSA）等检查，以明确病变的分期、分型和破口位置。一旦患者出现血淀粉酶超过正常值 3 倍、胃液呈咖啡色、便血或胃液潜血强阳性（+++）等情况，应立即禁食、禁水，并联合使用质子泵抑制剂（如艾司奥美拉唑）和奥曲肽泵进行治疗。同时，还需使用胃黏膜保护剂、凝血酶冰盐水或去甲肾上腺素冰盐水行胃管/肛管灌洗。同时应行消化内镜检查及止血。

对于严重腹痛的患者，可以适度给予镇痛药物。若疼痛影响呼吸，可使用镇静剂，必要时予气管插管。插管后有腹壁紧张者可予肌松药。同时，可行胃肠道引流减压缓解腹部症状。在确认无肠梗阻的情况下，可给予缓泻剂、灌肠和胃肠动力药。定时听诊肠鸣音、测量腹围，并在必要时使用膀胱压力测定法监测腹内压。一旦缺血诊断明确，应尽快进行外科手术或介入治疗。

术后患者需保证充足的营养支持。在术后 2~7 d 内，应根据病情在肠内营养的基础上，适当添加肠外营养。需要计算总热量，每天 83.68~104.60 kJ/kg（即 20~25 kcal/kg）。在早期阶段，应给予患者 70% 的目标热量，后期则逐渐增加到 100%。同时，热氮比应为 418.4~627.6 kJ（即 100~150 kcal）∶1 g。此外，还需要注意蛋白质、糖和脂肪的需求量及其种类，同时补充维生素和矿物质以预防低磷血症的发生。

第五节 围手术期肾保护策略

急性肾损伤（AKI）是主动脉手术后常见的并发症（30%~50%），高于其他心脏手术。AKI 常见原因包括夹层术前累及肾脏血供、高血压、术前存在肾脏损害、术中主动脉阻断、围手术期的肾脏低灌注、低血压同时给予甘露醇脱水造成肾损伤等因素。还有一种特殊情况是主动脉病变或者手术导致肢体血供异常而出现的骨筋膜室综合征，大量横纹肌溶解，肌红蛋白升高，堵塞肾小管，造成急性肾功能不全。AKI 增加心血管事件及全因死亡的风险，术后的肾功能情况与长期生存率密切相关。

肾保护策略从术前就应开始（表6.5.1）。择期手术患者可适当推迟手术以优化可逆性肾功能不全。术前避免使用肾毒性药物［如非甾体抗炎药、氨基糖苷类抗生素、放射性对比剂、ACEI 和血管紧张素Ⅱ受体拮抗剂（ARB）］、优化充血性心力衰竭的心输出量和血管内容量减少。术前阿司匹林治疗可能会显著降低30 天死亡率和术后肾衰竭的风险。估算的肾小球滤过率（eGFR）< 60 mL/min 的患者可能更能从术前使用阿司匹林中获益。对于术前贫血（Hb < 12.5 mg/dL）、拒绝输血的手术患者及术后贫血高危患者，术前几天使用促红细胞生成素（EPO）及补铁（尤其是铁蛋白 < 100 mg/L）

表 6.5.1 心脏手术的肾保护策略

术前	术中	术后
阿司匹林	避免使用红细胞，除非 Hb < 7 mg/dL	保持 Hb > 7.5 mg/dL
继续使用他汀类药物	避免血液稀释并保持 Hb > 7 mg/dL	48 h 内避免使用 ACEI/ARB
纠正贫血	不停搏冠状动脉搭桥术	早期 RRT
避免容量不足	体外循环期间 DO_2 > 300 mL/min 且 MAP > 70 mmHg	避免血糖 > 180 mg/dL 及血糖波动较大
避免肾毒性药物	使用血管升压素/特利加压素	避免肾毒性药物
如果 Hb < 12.5 mg/dL 且铁蛋白 < 100 mg/L，则补铁	避免血糖 > 180 mg/dL 及血糖波动较大	术后 2 d 使用热稀释法测定心输出量
如果不停搏冠状动脉搭桥患者的白蛋白水平 < 4 mg/dL，则补充外源性白蛋白	PBM（TEG、细胞保护剂和氨甲环酸）	使用右美托咪定
	对 Cleveland 评分 > 6 分且没用用丙泊酚的患者，应用远端缺血预处理	
	对 LVEF < 40% 的冠状动脉搭桥患者使用左西孟旦	
	体外循环期间对 eGFR < 60 mL/min 的患者进行零平衡超滤	
	对心脏手术相关 AKI 的中高风险患者使用一氧化氮	

Hb：血红蛋白；ACEI：血管紧张素转换酶抑制剂；ARB：血管紧张素Ⅱ受体拮抗剂；RRT：肾脏替代治疗；DO_2：氧合率；MAP：平均动脉压；PBM：血液管理；TEG：血栓弹力图；LVEF：左心室射血分数；eGFR：估算的肾小球滤过率；AKI：急性肾损伤。

可能有好处。然而，长期使用 EPO 与肾衰竭患者的血栓性心血管事件相关，建议对有发生此类事件风险的个体（如不稳定的冠状动脉血运重建患者）谨慎使用这种治疗。

术中的肾保护策略主要靠肾灌注。既往的研究建议使用冷晶体溶液（4℃）选择性灌注肾脏，可以显著降低 AKI 的发生率。一项双盲、对照、随机试验比较了在接受开放胸腹主动脉瘤修复手术的患者中，使用 Custodiol 溶液或林格液进行肾灌注。研究发现 Custodiol 液组患者术后 AKI 的发生率明显较低，使用 Custodiol 溶液可以预防任何 AKI 的发生。

术后的肾保护策略包括：①积极纠正低血容量，维持有效肾脏灌注压。②停用肾损害药物，调整抗生素等肾脏代谢药物的剂量。③对于肌红蛋白升高的患者，应在水化的基础上碱化尿液；对少尿的患者应尽早行连续性肾脏替代治疗（CRRT），促进肌红蛋白的排出，减轻炎症反应。④呋塞米利尿的持续泵入效果好于间断注射，利尿的同时要警惕药物本身导致的肾脏损害。⑤适当放宽应用 CRRT 的指征，尽早开始针对病因的治疗可明显改善预后。

第六节 神经系统

一、脑神经功能监测

脑神经系统监测对于精确滴定麻醉药、改善脑灌注状况及减少术后神经功能障碍具有积极作用。目前已有多种设备可用于评估神经元传递和脑灌注情况。

（一）血流动力学参数

基本的临床神经系统监测包括血流动力学参数和体温。尽管缺乏一致的证据，但确保心脏手术期间维持适当的脑灌注是减少神经损伤的有效策略。脑血流量（CBF）取决于脑灌注压（CPP），计算公式：$CPP = MAP - (CVP + ICP)$，其中 MAP 指平均动脉压，CVP 指中心静脉压，ICP 指颅内压。

在手术过程中，维持最佳 CPP 的关键在于确保有足够高的 MAP，同时防止 CVP 和 ICP 显著上升。脑灌注不足和低血压都可能增加术后神经功能障碍的风险，特别是对于已有神经系统疾病的患者和老年患者。每个患者所需的"足够高"的 MAP 不尽相同。由于高血压患者和老年人的大脑自动调节曲线向右偏移，他们可能需要更高的 MAP 值。此外，心脏手术中的某些特殊情况，如引流管位置不当、上腔静脉收缩或手术操作，可能会损害脑静脉回流而导致 CPP 下降。

温度是影响脑代谢率的重要因素。在停循环期间，使用深低温可以最大限度地减少脑代谢。尽管关于轻度至中度低温的影响证据较少，但高温对脑部有害是确凿无疑的。体外循环期间主动复温导致的脑部高温与不良的神经系统结局紧密相关。因此，监测体温以避免体温过高（超过 37℃），并将动脉线温度控制在 37℃ 以内，对于防止脑部过热具有重要意义。

（二）双频指数

心脏手术相关的意识改变风险较高，特别是在使用低剂量镇静药和高剂量阿片类镇痛药以减少血流动力学的波动时，需要精确判断患者的意识状态。双频指数（BIS）是心脏手术中常用的神经生理监测工具之一。①BIS 有助于麻醉药剂量的精准滴定，减少麻醉药物引起的血流动力学不良反应。②BIS监测能预防麻醉过深或过度抑制（BIS值低于40）导致的神经系统恶化和死亡率增加。③BIS还能在深低温停循环手术中避免复温过快导致的神经元过度活跃。然而，尽管BIS有这些潜在优点，其应用场景仍然有限。主要是由于目前仍缺乏确凿证据表明BIS能提高心脏手术的成功率。此外，信号污染和传感器移动引起的伪影也是其应用的限制因素。

（三）近红外光谱

近红外光谱（NIRS）技术用于评估大脑血红蛋白氧饱和度（表6.6.1），其方式与脉搏血氧测定法有所不同。NIRS不仅能测量动脉血液中的血红蛋白氧饱和度，还能测量静脉血和组织的血红蛋白氧饱和度。当在前额放置NIRS时，理论上它能够测量额叶区域的血氧饱和度。额叶由大脑中动脉和大脑前动脉供血，其过渡区域容易发生缺血现象。

NIRS的主要局限性之一是缺乏明确的正常值。在实际应用中，常常以75%的饱和度作为目标值。当饱和度低于基线50%或超过20%的去氧饱和度往往与不良预后相关。

尽管有其局限性，NIRS在许多情况下可与临床参数结合成为有用的工具。使用NIRS技术能够评估大脑中血氧供求之间是否不匹配，有助于评估心脏大血管手术期间大脑的自我调节能力。如前所述，不同患者的脑自动调节曲线是不同的，NIRS有助于指导体外循环期间所需的MAP并评估患者对低血压的耐受性。NIRS还可以评估主动脉弓部手术和顺行脑灌注期间的插管和灌注是否正确，以及患者对深低温停循环的耐受度，且有助于决定何时输血。

NIRS的适应证包括：①主动脉弓手术/主动脉夹层手术；②术后神经功能障碍风险增加（虚弱、年龄、贫血、既往脑血管病）；③脑血流障碍风险（严重颈动脉狭窄）；④深低温停循环；⑤晚期心力衰竭和机械支持（ECMO/VAD）。

表6.6.1　近红外光谱（NIRS）的主要优缺点

优点	缺点
无创	基线值定义不明确
容易解读	仅评估前叶灌注
持续监测	颅外信号污染
双侧评估	成本-效益
建立干预算法	缺乏证据

（四）经颅多普勒超声

经颅多普勒超声（TCD）可用于评估心脏大血管手术中的动脉血流和体外循环期间的脑血流状况。通过多普勒彩束检查大脑中动脉，若显示收缩期速度降低或舒张期速度不足，则提示脑灌注不足。此外，TCD还能帮助检测栓塞现象，并准确评估选择性脑灌注期间的血流状况。然而，其使用受到一些限制，如学习曲线较长、手术过程中探头定位和位置固定的困难，这些限制使其他灌注监测方法（如脑血氧测定法）在临床应用中变得更常见。

二、脊髓神经功能监测

围手术期监测脊髓神经功能的目的是评估主动脉阻断期间的脊髓功能，以便在脊髓灌注受损时及时纠正。诱发电位（EP）是一种通过给予神经系统特定刺激，或使大脑对刺激信息进行加工，从而检测出与刺激有相对固定时间间隔和特定位相的生物电反应的方法。这种方法可以选择性地观察特异性传入、传出神经通路的功能状态，适用于各种感觉、运动功能的客观检查。通过诱发电位，我们可以了解感觉、运动传导通路的完整性及其邻近区域的相关损害，定位评价中枢神经系统疾病。诱发电位主要包括体感诱发电位、电-磁刺激运动诱发电位（包括运动皮层兴奋性、抑制性、易化性检测）、听觉诱发电位及视觉诱发电位等。

（一）脊髓体感诱发电位

脊髓损伤导致的截瘫是全胸腹主动脉替换术的严重并发症。为了降低截瘫的发生率，采用的术式也不尽相同。国外多采用辅助循环下人工血管替换术，包括"闭式"体外循环、"开放式"体外循环、左心转流，需要特殊的设备和较高的技术。北京安贞医院大血管中心根据中国人的疾病特点，创新性地发展出了主动脉-髂动脉旁路术式。该术式的缺点是在吻合主动脉近端期间，远端脏器无血供，脊髓也处于缺血状态。

脊髓体感诱发电位（SSEP）可以实时反映脊髓功能。由于手术方式不同，诱发电位监测的方法也不一样。国外的术式没有脊髓缺血的过程，诱发电位持续存在，当阻断某一对或几对肋间动脉时，如果诱发电位变化，则说明脊髓血供受到影响，需要吻合该段肋间动脉；如果诱发电位无变化，则不需要吻合。通过这种方法来指导是否需要重建肋间动脉，简化操作。国内的术式，阻断主动脉后，绝大部分脊髓供血管（胸段肋间动脉、腰动脉、尾动脉）的血流中断，脊髓处于缺血状态，诱发电位变化；待重建全部主要的脊髓血管后，脊髓大部分血供恢复，诱发电位逐渐恢复正常。诱发电位如果不恢复，则需要重建腰动脉或提高脊髓灌注压、加强脑脊液引流等措施。

SSEP有一定的假阴性率，不能完全准确反映脊髓的功能状态。但作为监测方法，诱发电位将不可见的脊髓功能"显示在屏幕上"，具有实时监测的优点，是非常有效的术中脊髓功能监测手段。

（二）运动诱发电位

运动诱发电位（MEP）技术是一种可靠且高度敏感的方法，用于评估胸腹主动脉手术过程中脊髓功能是否完整。该技术可以通过手术和血流动力学相互作用来确定关键的脊髓功能，从而预防神经功能缺损（图6.6.1）。

三、中枢神经功能保护策略

主动脉病变本身可累及神经系统的供血，而主动脉外科手术中阻断主动脉、深低温停循环及内环境紊乱等因素，使中枢神经系统并发症较其他心脏手术更为常见，包括脑、脊髓及外周神经的损伤。

以上不可避免的术前和术中危险因素，需要在术后给予周全细致的治疗来弥补损伤。检查颈动脉狭窄情况（理想情况是在术前已进行筛查并同期手术处理），可以考虑颈动脉手术。深低温停循环术后大部分患者需要应用甘露醇（250 mL静脉滴注，每6～8 h 1次），注意低钾和长期应用导致的高渗性脱水（如高钠），肾功能不全时减少甘露醇用量，提防甘露醇肾小管结晶，可改用白蛋白或甘油果糖。糖皮质激素推荐的剂量为30 mg/kg，一般已在术中应用，术后根据情况适当加用。充分镇静，降低体温，减少皮层氧耗，间断停药判断患者神志恢复情况。体温高时，一定要迅速、有效地降低体温，尤其是头部的温度，脑部冰袋降温是有效方法之一。积极纠正低氧和低血压，控制高血糖，避免过度通气。应用促进神经系统恢复的药物（申捷、醒脑静等），

主动脉外科术后各系统监护要点　**第六章**

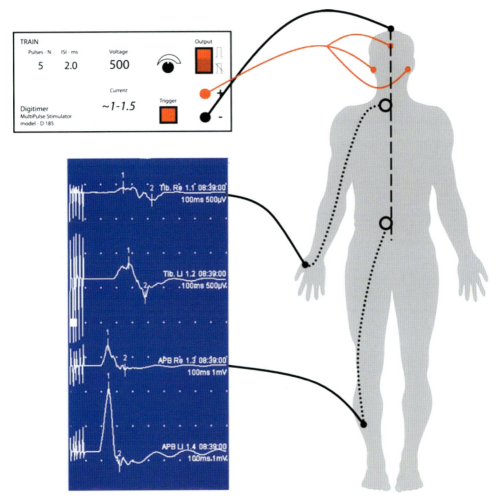

图 6.6.1　诱发运动电位的原理
为了明确展示，这里仅描绘了身体的右侧。电刺激器连接至头骨，其中阴极（黑色实线）位于头顶后方，而阳极（红色实线）则位于乳突和前额之间。当施加刺激时，会沿着脊髓传播一系列动作电位（黑色虚线）。这些动作电位最终会到达脊髓前角的运动神经元（黑色空心圆圈），并激活周围的神经（黑色虚线），从而引起胫骨前肌和拇短展肌的肌肉抽搐。抽搐的幅度可以很方便地进行测量。光标（1 和 2）会自动检测在给定时间范围内曲线的最低值和最高值（图片引自拓展阅读［11］）。

会有一些促进作用。

如果不幸发生神经系统并发症，仍然有很多措施可以减轻损伤。发生神志障碍时，可吸入纯氧 2～4 次/天，2 小时/次，相当于高压氧的治疗（ICU 的患者无法去高压氧舱治疗），对部分弥漫性中枢神经系统损伤有较好的作用。当出现截瘫的迹象时，需立即采取以下治疗措施：首要任务是确保 MAP 维持在 90～100 mmHg。置入脑脊液引流装置，并同时启动其他辅助措施，包括甘露醇脱水（125 mL/12h，持续 48 h）、激素（地塞米松 10 mg/12 h，持续 48 h）及改善微循环等综合治疗。目标是使脑脊液压力降至 10～15 mmHg，并小心增加脑脊液引流量至 10～15 mL/h，最多不超过 50 mL/4 h。

患者应保持头低位，MAP提升至100~115 mmHg，CVP维持在10~12 mmHg，需注意CVP不应过度升高，同时确保血红蛋白值大于100 g/L。密切监测脑脊液性状，一旦发现血性脑脊液，应立即拔除脑脊液引流管。每小时进行神经查体，及时评估下肢活动情况。在必要时，通过影像学检查排除颅内出血等情况。为防止感染，治疗性脑脊液引流装置在5~7 d后应予以撤除。提防脑脊液引流可能的并发症，包括头痛，脊髓、硬膜外血肿形成，炎症反应，脑膜炎，以及持续的脑脊液漏。

第七节　血液系统

一、术后出血

主动脉手术由于创面大、吻合口多、手术时间长、深低温停循环及血液稀释等，容易发生出血和（或）凝血的问题。主动脉阻断亦可引起血小板及纤溶系统的变化。另外，主动脉病变本身可以引起凝血异常，假腔或瘤体内大量的血栓形成导致血小板及凝血因子消耗，纤溶系统激活，从而导致凝血和纤溶系统的改变，引起消耗性凝血病，甚至弥散性血管内凝血（DIC）。

由于止血技术及对出凝血过程认识的进步，术后出血、二次开胸的发生率明显下降。术前、术中及中和肝素后行血栓弹力图（TEG）检查可以评估患者的凝血状态，根据结果给予相应的补充。大血管手术后常见的凝血系统变化是纤维蛋白原及血小板功能低下，积极补充往往就能纠正凝血异常。过量补充血浆等血制品会对术后整体恢复尤其是肺部产生一定的影响。

术后早期出血可表现为胸腔积液增加、进行性失血性休克或腹胀。需警惕不明原因的Hb减少，尤其是伴随的低血压，可在床旁超声检查腹腔和胸腔。当引流量达到再次开胸探查指征时，必须及时手术探查，常见出血部位为肋间动脉及吻合口。

减少术后出血和控制输血量的措施包括使用控制药物纤溶和纠正凝血功能障碍。最好在有TEG和凝血功能结果后，根据血液成分选择性地补充纤维蛋白原、凝血酶原复合物、血浆或血小板。

二、输血的影响

在主动脉外科手术中输血很常见，输血可能增加近、远期死亡率。在主动脉外科中，围手术期输血几乎不可避免。主动脉夹层本身导致的凝血功能异常以及术中使用深低温体外循环是输血的两个关键原因。输血相关的急性肺损伤、输血反应、感染和免疫调节异常是常见的输血不良反应。一项研究探讨了大量输血（围手术期输注红细胞大于10单位）对急性A型主动脉夹层急诊手术患者的住院期间预后和随访生存率的影响。研究发现大量输血患者比例高达20%，这些患者的症状性冠状动脉灌注不良和心脏压塞发生率更高，而且使用人工瓣膜的比例显著更高、体外循环时间更长、主动脉钳夹时间更长及院内死亡率更高。大量输血是院内死亡的预测因素（OR = 3.308），但对出院后的生存无显著影响。

第八节 其 他

一、伤 口

术后每天评估患者手术切口，及时换药，适当触压伤口检查是否有积液、流脓及脂肪液化等。提防导管相关感染，术后每天检查有创插管，注意创口皮肤是否有红、肿、热、痛，更换留置时间长的导管，拔除不再需要的导管，包括深静脉导管、动脉留置针、胸腔引流管、脑脊液引流管等。

二、下肢血管血栓

术后每天检查下肢的皮肤温度、颜色、是否肿胀，触诊检查感觉异常或水肿，触诊下肢动脉脉搏。如果发现不对称改变，及时进行血管超声和CT血管造影等影像学检查，必要时早期积极行介入治疗。术后每天做2次肌肉按摩和关节活动（主动或被动），防止肌肉萎缩和关节变形。有自主呼吸能自主活动的患者采取坐位—床边坐—床下坐—站位—行走的循序渐进康复过程。

预防深静脉血栓可应用下肢抗血栓压力泵腿套（需排除下肢静脉已有血栓）。当患者存在其他高凝危险因素（如D-二聚体明显升高）时，需给予药物预防，例如低分子量肝素或普通肝素抗凝。抗凝治疗可同时防止下肢血栓栓塞并减轻截瘫患者脊髓缺血。抗凝期间需监测活化部分凝血活酶时间（APTT）等凝血指标，防止抗凝过度。

拓展阅读

[1] 焦瑞, 刘宁宁, 潘旭东, 等. 全胸腹主动脉替换术后并发症预防及诊治经验[J]. 中华胸心血管外科杂志, 2021, 37(11): 700-704.

[2] Schumann J, Henrich EC, Strobi H, et al. Inotropic agents and vasodilator strategies for the treatment of cardiogenic shock or low cardiac output syndrome[J]. Cochrane Database Syst Rev, 2018, 1: CD009669.

[3] Arsenault KA, Yusuf AM, Crystal E, et al. Interventions for preventing post-operative atrial fibrillation in patients undergoing cardiac surgery[J]. Cochrane Database of Syst Rev, 2013, 1: CD003611.

[4] Sousa-Uva M, Head SI, Milojevic M, et al. 2017 EACTS Guidelines on perioperative medication in adult cardiac surgery[J]. European Cardio-thoracic Surg, 2018, 53: 5-33.

[5] Saad H, Aladawy M. Temperature management in cardiac surgery[J]. Glob Cardiol Sci Pract, 2013, 2013(1): 44-62.

[6] Kowalczyk AK, Bachar BJ, Liu H. Neuromonitoring during adult cardiac surgery. J Biomed Res, 2016, 30(3): 171-173.

[7] Green DW, Kunst G. Cerebral oximetry and its role in adult cardiac, non, cardiac surgery and resuscitation from cardiac arrest[J]. Anaesthesia, 2017, 72(Suppl 1): 48-57.

[8] Kobe J, et al. Cardiac output monitoring: technology and choice[J]. Ann Card Anaesth, 2019, 22(1): 6-17.

[9] Arora D, Mehta Y. Recent trends on hemodynamic monitoring in cardiac surgery[J]. Ann Card Anaesth, 2016, 19(4): 580-583.

[10] 段玉印, 郑军, 潘旭东, 等. 诱发电位技术在全胸腹主动脉替换术中的应用价值[J]. 中华医学杂志, 2016, 96(13): 1007-1010.

[11] Mees B, Schurink GW, Peppelenbosch N, et al. Monitoring Spinal Cord Function in Open and Endovascular Treatment of Thoracoabdominal Aortic Pathologies//Stanger O, Pepper J, Svensson L. Surgical Management of Aortic Pathology[M]. Springer, 2019.

（本章作者：李嘉欣，吴怡锦）

第七章

主动脉外科围手术期并发症的处理

第一节 急性肾损伤的处理策略

急性肾损伤（AKI）是主动脉外科术后，特别是胸主动脉夹层（TAD）术后的常见并发症，由于患者术前常需使用甘露醇、血管造影剂等可能诱发 AKI 的药物，部分 TAD 患者术前存在肾动脉、冠状动脉等重要脏器血管的受累，加之手术期间的血压变化、心输出量下降等客观因素，TAD 外科患者是 AKI 的高危人群。2022 年的一项纳入 3307 例 TAD 外科患者的回顾性研究结果显示，TAD 术后一周内约有 23% 的患者出现 AKI，并与预后不良、住院病死率增加、医疗成本增加直接相关。

一、AKI 的病理生理学

心脏手术相关的 AKI（CSA-AKI）发病机制非常复杂，可涉及多种病理生理途径，并且在不同疾病患者群体中，这些因素可以不同的方式起作用，因此我们对 CSA-AKI 致病机制的认识尚处于初级阶段。目前认为，以下损伤途径可能与 CSA-AKI 的发生相关：炎症反应、缺血缺氧、缺血再灌注损伤（IRI）、氧化应激反应、肾毒素释放和机械损伤等。

1. 肾脏灌注不足

主动脉外科手术容易引起肾灌注不良，这与体外循环（CPB）所致的低血流量、低灌注压、无搏动性血液稀释和快速温度变化相关。此外，大量出血、炎症反应、低心输出量也是其早期发生 AKI 的常见诱因。在低血压或低心输出量的情况下，灌注压的持续低下易导致肾小球滤过率（GFR）下降，肾脏损害随之发生。若炎症反应与氧化剂损伤同时存在，持续的肾脏缺血破坏了肾小管上皮细胞，肾小管出现结构性损伤，使功能受到损害。在经历了 CPB 后，IRI 可随着肾脏中线粒体膜通透性转换孔的打开而诱发 AKI，这与细胞损伤或细胞死亡相关；活性氧的出现也是 IRI 诱发 AKI 的另一种路径，如 NF-κB 等促炎转录因子水平的上调加速了炎症反应的进程；中性粒细胞被激活，巨噬细胞和淋巴细胞被活化、聚集在肾实质中，进一步促进了 AKI 的发展。

2. 炎症和氧化应激

主动脉手术所致的组织机械性损伤、CPB 泵及血液回路的暴露，与多种炎性途径的激活有关。在 CPB 辅助过程中，激活的补体可通过替代途径诱导了 CSA-AKI 的发生发展，而 CPB 相关的氧化应激反应是 AKI 发生的另一主要机制，而 CPB 所致的 IRI 则使炎症应激加剧，其增加了循环中不稳定游离铁的浓度，进而诱导肾小管上皮细胞的变性，促进了 AKI 的发展。

3. 肾毒素

主动脉外科患者在围手术期会有一定概率暴露于肾毒性药物中，如糖肽类、氨基糖苷类抗生素、非甾体抗炎药等，这些药物使 AKI 的发生风险增加。同时，在心脏手术中，CPB 的使用、心输出量的下降、血流动力学的波动等因素均易触发神经激素反馈调节机制，使肾素—血管紧张素—醛固酮轴激活，进而使血管紧张素生成增加，导致血管收缩和肾灌注的急剧下降。

二、AKI 的高危因素

根据既往报道，与主动脉外科术后 AKI 相关的危险因素按时间和性质可分为术前因素、术中因素和术后因素。其中，术前因素包括高龄、女性、二次手术、慢性肾脏病（CKD）、糖尿病、高血压病、肥胖、慢性阻塞性肺疾病（COPD）等病史。术前存在氨基苷类抗生素或血管造影剂等肾毒性药物暴露史或急诊手术的患者，也是 AKI 高危人群。值得注意的是，手术类型对肾脏结局也有明显影响。例如，全主动脉弓置换术，同期的瓣膜置换和冠状动脉搭桥术（CABG）联合手术、二次手术等，术后并发 AKI 的风险显著升高，严重 AKI（需要血液透析治疗）的发生率明显高于其他类型的主动脉手术。

在上述危险因素中，术前基线特征、既往病史等通常是无法改变的，而免于使用肾毒性药物，积极调整术中、术后的高危因素，为高危患者选择更优的术式，提高手术操作技术，缩短 CPB 时间，减少手术输血和出血等，则可降低 AKI 的患病风险。

三、AKI 的诊断及分型

根据 AKI 发生的时间，可分为早期和晚期两个阶段，可表现为急性或慢性，也可以表现为心脏手术前或后发生的 AKI。心脏手术前对 AKI 和 CKD 的诊断应基于心脏手术前 3 个月内获得的血清肌酐（sCr）水平。由于 AKI 的临床过程差异较大，并与患者的术前健康状况密切相关，病程可持续数周，甚至数月；在其他表现出快速恢复的患者中，sCr 水平的升高可以很短暂（2~3 d），且可以迅速降至正常水平。因此，目前对于主动脉术后 AKI 的诊断，定义为对于过去一周内进行过心脏手术，且符合 AKI KDIGO 标准的患者，都可以诊断为 CSA-AKI。

1. AKI 的定义（KDIGO 标准）

（1）48 h 内 sCr 增加≥0.3 mg/dL（≥26.5 μmol/L）。

（2）sCr 升高至基线水平的 1.5~1.9 倍以上。

（3）尿量<0.5 mL/(kg·h)持续 6 h。

2. AKI 的分期（KDIGO 标准）

具体分期见表 7.1.1。

表 7.1.1　AKI 的分期

分期	血清肌酐值	尿量
1	心脏术后 6~12 h 内 sCr 增加 ≥ 0.3 mg/(dL·kg·h)（≥26.5 μmol/L）或 sCr 增加至基线水平的 1.5~1.9 倍	发病后 48 h 内 <0.5 mL/(kg·h)
2	sCr 增加至基线水平的 2.0~2.9 倍	<0.5 mL/(kg·h) 持续 12 h
3	sCr 增加至基线水平的 3 倍或 sCr 升高至 ≥ 4.0 mg/dL（≥353.6 μmol/L）或开始肾脏替代疗法	<0.3 mL/(kg·h) 大于 24 h 或无尿大于 12 h

sCr：血清肌酐值。

四、AKI 的预防和治疗

当前，主动脉外科术后 AKI 的预防原则是基于对心脏手术相关 AKI（CSA-AKI）病理生理和药理学基础的归纳总结。目前认为，心输出量下降、平均动脉压低或两者兼而有之，向肾脏的氧输送减少是术后 AKI 的主要病理生理机制。因此，在临床治疗中，我们可以尝试通过适当增加血容量或使用正性肌力药物以避免低心输出量的发生；同时，通过使用静脉输液和血管升压药可避免低血压状态的出现。这些疗法可通过有创或无创重症监测的手段，获取血流动力学的相关信息，例如心输出量、平均动脉压、心脏充盈压、中心静脉压、脉搏压力、混合静脉血氧饱和度变化等来实施，并尽量避免患者暴露于肾毒性药物中，如血管造影剂、非甾体解热镇痛药、血管紧张素转换酶抑制剂（ACEI）、血管紧张素 II 受体拮抗剂（ARB）、氨基糖苷类抗生素等。除这些管理原则外，其他干预措施在预防 AKI 的有效性中尚缺乏可靠且可重现的随机对照试验（RCT）证据证实。近年来，KDIGO 指南推荐了针对降低 CSA-AKI 发生率的分层管理策略：停止使用肾毒性药物，严格的血糖管理，血流动力学、尿量和 sCr 水平的动态监测和干预等，这些分层方法同样适用于主动脉术后 AKI。

1. 一般治疗

（1）明确病因。对于主动脉外科术后，特别是主动脉夹层的患者，需要特别关注可逆性因素，更强调床旁超声或 CT 评估肾脏血供。

（2）应持续监测 sCr 及尿量的变化。若符合 AKI 的诊断，应根据 AKI 的分期进行相应的分层管理和治疗。

（3）进行容量评估。

主动脉手术围手术期的液体管理策略灵活多变，目前尚无统一定论。细胞外液过度积聚和血管内低血容量均可导致 AKI，而使用有创血流动力学指导的液体疗法将心脏指数维持在正常水平或接近正常水平，可减轻肾灌注不足。理想的治疗目标应在维持心脏指数接近正常的基础上尽量减少液体的负荷。

此外，选择何种类型的液体进行治疗也非常重要，一项纳入 21 项研究（15 项 RCT、共 6253 例患者）的系统综述显示，与对照组（生理盐水）相比，液体复苏时使用平衡晶体液，患者发生高氯血症的比例较低。然而，在这些 RCT 数据的分析结果中，未观察到平衡晶体液的肾脏保护作用。因此，还需要更大样本量的 RCT 来比较各类平衡液的使用 CSA-

AKI 的发生率及预后的关联性。值得关注的是，已有较多资料显示，围手术期输注羟乙基淀粉（HES）可使患者 CSA-AKI 发生率显著升高。所以，心脏术后 AKI 的高风险患者减少 HES 的使用，可降低 AKI 的发生风险。我们认为首选等张的晶体液而非胶体液来扩容，在确保肾脏灌注的同时，能够更好地保护肾脏。积极调整内环境，维持酸碱平衡，纠正电解质紊乱，维持血流动力学稳定。应避免使用肾毒性大的药物，如血管造影剂、非甾体解热镇痛药、ACEI、ARB、氨基糖苷类抗生素等，并根据血药浓度和肌酐清除率调整剂量。

（4）对于高危患者，积极启动肾脏替代治疗（RRT）。

对于术后 AKI 应何时启动 RRT 至今尚无定论。此前报道了一些关于 RRT 启动时机对重症监护病房（ICU）患者影响的 RCT，呈现了不一致的结果。AKIKI 试验是纳入 620 例 KDIGO 3 期 AKI 患者的多中心 RCT，其结果显示，接受 RRT 早期启动（诊断为 KDIGO 3 期 AKI 后 6 h 内）和 RRT 延迟启动（RRT 启动条件为患者发展为高尿素血症且血清尿素 >40 mmol/L，血清钾 >6.0 mmol/L 的高钾血症或 pH<7.15 的严重代谢性酸中毒或少尿/无尿持续时间超过 72 h）的两组患者，第 90 天的死亡率无统计学差异，且延迟启动治疗组中几乎 50% 的患者不需要进行 RRT。而单中心 ELAIN 试验则显示，RRT 早期启动与延迟启动相比具有生存优势。虽然上述两项研究都涵盖了不同原发病背景下的重型 AKI 患者，但后者约 50% 以上的患者进行了心脏外科手术治疗。所以，ELAIN 试验的结论被认为更适用于心脏外科患者群体。另有一项纳入 203 例心脏外科患者的多中心回顾性研究显示，在心脏手术 3 d 后开始 RRT 的患者，比术后早期开始 RRT（3 d 内）的患者更容易出现肾功能恶化，死亡率更高且住院时间更长。但是，目前针对 RRT 启动时间的研究仍较少，对于 RRT 的启动时机与 CSA-AKI 发生、不良预后的关系尚不明确。

目前，我们认为主动脉术后 AKI 启动 RRT 的时机和指征为：

1）紧急治疗指征：①难治性，严重高钾血症；②难治性，严重代谢性酸中毒；③难治性，容量过负荷或严重肺水肿；④药物中毒，如锂中毒、酒精中毒（乙二醇或甲醇）、二甲双胍或水杨酸盐等。

2）抢先治疗指征：①持续性严重 AKI 伴血尿素氮 >40 mmol/L，伴或不伴少尿或无尿超过 72 h；②无尿并持续性血流动力学不稳定；③高分解代谢状态，如横纹肌溶解综合征、难以纠正的高热及全身炎症反应状态；④难以纠正的严重高钠血症。

2. RRT 的治疗规范

随着 AKI 的发生发展，最终将导致 1%~5% 的患者需要 RRT，RRT 的治疗率与重症 AKI 的预后不良相关。但是，现有的临床研究中仍有相当大比例的患者在心脏手术后接受了 RRT。目前，RRT 治疗策略尚缺乏公认的指南，临床医生通常须参考既往的常规研究来决定患者的 RRT 策略。

（1）股静脉作为首选静脉通路，右侧颈内静脉为次选通路。由于血栓形成或狭窄的风险，应尽量避免锁骨下静脉置管。常选用颈内静脉、股静脉双腔留置导管；股静脉留置导管长度建议 20~25 cm，右侧颈内静脉留置导管长度建议 12~15 cm，左侧颈内静脉留置导管长度建议 15~20 cm。利用超声引导下置管，可有效提高置管成功率和安全性。

（2）RRT 的模式：RRT 治疗存在多种

不同的模式,包括连续性 RRT(CRRT)、间歇性血液透析(IHD)和延长的每日透析治疗(EDD)。CRRT 由于可提供持续缓慢的血流速度,多在生命体征不稳定的患者群体中使用,以更精确地控制出入量、调整酸碱平衡、纠正电解质异常。对于血流动力学不稳定、颅压升高、脑水肿的患者,推荐使用 CRRT。

有数据显示,EDD 比 CRRT 成本更低,且血流动力学耐受性较好。一项关于 CSA-AKI 患者 RRT 治疗模式的随机对照研究发现,采用 EDD 与连续性静脉-静脉血液透析滤过(CVVHDF)模式治疗的两组患者的 GFR、住院死亡率、住院时间、不良事件发生率等均未见差异,且心输出量和循环指标,如心率、血压波动幅度相仿,然而 EDD 组的住院成本更低。我们可以认为,EDD 与 CVVHDF 效果相当,性价比更高。总之,对于心脏外科手术的患者采用透析治疗,选择何种 RRT 模式更多地基于临床医生的专业判断及患者的病情特点。

(3)RRT 的治疗强度与剂量选择:RRT 的治疗强度是近 10 年来讨论的热点问题,RENAL 和 ATN 这两项大型的多中心 RCT 对不同的透析治疗强度与患者预后的关系进行了比较。结果均认为,进行不同强度透析治疗(包括高强度和标准强度)的患者在死亡率、不良事件发生率上无统计学差异。而针对 RRT 强度的 RCT 进行的单个患者数据 meta 分析(IMPROVE-AKI 研究)显示,接受不同透析强度的组别间没有生存差异。

在治疗剂量方面,对于术后 AKI 的患者,治疗剂量建议为 20~25 mL/(kg·h)。如果预计 CRRT 治疗时间不足 24 h 时,建议增加治疗剂量达到治疗目的。当患者合并严重代谢紊乱或感染时,也可适当增加 CRRT 治疗剂量。利用前稀释的方式虽然可在一定程度上降低滤过分数,但能延长滤器寿命。因此,在选择前稀释时,应调整 CRRT 治疗剂量为 25~30 mL/(kg·h),确保实际治疗剂量超过 20 mL/(kg·h)。此外,后稀释可提高 CRRT 溶质清除率,但会增加滤器内血栓发生的风险,使滤器寿命缩短。

(4)RRT 的持续时间:对于心脏外科患者人群,最理想的 RRT 维持时间仍不明确。一项关于 CVVHDF 在心脏术后治疗心源性休克及急性肾衰竭疗效的前瞻性研究发现,与 CVVHDF 大于 50 h 相比,CVVHDF 持续时间小于 50 h 与较高的死亡风险相关。根据 KDIGO 指南,终止 RRT 的指征不再依赖于 RRT 的病因,有可能是内在的肾功能已经恢复到足以满足患者的需求,或者是因为 RRT 不再与治疗目标保持一致。因此,在没有更多 RCT 证据的前提下,施行 RRT 的持续时间更多地取决于医生对患者病情的判断。血流速度初始设置建议从 2~5 mL/min 开始,间隔 10~15 min 缓慢上调至目标血流量,而目标血流量依据所选治疗模式而定。一般血流速度(150~250 mL/min)不影响患者血流动力学状态。而在 CVVHDF 模式下使用枸橼酸抗凝时,为不增加柠檬酸中毒的风险,建议维持较低的血流速度(120 mL/min)。

(5)RRT 的监测:在进行 RRT 治疗期间,建议每 6~8 h 动态监测血气和电解质。使用肝素抗凝者,应将活化凝血时间(ACT)控制在正常值的 1.5~2.0 倍;或部分凝血酶活时间(APTT)控制在正常值的 1.5~2.0 倍,同时监测血小板数量的变化,以便及时发现肝素诱导的血小板减少症(HIT)。当血小板低于 50×10^9/L 时,建议停止使用肝素,选择其他抗凝药物。对于枸橼酸抗凝者,应每 4~6 h 测量管路和体内离子钙、总钙和血浆碳酸氢盐水平,以便及时调整抗凝方案。

(6) RRT 的抗凝药物选择:凝血紊乱是 RRT 治疗期间常见的并发症之一。抗凝治疗的目的在于维持血液在透析管路和滤器中的正常流动,保证 RRT 正常运转,并尽量避免凝血紊乱、出血、栓塞等并发症的发生。常用抗凝剂包括普通肝素、枸橼酸、阿加曲班等,当抗凝剂存在使用禁忌时,也可采用无抗凝剂的方式。目前尚无一种适用于所有患者的抗凝方式,因此在临床上应在充分评估患者的危险因素和凝血状态,个体化地选择抗凝剂和调整剂量。

普通肝素是 RRT 应用最广泛的抗凝剂,其成本低、易于监测,能被鱼精蛋白拮抗,但也有出血、耐药和 HIT 的风险。采用前稀释时,持续性滤器前输注,一般首次剂量为 1875～2500 U(15～20 mg),追加剂量为 625～1250 U/h(5～10 mg/h);采用后稀释时,持续性滤器前输注,一般首剂量为 2500～3750 U(20～30 mg),追加剂量为 1000～1875 U/h(8～15 mg/h);治疗结束前 30～60 min 停止追加。抗凝期间需动态监测 ACT、APTT 指标,如患者出血风险高,需适当减少普通肝素的追加剂量。

阿加曲班作为一种新型直接凝血酶抑制剂,通常作为 HIT 患者的抗凝替代药物,用于滤器前持续给药,1～2 μg/(kg·min),为尽快达标,可予首剂量 250 μg/kg。应用过程中须根据患者的凝血状态、APTT 调整剂量,一般将 APTT 维持在正常值的 1.5～2.5 倍。

枸橼酸抗凝是目前 RRT 较为安全有效的抗凝方式。游离钙是凝血过程中的关键辅助因子,在滤器前输入枸橼酸,柠檬酸盐与血液中钙离子螯合,产生一种可溶的复合物,抑制滤器血液凝固。由于体外管路钙损失较多,必须通过单独的管路外源性补充钙,使体内离子化钙保持在正常范围。治疗过程中应监测滤器后和体内的游离钙离子浓度(滤器后游离钙浓度控制在 0.25～0.35 mmol/L,体内游离钙浓度维持在 1.1～1.3 mmol/L),也可通过监测 ACT 或 APTT,使其维持在正常值的 1.5～2.5 倍。起始阶段需不定期监测管路和体内游离钙水平,当钙浓度达到稳态后,可每 6～8 h 间断监测。当患者合并严重肝功能不全时,可能会发生柠檬酸盐蓄积,通过总钙或游离钙离子水平以判断(>2.5 mmol/L 提示柠檬酸盐蓄积综合征,需停药观察)。枸橼酸抗凝的优点包括柠檬酸盐半衰期短、血滤器使用寿命长、出血较少等;缺点是抗凝方案相对复杂,柠檬酸的潜在毒性(代谢性碱中毒、代谢性酸中毒、电解质紊乱等);若患者存在肝功能不全、组织低灌注(乳酸>4 mmol/L)或高钙血症时,禁用枸橼酸抗凝。KDIGO 指南推荐在没有柠檬酸盐禁忌的患者中使用枸橼酸抗凝。

甲磺酸萘莫司他(NM)是一种合成的广谱丝氨酸蛋白酶抑制剂,可抑制凝血系统、纤溶系统、补体系统的多种酶活性和血小板聚集。具有分子量小、半衰期仅有 8 min,且可通过血液和肝脏双途径代谢的优势。NM 在体外循环中注入血液后即开始降解,并且 40% 可被透析清除,由于代谢迅速且可被透析器部分清除,具有类似局部抗凝的作用。与全身抗凝相比,NM 显著降低了患者的出血风险,适用于但不限于存在出血风险的患者。其用法及监测参考如下:NM 20 mg 先用 5% 葡萄糖溶解,然后加入 0.9% 氯化钠注射液 500 mL 中,预充体外循环和透析器。体外循环建立后,通过抗凝剂注入管以 20～50 mg/h 动脉端持续输注。CRRT 时,体内 ACT 或 APTT 与治疗前相比无明显延长,或不超过治疗前的 1.2～

1.5 倍；透析后 ACT 或 APTT 维持于治疗前的 1.5~2.5 倍。NM 用于血液体外循环抗凝无明显禁忌证，仅过敏者禁用，出现症状立即停药，对症处理。

（7）RRT 治疗的终止时机：目前尚无终止 RRT 治疗的统一标准。RRT 终止主要基于临床医生的判断，停用 CRRT 的指征包括血流动力学稳定，无利尿剂使用的前提下 24 h 尿量在 500 mL 以上，无容量过负荷表现，水、电解质、酸碱平衡在正常范围等。如患者肾功能恢复较慢，在患者一般情况稳定的前提下，可考虑逐渐下调 RRT 的治疗时间或改为间断治疗。当肾功能恢复到足以满足患者需求或 RRT 治疗的核心问题已经明显改善，可考虑终止 RRT 治疗。

拓展阅读

[1] Arnaoutakis GJ, Ogami T, Patel HJ, et al. Acute Kidney Injury in Patients Undergoing Surgery for Type A Acute Aortic Dissection[J]. Ann Thorac Surg, 2023, 115(4):879－885.

[2] Barasch J, Zager R, Bonventre JV. Acute kidney injury: a problem of definition[J]. Lancet, 2017, 389(10071): 779－781.

[3] Haase M, Bellomo R, Haase-Fielitz A. Novel biomarkers, oxidative stress, and the role of labile iron toxicity in cardiopulmonary bypass-associated acute kidney injury[J]. J Am Coll Cardiol, 2010, 55(19): 2024－2033.

[4] Coleman MD, Shaefi S, Sladen RN. Preventing acute kidney injury after cardiac surgery[J]. Curr Opin Anaesthesiol, 2011, 24(1): 70－76.

[5] Ramos KA, Dias CB. Acute Kidney Injury after Cardiac Surgery in Patients Without Chronic Kidney Disease[J]. Braz J Cardiovasc Surg, 2018, 33(5): 454－461.

[6] Shaw A. Update on acute kidney injury after cardiac surgery[J]. J Thorac Cardiovasc Surg, 2012, 143(3): 676－681.

[7] Thomas ME, Blaine C, Dawnay A, et al. The definition of acute kidney injury and its use in practice[J]. Kidney Int, 2015, 87(1): 62－73.

[8] Hausenloy DJ, Candilio L, Evans R, et al. Remote Ischemic Preconditioning and Outcomes of Cardiac Surgery[J]. N Engl J Med. 2015, 373(15): 1408－1417.

[9] Billings FT, Hendricks PA, Schildcrout JS, et al. High-Dose Perioperative Atorvastatin and Acute Kidney Injury Following Cardiac Surgery: A Randomized Clinical Trial[J]. JAMA. 2016, 315(9): 877－888.

[10] James M, Bouchard J, Ho J, et al. Canadian Society of Nephrology commentary on the 2012 KDIGO clinical practice guideline for acute kidney injury[J]. Am J Kidney Dis, 2013, 61(5): 673－685.

[11] Hydroxyethyl Starch or Saline for Fluid Resuscitation in Intensive Care[J]. N Engl J Med, 2016, 374(13): 1298.

[12] Gaudry S, Hajage D, Schortgen F, et al. Initiation Strategies for Renal-Replacement Therapy in the Intensive Care Unit[J]. N Engl J Med, 2016, 375(2): 122－133.

[13] Zarbock A, Kellum JA, Schmidt C, et al. Effect of Early vs Delayed Initiation of Renal Replacement Therapy on Mortality in Critically Ill Patients With Acute Kidney Injury: The ELAIN Randomized Clinical Trial[J]. JAMA, 2016, 315(20): 2190－2199.

[14] Garcia-Fernandez N, Perez-Valdivieso JR, Bes-Rastrollo M, et al. Timing of renal replacement therapy after cardiac surgery: a retrospective multicenter Spanish cohort study[J]. Blood Purif, 2011, 32(2): 104－111.

[15] Bellomo R, Cass A, Cole L, et al. Intensity of continuous renal-replacement therapy in critically ill patients[J]. N Engl J Med, 2009, 361(17): 1627－1638.

[16] de Geus H, Meersch M, Zarbock A. Discussion on 'Prevention of cardiac surgery-associated AKI by implementing the KDIGO guidelines in high risk patients identified by biomarkers: the PrevAKI randomized controlled trial[J]. Intensive Care Med, 2018, 44(2): 273－274.

[17] Kamijo H, Mochizuki K, Nakamura Y, et al. Nafamostat Mesylate Improved Survival Outcomes of Sepsis Patients Who Underwent Blood Purification: A Nationwide Registry Study in Japan[J]. J Clin Med, 2020, 9(8):2629.

第二节 急性肺损伤与急性呼吸窘迫综合征的处理策略

急性呼吸窘迫综合征(ARDS)是一类以急性低氧性呼吸衰竭和双侧肺浸润组成的危重病理状态。2012年柏林定义ARDS为1周内新发的或已知的临床表现恶化的呼吸道症状,并双肺弥漫性浸润性病变,不能用胸腔积液、肺不张、肺结节、心力衰竭或液体过载来解释。ARDS曾被描述为急性肺损伤(ALI)的一部分,其中ALI指的是PaO_2/FiO_2比值≤300 mmHg的患者,而ARDS则是指PaO_2/FiO_2比值≤200 mmHg的患者。目前,ARDS共分为3类:轻度ARDS(PaO_2/FiO_2≥200 mmHg且PEEP≥5 cmH_2O)、中度ARDS(PaO_2/FiO_2为100~200 mmHg且PEEP≥5 cmH_2O)和重度ARDS(PaO_2/FiO_2<100 mmHg且PEEP≥5 cmH_2O)。

心脏大血管手术是ARDS的已知危险因素,在美国每年进行心脏手术的30多万例患者中,高达20%的患者会发生ARDS。ARDS在一般人群中的死亡率约为40%,但在心脏外科患者中,死亡率可高达80%。幸存者与ICU时间、住院时间,以及长期的身心障碍发生率相关。在所有类型的心脏外科患者中,胸主动脉夹层(TAD)术后患者ARDS发生率较其他类型的患者高,这与TAD患者术前的炎症反应、手术创伤、手术时长、体外循环(CPB)的方式相关。因此,积极识别ALI/ARDS的危险因素,掌握其治疗原则有助于改善此类患者的预后。

一、高危因素和病理生理

1. 手术类型

心脏手术与ARDS的发生风险显著相关。在接受主动脉手术的患者中,ARDS风险可达17%。CPB时间延长、深低温停循环(DHCA)的使用及输血量增加均可增加ALI/ARDS的风险。其中,急性TAD并接受急诊手术的患者,发生率高达50%。

2. 体外循环(CPB)

CPB治疗与ALI/ARDS风险增加有关,提示血液暴露于体外回路是其发生的危险因素之一。在CPB的治疗过程中,尽管支气管动脉的血流保持不变,但肺动脉的血流却显著减少。同时,在手术进行期间,为提高手术暴露和手术区域的稳定性,通常会停止肺部通气,通气不足、肺血流减少均可增加肺组织损伤的风险。此外,CPB还会诱发全身炎症级联反应,进一步加重肺部损伤。有资料显示,在进行CPB时,多达60%的患者存在肺血管通透性增加的情况。此外,白细胞介素-6(IL-6)和IL-18基因的多态性可使CPB后ALI/ARDS易感性增加,因此如何改善CPB相关性ALI/ARDS是当前研究的热点之一。

3. 缺血再灌注

肺部暂时性缺血及随后的再灌注可导致有害活性氧自由基的产生。在CPB治疗过程和休克复苏期间,通常会发生一定程度的肺缺血再灌注损伤,而主动脉外科中的DHCA过程,会出现更长时间的肺缺血和更显著的再灌注损伤。此外,非肺源性的缺血再灌注也可导致ALI。例如,在主动脉手术中,肝肠缺血再灌注释放出的炎症介质,可导致肺血管渗透性增加,从而诱发ALI。

4. 输血相关性急性肺损伤

主动脉外科患者常常需要输血来纠

正贫血、血小板减少或凝血功能障碍。所有的输血治疗都存在输血相关性急性肺损伤（TRALI）的风险，它是输血相关性发病率和死亡率最常见的原因。TRALI被定义为在输血后 6 h 内出现的急性低氧和双侧肺浸润，临床上可表现为呼吸急促、发绀、呼吸困难和发热。数据显示，病死率为 5% ~ 25%，与呼吸机使用时间、ICU 住院时间延长显著相关。心脏手术是 TRALI 的独立风险因素之一，心脏外科患者中 TRALI 的发生率为 2.5%，但由于漏诊和统计方法的差异，其发生率可能被低估了。

TRALI 的发生发展为免疫介导，供体相关的抗白细胞抗体或产生抗体的供体白细胞会触发中性粒细胞的激活，导致肺内皮细胞损伤和高渗透性水肿。输注富含血浆的制品，如新鲜冰冻血浆和血小板，尤其是来自多次分娩的女性供体，会大大增加 TRALI 的风险。输注红细胞并非无害，而是呈剂量依赖性地增加肺渗透性。此外，当存在其他 ALI 高危因素时，TRALI 的发生率显著升高；输血还可能导致输血相关性循环负荷过载，与 TRALI 共存时，可致混合性的静水压和渗透性水肿。即使在没有 TRALI 或输血相关性循环负荷过载的情况下，单纯的输血也会增加心脏手术后肺部并发症的发生率。因此，临床上采用限制性的输血策略，以血红蛋白 7 ~ 8 mg/dL 为目标，而不是传统的 10 ~ 12 mg/dL，可能更有助于避免 TRALI 的发生，其安全性亦在其他研究中得到了验证。

5. 药物毒性

许多药物可诱发 ALI。在心脏手术患者中，胺碘酮常被用于心律失常的预防和治疗，有研究显示其存在一定的肺毒性，可表现为接受短期治疗（5 ~ 10 d）后出现的暴发性 ARDS 或亚急性呼吸衰竭。如果临床上发生疑似情况，应立即停用胺碘酮，存在高危因素的患者，亦应谨慎使用；激素治疗有一定的辅助治疗作用。

二、预防与管理

1. 高风险患者的识别

由于心脏术后患者具有较高的 ALI/ARDS 患病风险，有学者提出了适用于此类患者的 ALI/ARDS 预测评分，其中包括休克、脓毒症、高风险手术、肥胖、低白蛋白血症、高 FiO_2 水平、酸中毒及糖尿病等因素。及时识别高危患者，尽早开展针对性的预防措施对 ALI/ARDS 的防治相当重要。相应的预防措施包括减少不必要的输血，适当的机械通气设置，早期拔管等。

2. 一般治疗

基础的重症监护原则对于所有心脏术后患者的管理至关重要。脓毒症是导致 ARDS 的重要原因之一，预防 ICU 获得性感染必不可少。一般策略应包括：

（1）置入中心静脉导管应采取完全无菌的预防措施进行，并在不需要时尽快拔除。

（2）尿管应在可行的情况下尽早拔除。

（3）呼吸机相关性肺炎（VAP）是 ARDS 的高危因素，已存在 ARDS 的情况下，合并 VAP 会使死亡率显著增加。常规的预防手段包括半卧位（床头抬高 30°或更高），使用氯己定定时进行口腔清洁，尽量减少镇静，间歇进行声门下分泌物的吸引。

3. 机械通气策略

ALI/ARDS 管理的基础是采用低潮气量的肺保护性通气策略。一项里程碑式的 ARDS 网络研究比较了 ARDS 患者使用 6 mL/kg 预测体重（PBW）和 12 mL/kg

PBW 潮气量的容量控制通气模式，结果显示低潮气量组的死亡率为 31%，而传统潮气量组为 39.8%。肺保护性通气也可通过压力控制模式实现，吸气压力维持在 30 cmH_2O 以下，调整到 6 mL/kg PBW 的潮气量目标。我们建议根据 ARDS 网络标准设置 PEEP 和 FiO_2，根据 PBW 确定潮气量；弥漫对称浸润的患者对 PEEP 的氧合反应可能比单侧或局灶性浸润的患者更强，而较高的 PEEP 则可降低心输出量，引起肺过度扩张，增加肺血管阻力和无效腔通气。因此，PEEP 的应用需要审慎处理和密切监测。尽管某些临床情况（如缺血性心脏病患者）可能需要更高的氧合目标，但在通常情况下，氧浓度和 PEEP 应调整以维持 PaO_2 大于 55～60 mmHg，或脉搏氧饱和度（SpO_2）大于 88% 的水平即可。使用低潮气量时，需要增加呼吸频率以保持充分的通气量，轻至中度的呼吸性酸中毒是可以接受的。然而，对于伴有右心衰竭的患者来说，高 PCO_2 可增加肺血管阻力，不利于右心功能的恢复，因此，对于此类患者，应结合血流动力学状况综合评估。

总之，在主动脉术后患者中，使用 6～8 mL/kg PBW 的潮气量是目前公认较合理的原则。中至高 FiO_2 水平具有明确的毒性作用，因此，应使用最低必要的 FiO_2 来维持充分的氧气输送（目标 SpO_2 为 93% 以上即可）。

4. 容量管理策略

心脏手术患者通常由于 CPB 和围手术期的液体复苏而出现明显的体液过负荷。血管内静水压升高可加重 ALI 的毛细血管渗漏。一项在 ARDS 患者中进行的保守或自由液体管理试验中，随机分配到保守策略组的患者在 7 d 内累积液体平衡为 -136±491 mL，而自由策略组的患者为 6992±502 mL。保守组的 ALI 评分和氧合指数改善，平台压和 PEEP 更低，机械通气时间、ICU 停留时间减少。由于 ARDS 患者常伴有 AKI，临床医生需决定是否给予利尿治疗。一项对 ARDS 合并 AKI 患者的研究发现，液体正平衡与死亡风险增加相关，而 AKI 后的利尿治疗可以改善 ARDS 患者的生存率。基于这些研究，我们建议主动脉术后患者应尽量减少液体输注，采用保守的容量管理策略，同时可尝试使用利尿剂以达到液体负平衡。

5. 皮质类固醇

对于缓解与 ARDS 相关的炎症和纤维化，使用皮质类固醇存在较大争议。一项甲泼尼龙与安慰剂的随机试验显示，在 ARDS 患者中，甲泼尼龙能增加无机械通气天数，但对生存率没有改善。在心脏手术患者中，术中应用皮质类固醇与增加肺泡-动脉氧梯度和延迟气管拔管相关。此外，类固醇还可引起高血糖，使胸骨切口感染风险增加。因此，我们并不建议常规使用皮质类固醇治疗 ARDS。

6. 神经肌肉阻滞剂

在严重 ARDS（P/F<150）患者中，使用神经肌肉阻滞剂可能改善生存率。对于发病时间不超过 48 h 的严重 ARDS 患者，随机分配接受顺阿曲库铵治疗（15 mg 负荷后持续静脉注射 37.5 mg/h，持续 48 h）或安慰剂治疗，顺阿曲库铵组在 90 d 内死亡风险显著降低，但目前尚不清楚该效果的机制以及是否与顺阿曲库铵独立相关。因此，不建议常规使用神经肌肉阻滞剂治疗，因其会干扰后续的物理康复治疗，增加膈肌功能受损的发生率，但对于严重难治性 ARDS 患者来说，可考虑使用。

7. 营养支持

给予充分的营养支持是重症监护的

重要治疗内容。有学者提出，通过在肠内营养中添加抗氧化剂、抗炎脂肪酸以改善治疗效果。然而，一项双盲安慰剂对照研究对比了通过管饲添加 ω-3 脂肪酸、α-亚麻酸和抗氧化剂的疗效，结果显示使用这些补充剂并无获益，甚至还会造成伤害。早期提供肠内营养对 ARDS 患者的治疗可能有益，但与微量肠内营养支持相比，全量肠内营养支持并没有显著的获益。因此，我们建议在没有使用大剂量血管活性药物的患者中，初始予微量的滋养型营养支持，并逐渐加量至耐受的全量肠内营养支持。对于使用大剂量血管活性药物的血流动力学不稳定的患者，我们会先暂缓肠内营养支持，以静脉营养过渡。

8. 早期康复

在急性呼吸衰竭患者中，早期的物理医学和康复治疗可显著减少谵妄的发生率，改善肺功能和肢体活动能力，并缩短 ICU 停留时间。尽管这些手段的强度需要根据胸骨切开的范围和恢复情况进行调整，但早期康复治疗仍适用于合并 ALI/ARDS 的主动脉术后患者。即使对于使用 ECMO 支持的患者，康复和物理治疗也能获益。

三、综合治疗

1. 肺复张术

肺复张术是机械通气中用于改善 ARDS 或其他肺泡塌陷疾病患者的肺泡复张和氧合的技术，旨在打开塌陷或肺不张的肺泡，增加肺容积，改善整体肺功能。以下是一些常用的方法：

（1）持续肺充气：这种方法是将高压气体持续送入肺部一段时间，通常维持 30~40 s，然后逐渐释放压力。持续膨胀有助于复张塌陷的肺泡。

（2）逐步增加 PEEP：通过逐步增加 PEEP 的水平，同时监测患者的反应。这种方法旨在逐渐复张塌陷的肺泡，并优化肺容积。

（3）压力控制通气与阶梯式 PEEP：这种技术在压力控制通气过程中逐渐增加 PEEP 水平，同时保持恒定的吸气压力。当达到最大 PEEP 水平后，再逐渐降低 PEEP。

（4）间断叹息（intermittent sighs）：定期给予大潮气量或压力控制呼吸模式有助于复张塌陷的肺泡，改善氧合。

需要注意的是，应根据患者的病情、潜在的肺部病理基础以及对干预措施的反应进行个体化选择和应用复张方法。在复张期间，对患者进行氧合、血流动力学和不良反应的密切监测非常重要。不良反应包括短暂的低氧血症、低血压、心律失常和气胸，在肺复张期间增加肺泡压力可能会增加肺血管阻力和右心室后负荷，因而对存在右心功能受损的患者应更谨慎操作，由经验丰富的医护人员进行，并在出现明显不良反应时立即停用。此外，肺复张的最佳方法和有效性至今仍存在争议，并不是所有 ARDS 患者都建议常规使用。是否施行肺复张应根据患者的具体情况和对其他通气策略的反应进行个体化评估。

2. 一氧化氮

吸入性一氧化氮（iNO）在心脏重症监护患者中应用广泛，其作为肺血管扩张剂，可降低右心室后负荷，也可改善难治性 ARDS 患者的氧合。由于 iNO 通过吸入途径给药，它会优先扩张肺部有氧区域的血管，从而减少肺内分流并改善氧合。然而，iNO 也有一些不足之处，包括可能引起对肺部的自由基损伤；发生快速耐受性，导致 iNO 的治疗效果降低。在 ARDS 患者中，一氧化氮的使用范围为 0~40 ppm（百万分之一），主动脉术后顽固性低氧血症的患者可尝试使用，以快速改善氧合，缩短呼吸机使用时间。

3. 俯卧位通气

将患者置于俯卧位可通过减轻前纵隔内容物的压力，减少背部肺不张，从而改善肺通气-血流比。较多数据显示，俯卧位通气可改善氧合，且在患有 ALI/ARDS 的主动脉术后患者中进行是可行且安全的，因此主动脉术后顽固性低氧血症的患者可尝试使用。

4. 高频振荡通气和气道压力释放通气

对于危及生命的难治性 ARDS，高频振荡通气和气道压力释放通气均是通过提供持续高气道压力以增加肺泡复张的两种通气手段。高频振荡通气以高频率（$3\sim15$ Hz）的小潮气量和高持续平均气道压力（通常为 $25\sim40$ cmH$_2$O）进行，其 CO_2 的排出是通过扩散、气体的湍流混合和副通气来实现的。由于目前可用的呼吸器不允许自主呼吸，高频振荡通气常需要较高深度的镇静。气道压力释放通气以设定的时间（T_{high}）提供持续吸气压力（P_{high}），并在低压（P_{low}）时进行间断减压；其 CO_2 的排出是通过在减压期呼气来实现的。在 P_{high} 和 P_{low} 都可以进行自主呼吸，因此镇静需求较前者少。然而，目前尚无数据显示这两种模式能够改善 ALI/ARDS 患者的死亡率。

5. 体外膜肺氧合（ECMO）

尽管在严重 ARDS 患者中使用 ECMO 仅限于少数专业中心，但许多心脏重症监护病房已具备快速启动 ECMO 治疗术后心脏衰竭的能力。此类基础设施和专业知识同样可用于治疗严重的 ALI/ARDS。可以使用静脉-动脉（VA）和静脉-静脉（VV）ECMO 回路，而在血流动力学稳定的呼吸衰竭患者中，临床医生更倾向于使用 VV-ECMO。在主动脉术后，特别是在存在主动脉瓣功能不全的患者中，VA-ECMO 可导致左心室扩张和持续左心房高压，从而引起肺水肿和持续肺损伤。如果选择使用 VA-ECMO，应确保左心室充盈压足够低。一旦启动 ECMO，可以积极下调，甚至停止通气支持，进行"肺休息"通气设置。尽管大多数专家建议采用限制压力和容积的策略，并应用 PEEP 以防止肺不张，但目前尚无 ECMO 支持期间的最佳通气设置推荐。

拓展阅读

[1] Ware LB, Matthay MA. The acute respiratory distress syndrome[J]. N Engl J Med, 2000, 342: 1334-1349.

[2] Ranieri VM, Rubenfeld GD, Thompson BT, et al. Acute respiratory distress syndrome: the Berlin definition[J]. JAMA, 2012, 307: 2526-2533.

[3] Gajic O, Dabbagh O, Park PK, et al. Early identification of patients at risk of acute lung injury: evaluation of lung injury prediction score in a multicenter cohort study[J]. Am J Respir Crit Care Med, 2011, 183: 462-470.

[4] Naughton PA, Park MS, Morasch MD, et al. Emergent repair of acute thoracic aortic catastrophes: a comparative analysis[J]. Arch Surg, 2012, 147: 243-249.

[5] Vlaar AP, Hofstra JJ, Determann RM, et al. The incidence, risk factors, and outcome of transfusion-related acute lung injury in a cohort of cardiac surgery patients: a prospective nested case-control study[J]. Blood, 2011, 117: 4218-4225.

[6] Vlaar AP, Binnekade JM, Prins D, et al. Risk factors and outcome of transfusion-related acute lung injury in the critically ill: a nested case-control study[J]. Crit Care Med, 2010, 38: 771-778.

[7] Sachs UJ, Wasel W, Bayat B, et al. Mechanism of transfusionrelated acute lung injury induced by HLA class II antibodies[J]. Blood, 2011, 117: 669-677.

[8] Vlaar AP, Cornet AD, Hofstra JJ, et al. The effect of blood transfusion on pulmonary permeability in cardiac surgery patients: a prospective multicenter cohort study[J]. Transfusion, 2012, 52: 82-90.

[9] Tuinman PR, Vlaar AP, Cornet AD, et al. Blood transfusion during cardiac surgery is associated with inflammation and coagulation in the lung: a case control study[J]. Crit Care, 2011, 15: R59.

[10] Hajjar LA, Vincent JL, Galas FR, et al. Transfusion

Requirements After Cardiac Surgery: the TRACS randomized controlled trial[J]. JAMA, 2010, 304: 1559 – 1567.

[11] Boriani G, Ferruzzi L, Corti B, et al. Short-term onset of fatal pulmonary toxicity in a patient treated with intravenous amiodarone for postoperative atrial fibrillation[J]. Int J Cardiol, 2012, 159: e1 – 4.

[12] Papiris SA, Triantafillidou C, Kolilekas L, et al. Amiodarone: review of pulmonary effects and toxicity[J]. Drug Saf, 2010, 33: 539 – 558.

[13] Forel JM, Voillet F, Pulina D, et al. Ventilator-associated pneumonia and ICU mortality in severe ARDS patients ventilated according to a lung-protective strategy[J]. Crit Care, 2012, 16: R65.

[14] Rello J, Afonso E, Lisboa T, et al. A care bundle approach for prevention of ventilator-associated pneumonia[J]. Clin Microbiol Infect, 2012, 9 (epub ahead of print).

[15] Labeau SO, Van de Vyver K, Brusselaers N, et al. Prevention of ventilator-associated pneumonia with oral antiseptics: a systematic review and meta-analysis[J]. Lancet Infect Dis, 2011, 11: 845 – 854.

[16] Lacherade JC, De Jonghe B, Guezennec P, et al. Intermittent subglottic secretion drainage and ventilator-associated pneumonia: a multicenter trial [J]. Am J Respir Crit Care Med, 2010, 182: 910 – 917.

[17] Rice TW, Wheeler AP, Thompson BT, et al. Initial trophic versus full enteral feeding in patients with acute lung injury: the EDEN randomized trial [J]. JAMA, 2012, 307: 795 – 803.

[18] Grams ME, Estrella MM, Coresh J, et al. Fluid balance, diuretic use, and mortality in acute kidney injury[J]. Clin J Am Soc Nephrol, 2011, 6: 966 – 973.

[19] Lellouche F, Dionne S, Simard S, et al. High tidal volumes in mechanically ventilated patients increase organ dysfunction after cardiac surgery [J]. Anesthesiology, 2012, 116: 1072 – 1082.

[20] Hodgson CL, Tuxen DV, Bailey MJ, et al. A positive response to a recruitment maneuver with PEEP titration in patients with ARDS, regardless of transient oxygen desaturation during the maneuver[J]. J Intensive Care Med, 2011, 26: 41 – 49.

[21] Fan E, Checkley W, Stewart TE, et al. Complications from recruitment maneuvers in patients with acute lung injury: secondary analysis from the Lung Open Ventilation Study [J]. Respir Care, 2012, 57: 1842 – 1849.

[22] Maung AA, Kaplan LJ. Airway pressure release ventilation in acute respiratory distress syndrome [J]. Crit Care Clin, 2011, 27: 501 – 509.

[23] Brodie D, Bacchetta M. Extracorporeal membrane oxygenation for ARDS in adults[J]. N Engl J Med, 2011, 365: 1905 – 1914.

第三节　消化系统并发症的管理策略

主动脉术后消化系统并发症包括各种不同表现的病理学改变，从一过性的麻痹性肠梗阻至危及生命的严重并发症，如消化道出血、急性胰腺炎、肝衰竭和肠系膜缺血。上述这些并发症虽不常见，但一旦发生往往很严重，与住院死亡率显著相关。在主动脉夹层患者中，夹层是否累及肠系膜动脉是肠道并发症最为重要的危险因素之一，尽管主动脉手术的技术取得了长足发展，但术后消化系统并发症的发生率及其相关死亡率并无显著下降，可能的原因是手术的复杂程度、基础疾病的严重程度、患者的高龄化等。

由于受到多种因素的影响，消化系统并发症的临床诊断通常很困难。这些影响因素包括临床症状和体征不典型，药物（如镇静剂、神经肌肉阻滞剂、镇痛剂）的使用掩盖了真实病情，诊断易被延误和忽视。

消化系统并发症的病因学较为复杂，发病机制尚未完全明确，常为多种因素共同作用的结果，但其危险因素能被识别且有助于预防，因此及时的诊断和治疗十分必要。本章将阐述其流行病学、临床表现，以及相应的管理策略。

一、流行病学

据统计，心脏大血管外科术后患者

胃肠道并发症（GICS）的发生率从小于1%到5.5%不等，死亡率高达14%~61%，其中发生率较高的是肠梗阻、消化道出血、肠缺血和胰腺炎。由于患者的病种、外科技术及统计学方法的差异，GICS的临床表现、发生率及死亡率差异极大。既往GICS的报道大多基于冠心病术后患者群体，随着心脏大血管外科技术的发展，患者呈高龄化趋势，术前多存在严重的合并症，特别是动脉粥样硬化疾病，使腹部器官低灌注和血栓事件的发生率大大增加，而组织低灌注和血栓形成是缺血性GICS的重要病理机制。这些患者较高的死亡率主要归咎于诊断和治疗的延误、合并其他严重的疾病或其他脏器功能储备不足。

在过去的10年中，心脏大血管手术围手术期管理在各方面都取得了长足的进步，对GICS的识别与管理提出了一些新的要求。例如，Mang等人进行的一项涉及8709例心脏术后患者的回顾性研究报道的GICS发生率为0.5%，他们仅报道了需要普外科会诊的消化系统并发症。基于这个标准，由于仅纳入了最严重的患者，尤其是肠道缺血性疾病的患者，发病率被低估了。与上述研究相反，一项多中心的国家级研究报道了心脏术后消化系统并发症的发生率为4.1%，其中许多罕见的GICS，如食管溃疡、腹腔脓肿和憩室炎症均被包含在内，因此其GICS的发生率更高。

二、危险因素

主动脉术后GICS与多种危险因素相关。一般来讲，术前合并症多的患者，特别是存在夹层累及腹腔血管、术后恢复时间长或病情严重的患者更容易出现GICS。尽管每个并发症都有其独立危险因素，但总的来说，导致外周血运、组织氧供减少的病理生理状态，均易导致GICS的发生。高危因素可大致分为术前、术中或术后的因素（表7.3.1）。常见的术前危险因素包括高龄、慢性肾功能不全、肝功能不全、外周血管病变、糖尿病、COPD、既往胃肠道疾病、充血性心力衰竭、合并心肌梗死、低心输出量状态、血管活性药物的应用，以及主动脉内球囊反搏（IABP）的应用、腹腔灌注不良综合征。术中危险因素包括CPB时间延长、急诊手术、大量输血、IABP的应用和心律失常。术后危险因素包括机械通气时间延长、AKI、胸骨切口深部感染、持续低心输出量状态。

表7.3.1 消化道并发症的高危因素

术前	术中	术后
高龄	体外循环时间延长	机械通气时间延长
慢性肾功能不全	急诊手术	急性肾损伤
肝功能不全	大量输血	胸骨切口深部感染
糖尿病	心律失常	脓毒症
慢性阻塞性肺疾病	二次手术	脑血管意外
胃肠道疾病病史	同期进行瓣膜/冠状动脉搭桥术	应用血管活性药物
充血性心力衰竭		主动脉内球囊反搏的应用
合并心肌梗死		
应用血管活性药物		
腹腔灌注不良综合征		

目前已基于上述确定的危险因素制定了 GICS 的危险分层评分,以评估 GICS 发生的可能性,有助于临床医生对高危患者进行早期识别和预防。也可为潜在的高危患者提供相关的临床信息,使他们从有创治疗(如开腹探查术)中获益更多,并提供治疗框架改善此类患者的预后。

三、病理生理学

在正常的循环状态下,内脏循环占心输出量的 20%,占全身总耗氧量的 20%。血液由腹主动脉发出,经过腹腔干动脉流入胃、肝、胰腺和十二指肠。十二指肠、胰腺、回肠、空肠、升结肠和横结肠由肠系膜上动脉供血,降结肠和乙状结肠由肠系膜下动脉供血。内脏循环的意义不仅在于腹腔脏器的灌注,同时也是重要的储血容器,对低血容量、使用儿茶酚胺、低心输出量可做出反应,为中央循环提供约 800 mL 的代偿性输血。内脏血供通过阻力小动脉自动调节,当 MAP 下降或代谢产物堆积时,阻力血管舒张。但是在一些极端的血压或血流状态下,内脏循环会丧失自动调节的功能,例如体外循环、出血、低血容量或心律失常。

内脏低灌注和低氧诱导的缺血被认为是心脏术后消化系统并发症最主要的原因。主动脉术后的低灌注可由以下因素引起:主动脉夹层所致的胃肠道灌注不良、低心排血量综合征、局部血流受损、MAP 过低。当存在以下因素时,损伤会进一步加重:全身炎性反应综合征(SIRS)、炎性介质释放、非搏动性血流、低体温、药物因素,以及机械性因素。

SIRS 作为外科手术应激反应的结果,可继发于 CPB、机械通气,而缺血及后续的再灌注损伤会进一步促进 SIRS 的进程。炎性因子和补体级联反应释放各种介质,导致血管收缩效应和细胞因子激活,与血管内皮功能障碍和损伤有关。上述所有因素均导致血流再分配和黏膜氧输送失调。CPB 通过分泌血管紧张素 II,导致肾素释放和肾素—血管紧张素—醛固酮轴激活。围手术期常用的血管活性药物,如去甲肾上腺素和血管升压素,也与内脏低灌注相关。此外,CPB 期间的低温、血管收缩与改变区域血流分布有关。

可导致胃肠道缺血的机械性因素包括由空气、动脉粥样硬化、血栓或碎片造成的微栓子和大栓子,以及与静脉插管有关的肝脏和胃肠道充血。机械通气尤其是需要高 PEEP 可致低血压和心输出量受损,引起内脏血管收缩和低灌注。这些因素均使血液从胃肠道系统分流出去,导致器官缺血和损伤的发生。此外,非缺血性机制也可促进 GICS 的发展,包括细菌移位(由黏膜屏障和血流改变引起)、药物不良反应(如过度抗凝、胺碘酮诱导的肝毒性)和医源性器官损伤(如手术引流位置异常)。

四、诊断与治疗

主动脉术后 GICS 的临床表现因病理改变而异,目前尚无单一的手段能可靠地诊断或排除所有的腹腔内病变,因此,在临床上应根据患者的病史、临床表现进行相应的排查,其早期诊断极具挑战性。一般情况下,腹痛常是 GICS 最敏感的临床指标。其他 GICS 早期识别的临床指标包括腹胀、持续性肠梗阻、脓毒症或消化道出血,而多器官功能衰竭、代谢紊乱和血流动力学不稳定是非特异性的,通常发生在 GICS 晚期。总的来说,对于术后表现不典型但有高危因素的患者,除体格检查外,初步筛查的实验室检查应包括血清乳酸、葡萄糖、肝功能（转氨酶、胆红素、碱性磷酸酶和γ-谷氨酰胺转肽酶）、凝血参数，以及包括白细胞计数和分类的全血细胞计数。随后，应积极进行腹部计算机断层增强扫描。

1. 肠梗阻

肠梗阻是一种极为常见的GICS，接受心脏大血管手术的患者发生率极高。围手术期禁食、麻醉药物、阿片类药物的作用、患者活动能力的下降均可导致肠功能障碍，绝大多数患者可在术后早期自行缓解，若肠梗阻症状在术后第4天仍未缓解，则需要禁食、胃肠减压，使用乳果糖、灌肠剂、促进胃肠道动力药（如甲氧氯普胺、红霉素）、物理手法刺激等方法，以促进症状缓解。在治疗过程中，需对临床症状、腹部体征进行密切监测，直到肠功能恢复。需要特别注意的是，当出现新发的严重肠梗阻，尤其是伴有严重腹痛、腹胀、不能解释的内环境紊乱、血乳酸升高、休克等，常预示肠系膜缺血或胰腺炎等严重情况，应积极进行相关的影像学检查以排除。

2. 结肠假性梗阻

结肠假性梗阻是一种无机械性梗阻的结肠的急性扩张，在接受心脏或胸外科手术的患者中发生率高达3.5%。它也可能发生在非心脏手术或全身性疾病之后。其特点是腹部平片提示结肠大量扩张和出现液平面。其病理生理学虽尚未完全阐明，但目前的研究认为，与结肠的自主神经支配障碍相关。如不积极治疗，可导致盲肠进一步过度扩张和继发穿孔。若盲肠直径超过10~12 cm，则更易导致穿孔的发生。治疗上可使用新斯的明或联合结肠镜减压，对于无法缓解的顽固性状态，常用的手术治疗包括盲肠减压术（即盲肠造口术）和结肠切除造口术。

3. 消化道出血

消化道出血是心脏外科手术后最常见的GICS之一。总的来说，上消化道出血比下消化道出血更常见，以Treitz韧带近端出血最常见，十二指肠溃疡和胃黏膜损伤是最常见的病因。胃和十二指肠溃疡可继发于腹腔脏器和全身性的灌注不足，继而发展为黏膜缺血和糜烂。其高危因素包括术前禁食、凝血功能障碍、胃溃疡或十二指肠溃疡病史、机械通气时间延长、CPB时间延长。消化道出血的诊断主要根据患者临床活动性出血表现，包括不能用外科因素解释的血红蛋白进行性下降，呕血、黑便、胃管引出血性胃液等。治疗方面，首先应尝试药物治疗，包括使用质子泵抑制剂的持续输注、输注红细胞和纠正凝血障碍，停用抗血小板、抗凝药物。如果药物治疗效果不佳，应积极给予消化道内镜检查明确出血来源。内镜干预的目的是通过烧灼、注射血管收缩药或两者并用以止血。目前认为血管内栓塞是治疗内镜下难以处理的大量上消化道出血的一线治疗方法。如果患者经内镜和介入治疗失败，则需要手术干预。一般来说，持续的血流动力学不稳定和达到预先设定的输血阈值（如大于4~6单位的红细胞）被视为手术干预的"触发点"。

与上消化道出血一样，下消化道出血的处理首先是通过内科药物治疗稳定血流动力学和调整凝血功能使其正常。如果出血没有停止，应通过内镜或介入影像学检查（如血管造影）确定出血的来源。在多数情况下，出血可通过内镜或血管内栓塞来控制，而手术干预是保守治疗失败的次选方法。有研究指出，在心脏术后患者中，与使用搏动性循环辅助装置的患者相比，使用非搏动性循环辅助装置的患者出血风险更高，因此消化道出血是该患者群体中一个值得关注的问题。

4. 急性肠系膜缺血

急性肠系膜缺血是主动脉外科术后一类危及生命的严重并发症，可在术后数小时至数天内发生，包括黏膜脱落、肠壁坏疽性改变和穿孔，可波及小肠或大肠的任何部分。近期的数据显示，心脏术后急性肠系膜缺血死亡率超过40%，常见的原因为肠系膜上动脉血栓（非闭塞性肠系膜缺血）和肠系膜静脉血栓形成。主动脉术后最常见的原因是非闭塞性肠系膜缺血，与内脏血流量减少有关，而内脏血流量的减少与各种原因导致的心输出量降低相关；心血管的循环支持（如血管活性药）和动脉粥样硬化病变的存在，则会使急性肠系膜缺血进一步加重。

急性肠系膜缺血的典型症状为腹痛，然而，许多肠缺血患者发病隐匿，无明显的症状或存在模糊、非特异性的症状，包括恶心、呕吐和腹泻等；同时，体格检查阳性体征也不显著，除非已发展至腹膜炎。而在急性肠系膜缺血的晚期，则可迅速进展并出现显著的腹胀及休克、循环衰竭等全身并发症。

急性肠系膜缺血患者最常见的实验室检查异常为不明原因的乳酸升高、乳酸性酸中毒、血液浓缩和白细胞升高。但我们在临床工作中发现，即使在开腹手术中证实存在肠系膜缺血，血清乳酸水平也可能没有升高；腹部平片对肠系膜缺血的诊断帮助不大，由于肠袢扩张的存在是非特异性的，因此肠袢增厚或黏膜下水肿或出血引起的"指纹征"并不一致；多普勒超声对诊断慢性肠系膜动脉闭塞性疾病有一定价值，但在急性肠系膜缺血中作用有限。在临床高度怀疑的情况下，结肠镜检查可有助于结肠缺血的诊断；计算机体层血管成像（CTA）可直接提供可视化的肠系膜血管、肠管及肠系膜影像，能够快速和准确地诊断，对于具有高危因素、临床症状不典型、出现临床无法解释的血乳酸升高的患者，应积极进行CTA筛查。此外，血管造影是诊断急性肠系膜动脉闭塞的金标准，既提供了血管解剖的影像学资料，又可直接给予恰当的治疗，如血管内给予血管扩张药和溶栓药等。

急性肠系膜缺血的治疗包括胃肠减压、容量复苏、血管扩张剂、抗凝和广谱抗生素的使用，在明确诊断后应立即开始。尽管外科血运重建已成为恢复内脏血流的标准处理方法，但血栓清除术、动脉内膜切除术及血管内介入（如球囊血管成形术、经皮支架植入术、溶栓和血栓抽吸术）均已取得良好的效果。经血管造影证实，在选择性动脉内置管后，血管内输注妥拉唑林、罂粟碱或前列腺素E1可有效治疗非闭塞性肠系膜缺血。如果患者在治疗期间出现肠坏死的症状，如腹膜炎、脓毒症恶化或代谢性酸中毒，则应积极开腹探查。

5. 肝功能异常

据报道，主动脉术后肝功能异常的发生率高达10%~15%，严重肝功能损害的后果包括经肝脏代谢药物的清除功能受损、凝血功能障碍和肝性脑病。术后肝功能异常的危险因素包括既往存在肝脏疾病、CPB时间延长、需要使用正性肌力药物、IABP辅助、低心排血量综合征、大量输血、同期进行冠状动脉搭桥术和瓣膜置换术；麻醉药物的不良反应及低位下腔静脉插管的机械压力也会导致术后肝功能不全。当存在肝功能异常的高危因素或临床表现时，应密切监测凝血状态并警惕出血的情况，而肝性脑病、黄疸、腹水则是肝功能失代偿、预后不良的重要临床标志。此外，在肝损伤的患者中,导管相关性脓毒症的风险显著增加,因此对于此类患者,当不再需要血管内导管时,应尽快将其移除。治疗上,一般支持性治疗包括给予护肝药物、控制液体,维持电解质正常,充足的营养支持和补充凝血因子;若存在右心功能不全,需积极减轻心脏前负荷,降低腔静脉压力,减轻肝淤血。

6. 胰腺炎

急性胰腺炎是心脏外科术后比较少见的并发症,严重程度可从亚临床淀粉酶和脂肪酶升高到严重的出血性坏死性胰腺炎。CPB 低灌注、外科出血、SIRS、微栓塞、既往存在胰腺或胆石疾病史是导致胰腺炎的高危因素。胰腺炎的发生通常稍晚于其他类型的 GICS,其典型的症状为上腹部或左上腹部疼痛、恶心、呕吐、腹胀等。实验室检查通常包括淀粉酶和脂肪酶升高,然而,由于高淀粉酶血症在心脏外科患者中发生率很高,因此胰腺炎的确诊更需要结合影像学检查,特别是腹部 CT 检查,其处理与一般患者的胰腺炎相同。

7. 与机械辅助装置相关的 GICS

主动脉外科涉及的循环辅助装置包括 IABP 和 ECMO 装置,这些装置的使用与 GICS 的发生具有相关性。IABP 长期以来被用于心脏术后低心排血量综合征患者的循环支持,尽管改善了冠状动脉灌注并减少了左心室后负荷,但 IABP 的使用是 GICS 的已知危险因素,包括肠缺血、肠梗阻、消化道出血和胰腺炎,而 IABP 球囊的位置不当也已被确定为导致内脏血流下降的重要因素。ECMO 与体循环栓塞、终末器官缺血、消化道出血和腹腔间隔室综合征有关。术后使用上述循环辅助装置,应注意监测 GICS。

五、预　防

目前已提出了一些关于 GICS 的预防策略,包括术前、术中和术后的预防。

1. 术前预防

术前进行血流动力学优化、纠正贫血和低血容量、加强心输出量支持(包括正性肌力药物治疗或 IABP 支持),有利于维持腹腔脏器的灌注,从而减少 GICS 的发生。然而,此方法尚无大规模的临床试验验证。对于术前输血的标准仍存在较大的争议,至今仍未确定最低的术前血红蛋白阈值。另外,H_2 受体阻滞剂或质子泵抑制剂(PPI)的使用可有效抑制胃酸,减少消化溃疡、十二指肠溃疡和消化道出血的风险。建议在围手术期即开始治疗,一旦恢复正常的口服摄入量就停止治疗。

2. 术中预防

术中保持足够的心输出量和氧合非常重要,而确保充分的心输出量和氧输送的血流动力学标准尚未确立。目前可用于监测胃肠道灌注的方法包括胃 pH 值的测量、肝或肠系膜血管血流的超声和肠道运输功能的测量,但未在临床上广泛使用。

正性肌力药物和血管活性药物,如肾上腺素、多巴胺、多巴酚丁胺和血管升压素,尽管可使 MAP 升高、全身血流量增加,却与内脏循环血流量减少相关。这些有害影响部分归因于肠系膜小动脉的收缩,这种收缩是对全身血管收缩的反应,且超过了正常的自我调节。因此,建议通过使用正性肌力药物替代或联合使用以尽量减少血管收缩剂的使用。

有研究提出了通过改进 CPB 以减少 GICS 的一些策略,包括通过优化主动脉插管位置选择,避免主动脉操作过多,仔细排气以减少气态微栓子和动脉粥样硬化栓子;积极纠正贫血;使用具有生物相容性的 CPB 管路;减少血-气界面、CPB 管路的表面积和体积;使用搏动性

CPB 血流；使用近端吻合装置以避免主动脉阻断。然而，上述策略是否有效仍需要进一步证实。

术后 GICS 的发生使主动脉术后患者死亡率显著增加。由于 GICS 症状和体征具有隐匿性且表现非特异性，因此其诊断仍然十分困难，容易导致发现和治疗的延迟。采用有效的预防策略，早期的识别与分层管理，对 GICS 的处理有积极的意义。

拓展阅读

[1] Acosta S, Sonesson B, Resch T. Endovascular therapeutic approaches for acute superior mesenteric artery occlusion[J]. Cardiovasc Intervent Radiol, 2009, 32(5): 896 – 905.

[2] Ashfaq A, Johnson DJ, Chapital AB, et al. Changing trends in abdominal surgical complications following cardiac surgery in an era of advanced procedures. A retrospective cohort study[J]. Int J Surg, 2015, 15: 124 – 128.

[3] Cheng A, Williamitis CA, Slaughter MS. Comparison of continuous-flow and pulsatile-flow left ventricular assist devices: is there an advantage to pulsatility[J]. Ann Cardiothorac Surg, 2014, 3: 573 – 581.

[4] Diaz-Gómez JL, Nutter B, Xu M, et al. The effect of postoperative gastrointestinal complications in patients undergoing coronary artery bypass surgery[J]. Ann Thorac Surg, 2010, 90: 109 – 115.

[5] Dong G, Liu C, Xu B, et al. Postoperative abdominal complications after cardiopulmonary bypass[J]. J Cardiothorac Surg, 2012, 7: 108.

[6] Eris C, Yavuz S, Yalcinkaya S, et al. Acute mesenteric ischemia after cardiac surgery: an analysis of 52 patients[J]. Scientific World Journal, 2013, 2013: 631534.

[7] Filsoufi F, Rahmanian PB, Castillo JG, et al. Adams DH. Predictors and outcome of gastrointestinal complications in patients undergoing cardiac surgery[J]. Ann Surg, 2007, 246(2): 323 – 329.

[8] Grimm JC, Magruder JT, Ohkuma R, et al. A novel risk score to predict dysphagia after cardiac surgery procedures[J]. Ann Thorac Surg, 2015, 100: 568 – 574.

[9] Karangelis D, Oikonomou K, Koufakis T, et al. Gastrointestinal complications following heart surgery: an updated review[J]. Eur J Cardiovasc Med, 2011, 1: 34 – 37.

[10] Loffroy R, Favelier S, Pottecher P, et al. Transcatheter arterial embolization for acute nonvariceal upper gastrointestinal bleeding: indications, techniques and outcomes[J]. Diagn Interv Imaging, 2015, 96: 731 – 744.

[11] Ohri SK, Velissaris T. Gastrointestinal dysfunction following cardiac surgery[J]. Perfusion, 2006, 21: 215 – 223.

[12] Passage J, Joshi P, Mullany DV. Acute cholecystitis complicating cardiac surgery: case series involving more than 16,000 patients[J]. Ann Thorac Surg, 2007, 83: 1096 – 1101.

[13] Patel AJ, Som R. What is the optimum prophylaxis against gastrointestinal haemorrhage for patients undergoing adult cardiac surgery: histamine receptor antagonists, or proton-pump inhibitors[J]. Interact Cardiovasc Thorac Surg, 2013, 16: 356 – 360.

[14] Rastan AJ, Tillmann E, Subramanian S, et al. Visceral arterial compromise during intra-aortic balloon counter pulsation therapy[J]. Circulation, 2010, 122: S92 – 99.

[15] Sabzi F, Faraji R. Liver function tests following open cardiac surgery[J]. J Cardiovasc Thorac Res, 2015, 7: 49 – 54.

[16] Viana FF, Chen Y, Almeida AA, et al. Gastrointestinal complications after cardiac surgery: 10 - year experience of a single Australian centre[J]. ANZ J Surg, 2013, 83: 651 – 656.

[17] Zhang G, Wu N, Liu H, et al. Case control study of gastrointestinal complications after cardiopulmonary bypass heart surgery[J]. Perfusion, 2009, 24: 173 – 178.

第四节　神经系统并发症的管理策略

中枢神经系统（CNS）功能障碍是心脏大血管术后最严重的并发症之一，也是最重要的死亡原因之一。接受了开胸手术的患者可罹患 CNS 并发症，其不仅影响短期临床结局，也影响患者的长期生活质量。据统计，心脏大血管术后出院时约 75% 的患者出现神经认知功能下降，近 30% 的患者会持续到术后 6 个月，并出现生活质量下降，且发生率随年龄的增长而增长。尽管心脏术后 CNS 并发症仅有 20% 与术后因素相关，但几乎所有的神经功能障碍都是在进入 ICU 后才观察到，因此对 CNS 并发症进行系统性监测、识别、预防十分重要。

一、术后 CNS 功能障碍的分类

术后 CNS 功能障碍主要有两种分类方法：基于临床表现的分类（包括 Ⅰ 型和 Ⅱ 型）、基于时间的分类（早发和迟发）。

1. Ⅰ 型和 Ⅱ 型损伤

根据临床表现，主动脉外科术后的 CNS 并发症分为 Ⅰ 型损伤和 Ⅱ 型损伤。

Ⅰ 型损伤发生率不高，但不应忽视其严重程度和不良预后。其损伤常为神经功能缺陷，表现包括致死或非致死性卒中（运动、感觉、语言缺陷或联合缺陷）、缺血缺氧性脑病、局灶性神经损伤、短暂性脑缺血发作（TIA）、出院时仍昏迷或神志不清。Ⅱ 型损伤是除 Ⅰ 型以外的神经功能障碍，其发生率更高，包括新发的智力下降、意识模糊、性格改变、焦虑抑郁、记忆力受损、无明确病灶的癫痫发作、定向力障碍、解决问题的能力受损、注意力和专注力受损、语言问题、学习和记忆问题，而谵妄则是最常见的急性 CNS 障碍表现。出院时约有 50% 的患者、术后 6 个月时约有 30% 的患者存在 Ⅱ 型损伤。

2. 早发和迟发

CNS 损伤的另一种分类则基于术后发生的时间，根据 Karhausen 等的定义，早期卒中发生在术后 0～1 d，而术后 2 d 以上的卒中被归为迟发性卒中。由于病因不同，早期卒中主要是以下因素引起的：手术中微粒和气体栓塞、术中血流动力学紊乱或兼具以上两项。迟发卒中主要由术后高凝状态所导致，围手术期的致病机制包括体液和细胞炎症反应，血小板活化、聚集等。目前认为，术后早期认知功能障碍是"术后晚期认知功能障碍"的重要预测因素。早期卒中以右脑半球为主，而迟发性卒中则分布均匀。

二、CNS 损伤的高危因素与潜在病因

1. 早期脑卒中的危险因素

高龄、术前 AKI、神经系统疾病既往史、操作涉及主动脉粥样硬化区域、CPB 时间延长、女性。

2. 延迟脑卒中的危险因素

神经系统疾病既往史、糖尿病史、主动脉粥样硬化、不稳定型心绞痛、需要正性肌力药物支持、术后新发房颤、低心输出量、术后中重度血小板减少。

3. CNS 损伤潜在的病因与相关机制

已有较多研究讨论了主动脉术后 CNS 损伤的潜在危险因素，这些研究使我们能更深入地评估一些被认为是病因或诱因的高危因素。因此，我们需要在术后考虑这些可能的机制和潜在的危险因素，以便对患者进行适当的管理。心脏外科术后 CNS 功能障碍大多病因不明确，可由多种因素相互影响，潜在的病因大致分类如下：

（1）患者潜在疾病相关的危险因素：术前合并症[糖尿病、高血压、动脉粥样硬化（尤其是升主动脉）、既往脑血管病变]，术前脑血流（CBF）速度（术前左侧低灌注可能是一个危险因素），高龄，术前睡眠情况，术前使用药物情况，以及患者自身因素（女性、高龄、遗传易感性）等。

首先，主动脉外科术后 CNS 并发症的主要表现为缺血性病变，而出血性病变仅不到 5%。然而，与急性（短期）神经

认知障碍相关的主要因素是体外循环相关的炎性反应、微血栓形成和低灌注状态。而与较晚出现的神经认知受损相关的是潜在的脑血管疾病,这种受损一般在手术后1~5年内发生。主动脉粥样硬化与主动脉外科术后的CNS并发症直接相关。事实上,主动脉粥样硬化和脑血管粥样硬化是相互关联的病理过程。有研究指出,心脏外科术后CNS并发症的主要原因在于存在冠状动脉系统问题的患者同时也存在脑血管系统的粥样硬化,在主动脉操作期间,包括主动脉插管、主动脉阻断和移植物近端吻合等操作,主动脉粥样硬化即使尚未形成斑块也可能会破裂。而术前的主动脉CT是目前最敏感的方法,有助于确定合适的插管位置,从而避免术后CNS并发症的发生。

此外,在心脏手术后的糖尿病和非糖尿病患者中,严格的血糖控制被认为是一种神经保护性措施。然而,近年来的证据表明,相对于"常规的血糖控制","严密的血糖控制"对于改善患者预后和降低死亡率的作用并不确定。一个可能的机制是在CPB过程中,胰岛素抵抗较高,并且在CPB后可能存在潜在的低血糖情况,这在术后可能引发脑损伤。

(2)与患者病理生理状态相关的危险因素包括:CPB相关炎症反应、术中低灌注、术中脑氧合状态、术中麻醉药物使用等。CPB及CPB的持续时间被认为是术后CNS功能障碍的独立危险因素。

在CPB期间,CNS的低灌注是一个重要的危险因素。MAP在50~80 mmHg的范围内是大脑自主调节的目标血压区间,MAP在维持大脑皮质末梢动脉和大脑侧支动脉的灌注方面起着重要作用。然而,主动脉手术患者通常存在合并症(如夹层累及颈动脉、头臂干等),因此其大脑自动调节常需要更高的压力,因此CPB期间的MAP上限更适合这些患者,而术中的血压紊乱也可导致CNS的不良事件。目前认为,监测和控制脑灌注的脑血氧饱和度有助于更加精确地进行术中血压管理。

在主动脉手术中,低体温是一种器官保护策略,其对CNS的影响尚待确定,因为尚未证明其对CNS保护的有效性。另一方面,如果在CPB停机期间不使用慢速恢复体温的策略,通常会出现体温过高,而这是CNS并发症的重要危险因素。CPB灌注液温度与鼻咽部温度相差2℃相较于相差6℃更能改善预后。

栓塞被认为是脑损伤的重要病因,包括较大的血栓(来自胸主动脉的动脉粥样硬化残片)和较小的微栓(如脂肪微粒或气栓)。其可以来源于栓塞微粒的脂肪成分,也可以来自心脏切开时吸入的铝剂和硅基制剂,这两种类型的微栓都可以阻塞CNS的末梢动脉。脂质微栓会导致小毛细血管和小动脉的扩张(SCAD),其直径通常为10~70μm,大多数脂质微栓会通过心脏切口和吸引进入大脑的末梢小动脉,导致CNS功能障碍的发生。

(3)手术相关因素:包括心脏切开吸引器的使用,CPB和主动脉阻断(ACC)时间,使用低温,最佳复温,低温的程度和持续时间(尤其是深低温停循环),CPB后高热,手术过程中的排气处理,手术类型(尤其是涉及主动脉根部、瓣膜的手术),外科医生在术中依据主动脉扫描结果进行主动脉插管,CPB期间血流动力学不稳定,手术期间可能出现的低灌注侧的位置(左颈动脉系统与右颈动脉系统),术中的出血量和输血量,由于出血所致的二次开胸,以及术中应用IABP等。

(4)术后相关因素:在主动脉术后CNS并发症中,只有20%是由于术后事件引起,包括术后高热,低血压,术后大量出血和输血,术后中重度血小板减少,新发房颤等。手术后出血,特别是严重出血,输血会独立地增加主动脉术后卒中的风险。有研究发现,术后中重度血小板减少与术后卒中之间存在关联,对卒中的发生有预测价值;贫血是主动脉术后CNS损伤的另一个主要的潜在危险因素,尤其是CPB中红细胞压积低于22%的患者,红细胞压积每下降1%,CNS损伤的概率就增加10%,其机制可能是脑部氧输送降低引起的代偿性脑部小动脉扩张导致的血栓风险增加。然而,仍未证明对贫血患者进行红细胞输注治疗可以预防CNS损伤,应权衡输血带来的风险和益处。

三、药物性神经保护策略

1. 抗炎治疗

SIRS和心脏大血管手术创伤后伴随的神经炎性反应在术后CNS功能障碍中发挥着重要作用。术中的无菌性组织损伤、缺血再灌注损伤、补体激活、肝素中和及血液与CPB管路材料的接触可导致损伤相关的分子模式(DAMP)、趋化因子和细胞因子的释放,这些可溶性介质通过激活模式识别受体导致SIRS,进而导致白细胞介素(白细胞介素-1和白细胞介素-6)、肿瘤坏死因子-α(TNF-α)和DAMP分子(如HMGB1和S100钙结合蛋白)的释放。此外,心脏大血管术后近一半的患者会出现血脑屏障功能障碍,全身炎症介质能够透过破坏的血脑屏障进入大脑。基于这些理论基础,药物抑制炎症反应可能是一种有效的治疗方法,但这种干预是否能改善神经预后,目前尚无定论。

(1)皮质类固醇:目前,对于心脏大血管围手术期预防性使用抗炎药物进行神经保护的有效性尚未达成一致意见。

皮质类固醇应用于全身炎症治疗,研究表明心脏大血管手术围手术期静脉使用地塞米松,可减轻炎症反应造成的脑损伤。但糖皮质激素对体外循环诱导的炎症的影响则存在争议。一方面,由于炎症反应的复杂性,即使在高剂量下,并不是所有的炎症介质都能被糖皮质激素抑制;另一方面,尽管产生的炎症足够被控制,也不会对临床结局产生明显影响。因此,并不建议心脏大血管手术患者常规使用糖皮质激素,而涉及DHCA的全弓置换患者,可根据炎症指标酌情使用。

(2)乌司他丁:又称胰蛋白酶抑制剂,可减轻心脏大血管手术中的炎症反应,并在低流量CPB动物模型中表现出神经保护的特性,但其对术后神经功能保护未产生显著的积极作用。

(3)丙泊酚:在CPB期间使用具有抗炎作用,可降低CPB后患者血浆S100β蛋白水平,有助于在$PaCO_2$波动较大时维持脑血流的稳定。但未发现其可有效减轻CNS损伤,发挥积极的保护作用。

(4)抑肽酶:一种抗纤维蛋白溶解剂,具有抗炎作用,围手术期使用抑肽酶可降低脑卒中的风险,但同样也可增加死亡的风险。

(5)氯胺酮:作为一种非特异性N-甲基-D-天门冬氨酸(NMDA)受体阻滞剂,通过防止谷氨酸引起的毒性损伤调节凋亡蛋白和干扰炎症反应,减少缺血后神经细胞的丢失。氯胺酮具有潜在的神经保护作用,可显著减轻术后认知功能障碍,在麻醉期间可酌情使用。

(6)利多卡因:局部麻醉剂,属于ⅠB类抗心律失常药物,可透过血脑屏障,通过缺血性跨膜离子移位减速,降低脑代谢率,减少缺血兴奋性毒素释放,调节炎症反应,保证脑部血流的供应。利多卡因对神经元的缺血具有保护作用，但对术后认知功能的保护作用仍存在争议。

（7）米诺环素：四环素衍生物米诺环素可显著减轻心搏骤停或 CPB 引起的神经炎症，降低神经细胞 TNF-α 水平，抑制缺氧和凋亡细胞损伤，但临床尚未将其作为常规的神经保护类药物。

（8）盐酸戊乙奎醚：抗胆碱能药物盐酸戊乙奎醚（PHC）可拮抗乙酰胆碱的毒蕈碱能和烟碱能效应。CPB 期间戊乙奎醚预处理后，神经元损伤、炎症和凋亡的标志物显著减少，线粒体受损的发生率明显降低。但这些药物的有效性有待进一步探索研究，如有必要，可在专科医生的指导下进行应用。

2. 非抗炎性药物

（1）一氧化氮（NO）：NO 具有抗氧化、抗凋亡、心脏保护和预防术后 AKI 的作用，但没有证据显示 NO 可减少炎症标志物，也未被证实对大脑产生益处。吸入性 NO（iNO）可用于治疗冠状动脉硬化和肺动脉高压，其血管舒张特性也有利于增加脑灌注，临床上合并肺动脉高压或 ARDS 的患者在进行脑保护时可酌情使用。

（2）二氮嗪：近年发现 KATP 通道激动剂二氮嗪可减轻复苏后的脑损伤，保护线粒体功能，抑制脑细胞凋亡。然而，迄今为止 CPB 期间 KATP 通道激动剂尚未进行测试。

（3）右美托咪定：α2 受体激动剂右美托咪定是目前唯一兼具镇静与镇痛作用的药物，其可抑制交感神经活性，减少受损脑组织坏死、减轻缺血/再灌注损伤、改善神经功能等。

四、非药物性神经保护策略

1. 气体栓塞的预防

由于心脏大血管手术的特殊性，在 CPB 过程中的各种动静脉插管、开放左心室及操作不当等因素，可能形成气体栓塞。目前认为，在 CPB 开始前使用 CO_2 预充整个 CPB 管路再开放升主动脉，可有效减少预充液中微小气栓的形成。使用 CO_2 自心包切口吹入，可显著降低脑部微气栓的发生率。①CO_2 在血液和组织中的溶解度是空气的 25 倍，机体对 CO_2 栓子的耐受性比空气栓子好；②相较于空气，CO_2 的气体密度高，更有利于管路内的空气置换，从而降低了气体栓塞的空气含量。

如发生大量气体意外进入升主动脉，应采取以下措施：

（1）立即停泵，取头低脚高位，剪断 CPB 主动脉泵管，由根部排除部分气体。

（2）将上腔静脉插管先与断开的主动脉管连接，进行暂时性逆行灌注，灌注流量为 1.0～2.0 L/min，灌注时间为 5～8 min，压力为 20～30 mmHg。

（3）全身降温，头部局部降温、使用激素、脱水降颅压等。

（4）术中维持较高的灌注压，吸纯氧，利于气体的吸收和排出。

（5）返回 ICU 后采取冬眠疗法，积极创造条件尽早进行高压氧治疗。

2. 固体栓塞的预防

固体栓塞是由动脉粥样硬化斑块的碎片、脂肪或手术源性的颗粒物质等组成的栓子而导致的栓塞。动脉粥样硬化，尤其是主动脉粥样硬化的病变程度与脑损伤成正相关。在涉及主动脉手术的操作中，例如主动脉钳夹与开放可能会导致动脉壁内斑块的脱落。经食管超声（TEE）及术中主动脉触诊可以帮助医生排查到术前漏诊的主动脉内大的非钙化斑块，而主动脉外超声是术中监测主动脉粥样硬化最敏感的方法，升主动脉超声引导下主动脉手术操作可减少经颅多普勒超声可检测到的脑栓塞信号,有助于外科医生在插入主动脉管及阻断主动脉时,避开动脉粥样硬化斑块,从而改善神经系统的预后。

对于存在升主动脉弥漫性动脉粥样硬化的患者,可采取以下措施:

(1)对可以更改手术方式的患者,将CPB手术转为非体外循环手术。

(2)经腋动脉或其他替代部位的体外循环插管可有效避免从管路高速喷出的动脉血冲击管壁粥样硬化斑块。此外,在腋动脉灌注过程中,由于血流模式(逆向无名和竞争脑内从右到左的侧支血液)的作用,术中产生的任何动脉粥样硬化栓子都将被引导至远离大脑的血流中,从而发挥神经保护作用。

(3)使用"单交叉阻断"技术避免近端旁路移植物吻合口出现部分闭塞。

(4)使用室颤停搏等方式避免主动脉交叉阻断。

(5)行冠状动脉旁路移植术患者,使用全动脉旁路移植术,避免主动脉近端吻合。

(6)先在DHCA下行升主动脉置换术。

此外,与青年患者相比,高龄患者更易合并全身性血管性疾病,发生CNS损伤的概率更高。术前未诊断的脑血管疾病是导致高龄患者围手术期脑卒中和认知功能障碍的重要危险因素。因此,对于老年患者应进行详细的术前颅内血管检查与评估,以及掌握更加严格的手术指征。

3. 血糖控制

许多研究表明,神经认知功能受到血清葡萄糖水平的影响,轻度的血糖升高[>7.8 mmol/L(140 mg/dL)]也可通过多种机制途径影响脑卒中患者的预后。许多心脏大血管外科患者存在糖尿病史,手术应激可降低周围胰岛素的敏感性,引起高血糖,因此严格的血糖控制可作为减轻脑损伤的一种方法。非糖尿病患者围手术期目标血糖控制范围在4.4~6.1 mmol/L,可显著降低神经系统不良事件的发生率。然而,目前仍没有确定的心脏大血管围手术期血糖控制标准。根据美国临床内分泌学家协会和美国糖尿病协会(AACE/ADA)的建议,大多数ICU患者(包括主动脉术后患者)应静脉使用胰岛素来控制高血糖,起始阈值不高于10.0 mmol/L(180 mg/dL),并将血糖水平维持在7.8~10.0 mmol/L(140~180 mg/dL)内。虽然较低的血糖指标可能有利于脑保护,但为避免低血糖的发生,不建议将目标血糖定为<6.1 mmol/L(110 mg/dL)。

4. 血压管理

心脏大血管手术CPB期间的最佳目标血压存在较多争议。低血压可能会减少栓子的清除和脑灌注,特别是流向大脑分界区域的血液,而意外的高血压则易导致出血性脑损伤的发生。基于在长时间最佳MAP下良好的脑血流可确保足够的脑氧和营养供应的观点,CPB期间建议维持在65~85 mmHg,最佳为78 mmHg。另一个研究是基于脑血流自动调节的最佳脑灌注压力,这是大脑在面对波动的血压时保持稳定血流的机制。许多主动脉外科手术患者存在高血压史,高血压会改变正常的脑血流自动调节范围(60~160 mmHg)。由于实际自动调节范围是未知的,CPB期间自动调节的下限可能在45~80 mmHg。此外,术中的脑自动调节功能可根据生理变化而动态变化,基于这种观点,可将MAP目标保持在与患者年龄10年相同的数值内,如70岁以上患者>70 mmHg,80岁以上患者>80 mmHg,但这一经验性目标尚未得到充分的验证。

5. 颈动脉狭窄

颈动脉粥样硬化是心脏大血管外科术后 CNS 功能损害的独立危险因素。颈动脉狭窄或闭塞 50%～99% 的患者围手术期脑卒中的风险为 7.4%；存在 50%～99% 狭窄的无症状患者的脑卒中风险为 3.8%。因此，对于高危患者，术前进行颈动脉双向筛查、多学科评估和干预，可降低术后脑卒中的发生率。新近指南建议，对于单侧或双侧症状性颈动脉狭窄或闭塞患者，应进行同期或分期联合手术来重建颈动脉血运；对于单纯性单侧无症状性颈动脉狭窄的患者进行预防性颈动脉手术干预并不会使患者获益；而对于无症状性双侧重度狭窄（>75%）或单侧狭窄伴随对侧闭塞的患者（有或无脑卒中病史），应通过各种干预方式同时或分期进行颈动脉血运重建。

6. 血红蛋白/红细胞压积

CPB 期间的血液稀释可降低低温期间血液的黏度，减少异体输血的需要。大脑则通过增加脑血流和组织氧摄取来补偿降低的血液携氧能力，但严重的贫血会影响脑氧输送，对大脑的调节功能产生影响。过度的血液稀释与术后脑卒中的风险增加相关，当 CPB 期间红细胞压积（HCT）在 22% 以下时，HCT 每降低 1%，围手术期脑卒中的发生率增加 10%。然而，过多的红细胞输注也会对患者的 CNS 产生不良影响。有研究认为，红细胞输注超过 2 U，术后脑卒中或 TIA 发作的风险会增加 3～4 倍。因此，建议 CPB 期间血红蛋白 <60 g/L 时或术后血红蛋白 <70 g/L 时输注红细胞；当存在远端器官缺血风险时，CPB 期间应将血红蛋白指标提高至 70 g/L 以上；患者的年龄、疾病严重程度、心功能、重要器官组织缺血的风险、活动性出血、混合静脉血氧饱和度、心肌缺血的证据等临床情况，是制定输血决策的重要因素。

7. 温度管理

大脑的氧代谢率受到温度的密切调节，通过诱导低温降低脑氧代谢率可减少氧供（如 CPB 期间）期间的脑缺氧和损伤。因此，建议在心搏骤停后通过诱导低温（外部头部冷却）以改善神经预后和生存率。为了避免 CPB 复温阶段脑温过高，CPB 复温期间动脉管路出口温度应限制在 37 ℃ 以下，复温温度超过 30 ℃ 时，复温速率应 <0.5 ℃/min。心脏大血管术后患者最高温度与术后长期认知功能障碍严重程度相关，建议对于高危患者心脏术后 1 周时轻度诱导低温，以期降低认知功能障碍发生率。

8. 心房颤动（AF）

主动脉外科部分患者进行了同期心内操作（包括瓣膜置换、冠脉搭桥），此类患者术后新发房颤的发生率近 50%，最常发生在术后两三天。术前房颤病史已被确认为患者术后早期和晚期卒中的独立危险因素，而术后新发房颤也与术后晚期卒中相关。ω-3 多不饱和脂肪酸可以降低术后心房颤动和脑卒中等不良结局事件的发生率，建议在高危患者中适当使用。同时，β 受体阻滞剂、胺碘酮、心房起搏和左心耳结扎均可降低围手术期房颤的发生率。

五、主动脉术后谵妄的管理

谵妄是一种常见的、复杂的、多因素的综合征，依据《精神障碍诊断和统计手册，第五版》（DSM-5）或《国际疾病及相关健康问题统计分类》（*International Statistical Classification of Diseases and Related Health Problems*）将其定义为一种神经认知障碍或神经精神综合征，其特征是注意力和意识在短时间内出现紊乱。谵妄是主动脉外科术后最常见的 CNS 合并症,尤其是在主动脉夹层、全弓置换术后的患者人群中,发生率高达50%以上,其从ICU开始,持续到术后第5天,甚至更久。而在老年人中,谵妄更是一个动态、复杂的过程。谵妄由于其症状和体征的波动性,以及临床上缺乏筛查认知功能的常规检查,常被误诊或漏诊。

(一)谵妄的危险因素

在2013年由美国重症监护学院(AC-CM)发布的《重症监护病房中成年患者疼痛、躁动和谵妄管理的临床实践指南》中,所有潜在危险因素中,以下几个基线危险因素被认为与ICU谵妄的发生显著正相关:①既往存在认知障碍或痴呆病史;②高血压病史;③酗酒史;④入院时严重的疾病状态;⑤昏迷。

(二)谵妄的不良后果

①近期和远期死亡率增加;②脑功能受损导致的严重后果,如患者跌倒事件等;③整体医疗费用的增加;④机械通气时间、ICU住院时间、整体住院时间延长;⑤原有的CNS合并症加重,痴呆症的潜在风险增加;⑥给患者及其亲属带来严重的心理困扰。

(三)谵妄的监测与筛查

ACCM 2013年发布的《疼痛、躁动、谵妄管理的临床实践指南》提出了谵妄识别和监测量表,包括意识水平和谵妄监测量表。以下两个筛选量表被推荐为成人ICU谵妄监测的最有效和最可靠的工具,可作为临床实践的常规监测工具,至少每班一次:①ICU的意识障碍评估方法(CAM-ICU);②重症监护谵妄筛查表(ICDSC)。

(四)谵妄的治疗

谵妄的预防和治疗分为药物治疗与非药物干预。

1. 谵妄的药物治疗

使用抗精神病药物对围手术期谵妄进行治疗不作为治疗的常规选择,尤其对于高龄患者而言,抗精神病药物可能会增加围手术期死亡率。因此,目前用于谵妄的药物均未获得美国食品药品监督管理局(FDA)批准。研究较多的药物如下:

(1)氟哌啶醇:在预防和治疗谵妄方面最常用的抗精神病药物,然而关于该药的给药方案,甚至该药对ICU谵妄患者的净危害-获益比较还没有定论,一些研究质疑其利大于弊。用法:静脉注射,5 mg/d,分2~4次;口服,0.5~5 mg,2~3次/天;根据症状,QTc>500 ms停药。不良反应为QT间期异常,尖端扭转性心动过速,室颤和室性心动;锥体外系不良反应或其他CNS问题的风险,如抗精神病药恶性综合征等。

(2)右美托咪定:一种强效的镇静药物,可以帮助减轻谵妄患者的不适感和焦虑情绪。它通过作用于CNS的μ-阿片受体产生镇静效果,有助于降低患者的意识水平和兴奋状态。右美托咪定也具有显著的镇痛效果,它通过作用于阿片受体来产生镇痛效果,可以减轻谵妄患者可能出现的疼痛症状。同时,右美托咪定的镇静作用可帮助减轻患者的兴奋状态,降低其异常行为和焦虑情绪。用法:通过静脉维持给药,通常在0.2~1 μg/(kg·min)的范围内,根据患者的需要来调整剂量。不良反应:低血压、心动过缓、恶心呕吐、呼吸抑制等。

(3)利培酮:口服,0.5~8 mg/d。不良反应包括锥体外系不良反应或其他CNS不良反应的风险,如癫痫、睡眠异常及胃肠道问题。肝肾功能损害需要调整剂量。

(4)奥氮平:口服,2.5~20 mg/d;肌内注射,5~10 mg/d。不良反应包括需要监测 QT 间期延长和潜在的心律失常，CNS 不良反应（如癫痫和锥体外系不良反应）。肝肾功能损害无须调整剂量。

（5）喹硫平：口服，100～400 mg/d，分 2 次服用。不良反应包括需要监测 QT 间期延长和潜在的心律失常，CNS 不良反应。与其他第二代抗精神病药相比，帕金森样效应更少。

（6）齐拉西酮：口服，20～80 mg/d，分 2 次；肌内注射，40 mg/d，分 6～12 次。不良反应包括需要监测 QT 间期延长和潜在的心律失常，CNS 不良反应，胃肠道不良反应等。肝功能不全需调整剂量。

需要注意的是，奥氮平、喹硫平和齐拉西酮不属于术后谵妄常用药物，应根据精神科专科意见谨慎使用。

2. 谵妄的非药物治疗

（1）补偿或预防睡眠剥夺的干预措施：恢复正常睡眠模式，增加夜间睡眠，减少白天睡眠，恢复昼夜睡眠模式，同时增加快速动眼睡眠分数，减少夜间觉醒；模拟或使用自然光、使用具有睡眠/觉醒模式的光照模式，为患者提供适当的光照强度；使用连续的间接低档光，避免光照变化；褪黑激素分泌受 100～500 lx 的光照水平的影响，而 ICU 夜间的光照水平可能在 5～1400 lx，可予患者使用眼罩；噪声水平应不超过 35 dB，可使用耳塞或其他噪声控制策略，以减少或最小化背景噪声；在患者睡眠期间尽可能多地暂停治疗流程和干预，暂停非紧急血液取样、临时拔除导管、暂停临时呼吸治疗、及时解除身体约束等。

（2）改善患者舒适性的干预措施：应积极减轻患者疼痛、压力和焦虑情绪，减轻机械通气的不良影响，合理使用镇痛、镇静剂，尽量防止深度镇静；应增加患者自主性；确保足够的营养、液体摄入；可配合轻抚按摩，或使用简单的 3 min 背部按摩，以改善运动能力的物理治疗。

（3）改善运动和理疗的干预措施：通过被动或主动练习以提高患者的运动范围，鼓励患者早期主动活动、锻炼，尽量避免长时间卧床。

（4）避免社会孤立和刺激认知活动的干预措施：应尽量消除语言、文化和感官障碍；可适当使用音乐、电视等媒体配合治疗；护理人员应每班至少一次调整患者体位；在情况允许下，可让家属在床边陪伴。

拓展阅读

[1] Aldecoa C, Bettelli G, Bilotta F, et al. European Society of Anaesthesiology evidence-based and consensus based guideline on postoperative delirium [J]. Eur J Anaesthesiol, 2017, 34: 192－214.

[2] Bannon L, McGaughey J, Clarke M, et al. Impact of non-pharmacological interventions on prevention and treatment of delirium in critically ill patients: protocol for a systematic review of quantitative and qualitative research[J]. Syst Rev, 2016, 5: 75.

[3] Barr J, Fraser GL, Puntillo K, et al. Clinical practice guidelines for the management of pain, agitation, and delirium in adult patients in the intensive care unit[J]. Crit Care Med, 2013, 41: 263－306.

[4] Brascia D, Garcia-Medina N, Kinnunen EM, et al. Impact of transfusion on stroke after cardiovascular interventions: meta-analysis of comparative studies [J]. J Crit Care, 2017a, 38: 157－163.

[5] El Hussein M, Hirst S, Salyers V. Factors that contribute to under recognition of delirium by registered nurses in acute care settings: a scoping review of the literature to explain this phenomenon [J]. J Clin Nurs, 2015, 24: 906－915.

[6] Fink HA, Hemmy LS, MacDonald R, et al. Intermediate-and long-term cognitive outcomes after cardiovascular procedures in older adults: a systematic review[J]. Ann Intern Med, 2015, 163: 107－117.

[7] Flaherty MP, Mohsen A, Moore JB, et al. Predictors and clinical impact of pre-existing and acquired thrombocytopenia following transcatheter aortic valve replacement[J]. Catheter Cardiovasc Interv, 2015, 85: 118－129.

[8] Fok MC, Sepehry AA, Frisch L, et al. Do antipsychotics prevent postoperative delirium A systematic

review and meta-analysis[J]. Int J Geriatr Psychiatry, 2015, 30:333-344.
[9] Abrahamov D, Levran O, Naparstek S, et al. Blood-Brain Barrier Disruption After Cardiopulmonary Bypass: Diagnosis and Correlation to Cognition [J]. Ann Thorac Surg, 2017, 104(1):161-169.
[10] Steinberg BE, Sundman E, Terrando N, et al. Neural Control of Inflammation: Implications for Perioperative and Critical Care[J]. Anesthesiology, 2016, 124(5):1174-1189.
[11] Ntalouka MP, Arnaoutoglou E, Tzimas P. Postoperative cognitive disorders: an update[J]. Hippokratia, 2018, 22(4):147-154.
[12] Glumac S, Kardum G, Sodic L, et al. Effects of dexamethasone on early cognitive decline after cardiac surgery: A randomised controlled trial[J]. Eur J Anaesthesiol, 2017, 34(11):776-784.
[13] Klinger RY, Cooter M, Bisanar T, et al. Intravenous Lidocaine Does Not Improve Neurologic Outcomes after Cardiac Surgery: A Randomized Controlled Trial[J]. Anesthesiology, 2019, 130(6):958-970.
[14] Wang D, Jiang Q, Du X. Protective effects of scopolamine and penehyclidine hydrochloride on acute cerebral ischemia-reperfusion injury after cardiopulmonary resuscitation and effects on cytokines[J]. Exp Ther Med, 2018, 15(2):2027-2031.
[15] 中国心脏重症镇静镇痛专家委员会(2017). 中国心脏重症镇静镇痛专家共识[J]. 中华医学杂志,2017,97(10):726-734.
[16] Duncan D, Sankar A, Beattie WS, et al. Alpha-2 adrenergic agonists for the prevention of cardiac complications among adults undergoing surgery[J]. Cochrane Database Syst Rev, 2018, 3:CD004126.

第五节　心血管并发症的处理策略

在过去的几十年中，随着心脏大血管手术的日益复杂化，患者年龄偏大，生理储备下降，风险和严重程度指数均大大增加。主动脉外科手术由于疾病的特殊性和操作的复杂性，当合并冠状动脉、瓣膜疾病时，术后有可能发生严重的心血管并发症，识别和处理并发症对心脏外科及重症医生至关重要。

术后心血管并发症的识别主要通过持续的有创和无创监测来完成的，如连续心电图(ECG)、持续动脉血压监测，反复的动脉血气检查、中心静脉压(CVP)的监测、脉搏血氧饱和度、监测肺动脉和混合静脉血氧饱和度(SvO_2)等。胸部X线片可用于评估胸腔积液，经胸和经食管超声心动图(TTE/TEE)可诊断心脏压塞、术后结构异常、评价术后左/右心室功能等。本节将讨论主动脉术后患者可能出现的心血管并发症，以及心脏外科医生、重症监护医生可能采用的各种诊疗措施。

一、血流动力学的监测

主动脉术后患者到达ICU后需要进行密切、持续的血流动力学监测：持续动态的心电监测、持续动脉血压监测、动脉血气分析、连续CVP测量、指脉氧饱和度监测、肺动脉压和心输出量的监测等。肺动脉导管可以用于肺动脉高压、严重的低心输出量，以及鉴别左心衰竭和右心衰竭。

主动脉外科术后监护的主要目的是维持最优的血流动力学和终末器官灌注，在经历CPB后，由于炎症系统的激活，毛细血管通透性的增加，液体迅速向血管外分布，患者常表现为持续的低血容量、低灌注状态。CVP被认为是前负荷的近似指标，推荐通过补充血容量维持CVP在正常范围内(>10 mmHg)。在实施补液之前，可通过被动抬腿试验、腔静脉超声、补液试验来评估患者的容量反应性。

主动脉术后心功能降低可归咎于缺血再灌注损伤、心肌水肿、前负荷不足、后负荷增加，若有同期瓣膜修复、冠状动脉搭桥手术，还需评估是否存在瓣膜修复不充分、再血管化不充分等问题。术后ICU评价心功能状态可通过以下指标：心指数（CI）、足背动脉搏动、末梢循环、SvO_2、内环境、尿量等。

主动脉术后心功能不全的表现为：①MAP＜60 mmHg；②血清乳酸＞2 mmol/L；③尿量＜0.5 mL/h；④SvO_2＜60%，同时动脉血氧饱和度＞95%。

SvO_2是衡量组织灌注的准确指标，它反映了氧供（心输出量）与氧需（代谢状态）的关系，可通过肺动脉导管获得。主动脉术后低心输出量的一些原因可通过心电图、胸部X线、血流动力学指标、CI、TEE/TTE进行评估。心电图可提示心肌缺血或心肌梗死，通过胸部X线检查可以发现大量的胸腔积液或心脏压塞征象，超声心动图可发现新发的室壁运动异常、射血分数降低、新发或残余的瓣膜异常等。

二、低心排血量综合征

1. 病　因

前负荷、后负荷、心肌收缩力、心率是心脏功能表现的主要因素。心肌收缩力不能独立于循环系统，前负荷与后负荷的管理对于优化心功能是必须的。低心排血量综合征是主动脉术后的严重并发症，其定义为：在降低后负荷、维持最佳前负荷、纠正电解质和血气指标的前提下，为了达到心输出量＞2.2 L/（m^2·min）、收缩压＞90 mmHg的目标，需要正性肌力药物持续泵入支持（＞30 min）或者需要IABP，甚至二者齐上。低心排血量综合征是影响主动脉术后并发症发生率和死亡率的重要因素。

引起低心排血量综合征的原因包括：主动脉阻断期间心肌保护不充分、再灌注损伤、SIRS、心肌再血管化不完全等。在主动脉阻断期间，心肌灌注中断，无灌流区可出现潜在的心肌缺血。尽管在心脏停搏液的种类、时间、温度、给药途径和用量、心脏停搏液容积等方面未达成共识，但较多研究已证实术中心肌保护不充分可导致术后低心排血量综合征的发生。因此改进心肌保护方法可使心肌损伤最小化。

心输出量低（即术后左心室射血分数＜40%）与住院时间延长、死亡率增加相关。主动脉术后低心输出量的预测因素包括：术前肾功能不全、高龄、恶病质、女性、再次手术、急诊手术和CPB时间延长、术前左心功能不全、主动脉夹层累及冠状动脉所致的心肌灌注不良综合征。

2. 诊　断

对于接受了心脏大血管手术的患者，重症监护医生应准确并充分地回顾患者术前和术中的血流动力学状态，注意到可能偏离心脏外科患者常规管理的重要事件。诊断的参考指标应包括：收缩压与舒张压趋势的评估、灌注压和外周阻力的计算、心输出量、CI的评估，重视术中心律、心率的变化，需警惕心肌缺血的问题。

3. 处理原则

低心排血量综合征的处理首先必须对潜在的病因进行有针对性的治疗（如低血容量导致的低血压），而血管活性药、血管舒张剂、正性肌力药物的应用应根据特定的血流动力学异常来选择。然而，在已充分使用上述药物治疗的情况下，若血压仍持续低下则可能需要进一步的支持，如类固醇激素或血液制品。若由于镇静、镇痛不充分引起血压升高，可给予阿片类药物和镇静剂治疗。

此外，正性肌力药物的使用应根据肺动脉导管或超声心动图描述的数据来调整，继发于每搏量减少的低心输出量可通过补液和药物（如肾上腺素、去甲肾上腺素、多巴胺、多巴酚丁胺、米力农）来改善。使用临时起搏可改善因心率不足而引起的低心输出量，因此起搏应被视为一种额外的干预手段。IABP仅在血流动力学不稳定并对药物支持无反应时方可采用。

三、心肌缺血（PMI）

为改善部分主动脉手术会同期进行冠状动脉旁路移植术（CABG），对于此类手术，术后心肌缺血以及相关的围手术期心肌梗死仍然是术后严重的并发症。

1. 诊　断

美国胸外科医师协会（STS）定义围手术期心肌缺血事件为至少出现以下情况之一：①与缺血一致的心电图变化；②血清标志物（如肌钙蛋白）升高；③射血分数降低。诊断心肌缺血最常用的实验室检查为肌钙蛋白I和肌钙蛋白C，术前肌钙蛋白升高的患者未必会发生术后心肌缺血，而肌酸激酶同工酶（MB）水平升高则可用于提示术后心肌缺血。由于大部分术后心肌缺血发生在患者气管插管期间，心绞痛相关症状很难识别，因此心电图及相应的实验室检查尤为重要。

主动脉外科手术的不同式可帮助临床医生评估术后心肌缺血的病因。例如，同期行CABG的患者，容易出现术后新移植血管的堵塞，以及继发于术中心肌保护不良导致的残存心肌损伤。同期接受瓣膜修复或置换，尤其是主动脉瓣置换或主动脉根部手术的患者，更容易在解剖结构上影响起源于主动脉窦部的冠状动脉血流。对于上述情况可能需要借助超声心动图评估左、右冠状动脉开口，或进行诊断性的冠状动脉造影、心导管检查，以排除冠状动脉开口或其分支再次闭塞或新发闭塞。

2. 处　理

术后心肌缺血的治疗目标是改善和增加冠状动脉灌注，从而增加心肌灌注。在没有动脉低血压的情况下，静脉血管舒张剂（如硝酸甘油）和动脉血管舒张剂（如硝普钠）可产生显著的改善，而钙通道阻滞剂（硝苯地平、尼卡地平、地尔硫䓬）可改善冠状动脉的痉挛。为增加氧的输送能力，必要时可输注红细胞，提高HCT。对动脉舒张压恢复无反应的患者适当使用血管收缩剂，维持一定的灌注压（MAP > 60 mmHg），需尽快进行必要的有创评估（如冠状动脉造影），并采取适当的治疗干预措施。

四、心律失常

对于进行了心内操作的主动脉术后患者，若术后出现心脏节律的异常，会使病情恶化。心脏电活动异常可继发于术中对心脏直接操作的影响、心脏停搏液的效应、电传导通路受损、机械异常或心脏灌注受损而导致心肌缺血。

1. 诊　断

节律异常可通过至少两个导联的持续心电监护进行准确评估，而更复杂的心律失常需要12导联或18导联心电图确认。常见的心律失常可能包括但不限于：缓慢型心律失常、快速型心律失常、恶性快速型心律失常、多重心脏传导阻滞。

发生于术后早期、晚期最常见的心律失常是心房颤动。多项研究显示，心脏术后10%~40%的患者出现心房颤动，术后当日直至21 d均可发生，较多发生于术后3 d。尽管预防性使用肾上腺素能阻滞剂可减少术后心房颤动的发生率，但这种心律失常仍是心脏大血管手术后住院时间延长和费用增加的重要原因之一。

住院期间心房颤动的预测因素为年龄>65岁、阵发性房颤病史、心房起搏和COPD。出院后心房颤动预测因素为住院期间存在心房颤动、同期进行瓣膜手术和术前存在肺动脉高压。

2. 处 理

窦性心律是保证心室充盈和心脏活动的最佳节律，电转复和药物治疗可用于维持正常的窦性心律。心动过缓可通过心外膜、心内膜起搏器、抗胆碱药物和儿茶酚胺治疗。阿托品（10～40 mg/kg）和格隆溴铵（10～20 mg/kg）是两个有效的抗胆碱药物，但在术后患者往往效果不佳。每搏量足够的窦性心律可能对抗胆碱药物有反应，但心室功能抑制的心动过缓患者更应该接受更充分的儿茶酚胺类药物（如肾上腺素、异丙肾上腺素）的治疗。

围手术期的快速型心律失常对电转复和药物治疗反应较好，电转复后起搏也有助于控制节律异常。排除电解质紊乱后，新发的心房扑动或心房颤动适合同步电转复；β受体阻滞剂（如美托洛尔和普萘洛尔）、钙通道阻滞剂（如维拉帕米和地尔硫䓬）、胺碘酮及地高辛有助于控制节律；室性心动过速的治疗包括硫酸镁、利多卡因、溴苄铵、普鲁卡因胺、直流电复律、β受体阻滞剂；室颤的治疗为立即非同步电除颤。

实施初步纠正节律的措施之后，常有必要使用静脉药物进行维持治疗，如利多卡因（1～3 mg/kg）、普鲁卡因胺[250～500 mg负荷量，随后15～60 mg/（kg·min）]、溴苄铵（5～10 mg/kg）、胺碘酮（1～5 mg/kg）以抑制进一步的节律异常。β受体阻滞剂、血管紧张素转换酶抑制剂、充分补钾或非甾体抗炎药常可减少心房颤动的发生，上述药物可在术前开始使用，并在手术期间持续使用。

五、血管麻痹综合征

血管麻痹是一种血管扩张性、分布性休克，是心脏大血管手术中或术后常见的并发症。围手术期血管麻痹或血管麻痹综合征在临床上以显著的低血压、高或正常的心输出量、低外周血管阻力（SVR），以及CPB期间或之后对液体和缩血管药物需求增加为主要特征。

1. 相关机制和高危因素

血管阻力降低的具体机制尚有争议，有研究认为CPB中血管内皮功能异常导致的炎症反应可能扮演着重要的角色。血管麻痹综合征是一种多因素综合征，包括多种血管舒张机制的病理激活，以及对血管升压素的抵抗，其二者之间的相互作用是常见的。血管平滑肌的质膜中三磷酸腺苷敏感钾通道（K^+-ATP通道）、诱导型一氧化氮（NO）合酶的激活，以及血管升压素的缺乏是导致血管张力降低的首要原因。主动脉术后血管麻痹综合征较为公认的危险因素包括：术前一些药物的使用（如β受体阻滞剂、ACEI、钙通道阻滞剂和胺碘酮）、同期进行瓣膜手术、CPB之前血流动力学不稳定（需要使用血管升压素）、CPB时间延长、CPB中的核心温度升高、术中使用抑肽酶等。

血管麻痹综合征影响患者的整体预后。目前认为，对去甲肾上腺素反应差的难治性血管麻痹与死亡率的增加显著相关。持续超过36～48 h的儿茶酚胺难治性血管麻痹综合征的死亡率可能高达25%。在发生CPB术后血管麻痹的患者中，57.4%的患者预后不良（定义为死亡或住院时间>10 d），而非血管麻痹患者的预后不良发生率仅为22.9%。

2. 治 疗

血管麻痹通常对扩容无反应。去甲

肾上腺素、去氧肾上腺素、大剂量多巴胺、血管收缩药物可增加 SVR，维持 CPB 后的灌注压。当对血管收缩剂无反应时，建议使用亚甲蓝。若存在微循环灌注不良，更大剂量的血管升压素（>0.04 U/min）并没有显示出与单用去甲肾上腺素更有益的作用，甚至会使微循环障碍加重。而大多数研究认为，CPB 术后使用亚甲蓝可作为逆转血管麻痹的最后治疗干预手段。

常用的药物、剂量和作用部位将会在药物使用的相关章节详细介绍。

六、术后心脏压塞（POCT）

心脏压塞（POCT）是主动脉术后心包内血液或液体积聚压迫右心室（或左心室）而导致的一种特殊类型的循环衰竭。心脏大血管术后 POCT 的发生率为 1%~8%。液体积聚使心包腔内压力增高、静脉回流减少。POCT 可继发于外科出血（如缝线、插管部位、乳内动脉分支）或 CPB 相关的凝血异常，临床症状不典型的心包积液在心脏直视手术后很常见。

POCT 的诊断基于临床表现，中心静脉压监测、胸部 X 线平片、超声心动图可以提供最准确的诊断信息。在大量胸腔引流的情况下，任何循环不稳定（如中心静脉压升高、全身血压下降、尿量减少）且正性肌力药物的需求量增加的患者，都应怀疑 POCT 的存在。超声可提示右心房（和右心室）舒张期塌陷及下腔静脉吸气相塌陷的缺失；左心室舒张期塌陷可发生于局部孤立的液体积聚的情况；心包腔内可见液性暗区。

主动脉外科 POCT 发生的独立危险因素的手术类型为主动脉瘤手术和同期进行瓣膜手术。此外，还与女性、术前凝血功能异常、肾衰竭、CPB 时间延长、肺动脉栓塞和较大的体表面积有关。

POCT 尤其常见于瓣膜手术后，因为通常术前长期口服抗凝药；此外，术后抗凝也是主动脉术后心包积液和 POCT 发生的重要因素。POCT 的积液位置往往位于心脏后方或周围，通常为中量或大量心包积液。

一些研究显示，术中进行心包后壁切开可预防左心室后壁的血液积聚。再次开胸探查、移除血凝块、寻找出血点是 POCT 唯一有效的治疗方法。主动脉术后也可出现迟发的心包积液和心脏压塞，多见于主动脉夹层术后，积液可局限于心脏的后部，临床症状不明显而造成漏诊，而 TEE 可发现局限性积液是否存在、积液的量、位置，以及指导引流方案。

七、心搏骤停和心肺复苏（CPR）

心搏骤停在心脏大血管外科术后患者中发生率小于 3%，由于病因可逆，且多发生在 ICU，只要被识别就能得到及时的治疗，预后比其他原因的心搏骤停好。术后心搏骤停最常见的原因是恶性心律失常、大出血和 POCT。多种血流动力学参数（动脉血压、脉搏血氧饱和度、心电图监测、中心静脉压）在 ICU 内均可持续监测，以确保能迅速识别严重事件并快速做出反应。

心搏骤停的诱发因素中围手术期心肌梗死的预后最差，因此其 CPR 的流程与其他情况下的心搏骤停有所不同。最新的心脏术后复苏指南适用于所有在 ICU 内开胸手术的患者。

1. 心搏骤停诊断

在 ICU 内，给予所有患者全面的生命体征监护，而监护仪上出现任何"直线"均应通过 10 s 的大动脉搏动情况（股动脉、颈动脉）来核实。当心电监护导联位置不佳时，亦会表现为"直线"，但此时有创血压波形正常。

2. 除颤

室颤一旦识别，推荐给予连续 3 次的双相电击除颤（200 J 或单向 360 J）以恢复正常节律，在此期间必须进行持续不间断的 CPR。如果除颤失败，推荐静脉注射负荷量胺碘酮（150～300 mg，20～30 min）；若无效，可给予 1 mg/kg 利多卡因。若患者有严重的心动过缓或心搏停止，不能进行电复律，可使用单剂 3 mg 阿托品治疗，设置心外膜起搏 90 次/分；如果达不到足够的心输出量，应开始 CPR；出现无脉性电活动时，必须关闭起搏器以排查室颤。

3. 胸外按压的时机

当出现无脉室速/室颤时，如果除颤不能进行或者失败（3 次尝试失败后），必须开始胸外按压。按压位置应选择在胸骨中段实施，频率为 100～120 次/分，深度 5～6 cm。按压的效果可通过监护仪上的动脉波形进行观测，同时收缩压应大于 60 mmHg。如果有球囊扩张型的瓣膜支架（如 TAVR），胸外按压则存在损伤瓣膜的风险。

4. CPR 时的气道管理

在参与抢救的人员当中，应有专人负责管理患者的呼吸情况。对于插管患者，呼吸机氧浓度应调至 100%，并降低 PEEP。未插管的患者应使用简易呼吸器（球囊面罩）给予 100% 氧气，每按压 30 次给 2 次呼吸；应检查双侧肺膨胀的均匀度，二氧化碳浓度监测图可确认气管插管的位置和 CPR 的质量。评估肺顺应性的粗略方法是断开呼吸机，使用简易呼吸器通气。若通气量足够，应重新连接呼吸机。当肺膨胀困难时，必须排除气管插管阻塞或错位的可能。此时，应拔除气管插管，使用简易呼吸器通气；一旦怀疑张力性气胸，应立即于锁骨中线第二肋间穿刺并放置闭式引流装置。

5. 紧急开胸

除颤或起搏器治疗失败时，在 ICU 内再次开胸被证明是有益的。如果按压后血压仍非常低，且临床考虑心搏骤停的原因可能为大量出血、心脏压塞、张力性气胸等，则需立即开胸探查。外科医生有如下共识：①如果初期复苏无效，应再次开胸；②直接（胸内）心脏按摩时应注意乳内动脉和其他移植物的位置；③存在张力性气胸、心脏压塞、低体温、低/高钾血症等情况均应考虑再次开胸抢救；④相比于胸外按压，直接的心脏按摩可双倍改善冠状动脉和脑灌注压，增加自主循环的恢复的概率。

6. 药物使用

CPR 期间应停止所有非必需药物的输注，在排除可逆性心搏骤停的原因前，建议使用肾上腺素进行抢救；对于室速/室颤的再次电复律失败，以及心搏停止和无脉性电活动时，应予 1 mg 肾上腺素静注；条件允许时，所有药物均应由中心静脉通路给药。

7. IABP 辅助时的心搏骤停

起搏心律时，可通过动脉压力、脉搏血氧饱和度波形的变化以识别心搏骤停。在胸外按压时，应该选择压力触发，1:1 反搏以增加按压的效果。不按压时，必须设置内置固定触发。

8. 心搏骤停后的机械循环支持

当直视下心脏按摩仍不能恢复自主循环时，应尽快启动机械循环支持（如 CPB、ECMO）等。对于循环辅助装置的适应证、使用方法、注意事项等内容，我们将在相关的章节详细介绍。

拓展阅读

[1] Afilalo J, Mottillo S, Eisenberg MJ, et al. Addition of failty and disability to cardiac surgery risk scores identifies elderly patients at high risk of mortality or major morbidity [J]. Circ Cardiovasc Qual Out-

comes, 2012, 5: 222 - 228.

[2] O'Neill WW, Kleiman NS, Moses J, et al. A prospective randomized clinical trial of hemodynamic support with Impella 2.5 TM versus intra-aortic balloon pump in patients undergoing high-risk percutaneous coronary intervention: the PROTECT II study. Circulation, 2012, 126(14): 1717 - 1727.

[3] Parolari A, Pesce LL, Trezzi M, et al. EuroSCORE performance in valve surgery: a meta-analysis[J]. Ann Thorac Surg, 2010, 89: 787 - 793.

[4] Sousa-Uva M, Head SJ, Thielmann M, et al. Methodology manual for European Association for Cardio Thoracic Surgery (EACTS) clinical guidelines[J]. Eur J Cardiothorac Surg, 2015, 48: 809 - 816.

[5] Thygesen K, Alpert JS, Jaffe AS, et al. ESC Scientific Document Group. Fourth universal definition of myocardial infarction (2018)[J]. Eur Heart J, 2018, 40: 237 - 269.

[6] Hausenloy DJ, Boston-Griffiths E, Yellon DM. Cardio-protection during cardiac surgery[J]. Cardiovasc Res, 2012, 94: 253 - 265.

[7] Robinson NB, Sef D, Gaudino M, et al. Postcardiac surgery myocardial ischemia: why, when, and how to intervene[J]. J Thorac Cardiovasc Surg, 2023, 165: 687 - 695.

[8] Biancari F, Anttila V, Dell'Aquila AM, et al. Control angiography for perioperative myocardial Ischemia after coronary surgery: meta-analysis[J]. J Cardiothorac Surg, 2018, 13: 24.

[9] Szavits-Nossan J, Stipic H, Sesto I, et al. Angiographic control and percutaneous treatment of myocardial ischemia immediately after CABG[J]. Coll Antropol, 2012, 36: 1391 - 1394.

[10] De Mey N, Couture P, Laflamme M, et al. Intraoperative changes in regional wall motion: can postoperative coronary artery bypass graft failure be predicted[J]? J Cardiothorac Vasc Anesth, 2012, 26: 371 - 375.

[11] Nicolas J, Soriano K, Salter B, et al. Myocardial infarction after cardiac surgery: when to intervene [J]? J Thorac Cardiovasc Surg, 2021, 165: 1195 - 1201.

[12] Waterford SD, Di Eusanio M, Ehrlich MP, et al. Postoperative myocardial infarction in acute type A aortic dissection: a report from the International Registry of Acute Aortic Dissection[J]. J Thorac Cardiovasc Surg, 2017, 153: 521 - 527.

[13] Gaudino M, Nesta M, Burzotta F, et al. Results of emergency postoperative re-angiography after cardiac surgery procedures[J]. Ann Thorac Surg, 2015, 99: 1576 - 1582.

[14] Squiccimarro E, Labriola C, Malvindi PG, et al. Prevalence and clinical impact of systemic inflammatory reaction after cardiac surgery[J]. J Cardiothorac Vasc Anesth, 2019, 33: 1682 - 1689.

[15] Squiccimarro E, Stasi A, Lorusso R, er al. Narrative review of the systemic inflammatory reaction to cardiac surgery and cardiopulmonary bypass [J]. Artif Organs, 2022, 46: 568 - 577.

[16] Collinson P, Hammerer-Lercher A, Suvisaari J, et al; Working Group for Cardiac Markers, European Federation of Clinical Chemistry and Laboratory Medicine. How well do laboratories adhere to recommended clinical guidelines for the management of myocardial infarction: the CARdiac MArker Guidelines Uptake in Europe Study (CARMAGUE)[J]. Clin Chem, 2016, 62: 1264 - 1271.

[17] Mair J, Lindahl B, Hammarsten O, et al. How is cardiac troponin released from injured myocardium [J]? Eur Heart J Acute Cardiovasc Care, 2018, 7: 553 - 560.

[18] Schneider U, Mukharyamov M, Beyersdorf F, et al. The value of perioperative biomarker release for the assessment of myocardial injury or infarction in cardiac surgery[J]. Eur J Cardiothorac Surg, 2022, 61: 735 - 741.

[19] Onder J. Anesthetic management and considerations for venous air embolism[J]. Int Student J Nurse Anesth, 2017, 16: 9 - 12.

[20] Yamaguchi G, Miura H, Nakajima E, et al. Head-down tilt position successfully prevent severe brain air embolism[J]. SAGE Open Med Case Rep, 2018, 6: 2050313X18809265.

[21] Okoronkwo TE, Zhang X, Dworet J, et al. Early detection and management of massive intraoperative pulmonary embolism in a patient undergoing repair of a traumatic acetabular fracture[J]. Case Rep Anesthesiol, 2018, 2018: 7485789.

[22] Pavlovic G, Banfi C, Tassaux D, et al. Peri-operative massive pulmonary embolism management: is veno-arterial ECMO a therapeutic option[J]? Acta Anaesthesiol Scand, 2014, 58: 1280 - 1286.

[23] Ius F, Hoeper MM, Fegbeutel C, et al. Extracorporeal membrane oxygenation and surgical embolectomy for high-risk pulmonary embolism[J]. Eur Respir J, 2019, 53: 1801773.

[24] Endo A, Kojima M, Hong ZJ, et al. Open-chest versus closed-chest cardiopulmonary resuscitation in trauma patients with signs of life upon hospital arrival: a retrospective multicenter study[J]. Crit Care, 2020, 24: 541.

第六节 脊髓保护策略

在主动脉外科手术中,脊髓损伤在高危人群中很常见,使围手术期死亡率显著增加,因此胸降主动脉(DTA)重建期间和重建后的脊髓保护在临床上很重要。表7.6.1列举了需要重建DTA的疾病,因此而施行的主动脉修复都有脊髓缺血(SCI)的风险,可出现在术中或术后。目前,主动脉外科有3种既定的DTA重建的方法:开放手术(SR)、胸主动脉腔内修复术(TEVAR)和杂交手术(包括SR和TEVAR),DTA修复的手术方法与脊髓损伤的风险显著相关。

本节将描述与DTA修复相关的脊髓损伤的典型临床表现,讨论其发病率、预测因素和发病机制,并探讨不同的主动脉病理和主动脉修复技术在DTA重建期间和之后的脊髓保护策略。在这一背景下,本节将详细讨论脊髓保护策略,总结在DTA修复中脊髓损伤的管理要点。

一、SCI的临床表现

DTA手术相关脊髓损伤的典型临床标志是下肢无力,若肌肉力量弱于重力,则称为截瘫;若下肢能进行与重力相对的运动,则称为麻痹。脊髓损伤的评分系统见表7.6.2,可作为下肢力量评分的标准。下肢无力的表现和演变通常为双侧,但单侧无力也可能是DTA修复后脊髓损伤的表现。在这种情况下,需确认同侧上肢肌力情况,以鉴别脑卒中或脊髓损伤。如果单侧下肢无力是孤立的,应立即启动脊髓损伤的相关治疗以促进脊髓灌注的恢复。

表7.6.1 需要重建胸降主动脉(DTA)的疾病

胸主动脉瘤	胸腹主动脉瘤
A:动脉瘤起源于左锁骨下动脉,远端延伸不超过第6胸椎(T_6); B:T_6后发生的动脉瘤,远端延伸不超过膈肌; C:动脉瘤起源于左锁骨下动脉,远端延伸至横膈肌	Ⅰ型:动脉瘤起源于左锁骨下动脉远端,但在T_6近端,在膈肌外延伸至肾动脉上方; Ⅱ型:动脉瘤起源于左锁骨下动脉远端,但靠近T_6,延伸至肾动脉以下; Ⅲ型:动脉瘤起源于T_6远端,但在膈肌上方,延伸至肾动脉以下; Ⅳ型:开始于膈肌远端,但在肾动脉上方并延伸到肾动脉以下的动脉瘤
下行型胸主动脉夹层(Stanford分型): A型:起源于左锁骨下动脉近端的主动脉夹层; B型:左锁骨下动脉远端主动脉夹层	下行型胸主动脉夹层(DeBakey分型): Ⅰ型:起源于升主动脉,延伸至DTA或腹主动脉; Ⅱ型:切除术仅限于升主动脉和主动脉弓; Ⅲa型:在左锁骨下动脉远端剥离,末端为DTA; Ⅲb型:在左锁骨下动脉远端剥离,终止于腹主动脉
胸主动脉横断	胸主动脉缩窄

表 7.6.2 DTA 重建术后脊髓缺血(SCI)的损伤评分

得分	特征
截瘫	
0	下肢无活动
1	下肢最低程度的活动或轻微摆动
2	下肢活动不抵抗阻力或重力
下身轻瘫	
3	下肢抵抗阻力和重力,但没有站立或行走的能力
4	能在帮助下站立和行走

与 DTA 修复相关的脊髓损伤可分为早发型或迟发型。早发型定义为术后 24 h 内麻醉苏醒时下肢无力;迟发型定义为麻醉苏醒后神经系统检查正常后发生的下肢无力。值得注意的是,脊髓损伤的延迟表现很常见,有一定的复发率。有研究显示,DTA 修复相关的脊髓损伤发生率为 3.9%,其中 63% 为早发型脊髓损伤,37% 为迟发型。迟发型脊髓损伤的临床表现从术后 13 h 延续至 91 d,这证实了在某些胸主动脉术后患者中,脊髓损伤的风险可延续到术后数月。

在近期一项 SR 和 TEVAR 的 DTA 比较中,SR 和 TEVAR 队列中脊髓损伤的发生率分别为 7.5%(29% 即刻和 71% 延迟)和 4.3%(13% 即刻和 87% 延迟)。虽然 TEVAR 组较低的脊髓损伤发生率具有边缘性统计学意义(4.3% vs. 7.5%,$P = 0.08$),但两组间即刻和延迟性脊髓损伤的比例无统计学差异。

总之,无论何种主动脉修复技术,都存在与 DTA 重建相关的脊髓损伤风险。DTA 修复后脊髓损伤术后发生的时间是高度可变的,其表现可能是单侧的,也可能是双侧的。

二、SCI 的预测因素与发病机制

DTA 修复后脊髓损伤的病因是脊髓净氧不足,神经氧需求超过氧供应。脊髓损伤治疗的成功基于对其临床预测因子及其发病机制的全面了解,这些预测因子的共同途径是脊髓侧支动脉网络(SCAN)的主要脊髓氧供应中断。因此,DTA 重建后脊髓损伤发病机制的研究均基于对 SCAN 概念的探索。

学者 Adamkiewicz 的解剖学研究首次证实了脊髓前、后动脉的血管丛接受头动脉、中央动脉和尾动脉的输入。头动脉的输入来自三条头臂动脉,主要供应来自椎动脉;中央动脉的输入主要来自多个节段性主动脉分支,即肋间动脉和腰椎动脉。这种中央动脉供应通常包括一个大的动脉分支,最常见的位于下胸或上腹主动脉的水平,被称为 Adamkiewicz 动脉或大神经根动脉;增加远端脊髓和马尾的动脉供应的尾动脉输入来源于髂内动脉及其分支。Adamkiewicz 研究团队扩展了 SCAN,证实了椎管外的多个动脉丛,包括椎管周围和椎旁网络。最新研究推荐所有考虑 DTA 重建的患者,术前应对大神经根动脉进行 CTA。

研究表明,超过 60% 的病例大神经根动脉从左侧出现,超过 90% 的病例大神经根动脉从 T_8 到第三腰椎(L_3)出现。磁共振血管造影也可对 SCAN 进行详细成像。术前通过磁共振血管造影显示足够的 SCAN 对 DTA 重建期间脊髓功能保留的预测率为 97%，而术前影像学 SCAN 无显影的患者在围手术期发生临床脊髓损伤的风险显著增加。此外，既往有腹主动脉置换术的患者在 DTA 重建后发生脊髓损伤的风险显著增加，这进一步说明了 SCAN 的临床重要性。最近的一项 meta 分析（14 939 项研究）指出，曾行腹主动脉置换术是 DTA 和胸主动脉瘤（TAA）修复后 SCI 的一个重要危险因素，OR 分别为 11.1（$P<0.000\ 1$）和 2.90（$P=0.008$）。在这项 meta 分析中，12.4% 的 DTA 动脉瘤患者和 18.7% 的 TAA 患者之前曾进行过腹主动脉置换术。基于目前的 SCAN 概念，DTA 替代的程度与脊髓损伤风险的程度相关。

脊髓损伤风险与主动脉重建程度的相关性也适用于 DTA 置换术。研究结果显示，C 型 DTA 是脊髓损伤的一个显性预测因子，胸腹主动脉置换术史也是脊髓损伤的一个重要预测因子；无论主动脉修复技术如何，存在足够的 SCAN 相当重要。SCAN 损害的临床指标，如 C 型动脉瘤和（或）既往腹主动脉置换术史，仍然是 DTA TEVAR 后脊髓损伤的重要预测因素。在 DTA 重建过程中，即使可通过 SCAN 保持灌注，围手术期低血压也会引起显著的脊髓损害；在 TAA 的 SR 中，围手术期低血压（定义为收缩压 < 80 mmHg）是脊髓损伤的独立预测因子，而与 CPB 分离后的术中低血压是主动脉重建后围手术期脊髓损伤的最强预测指标。因此，临床上衍生了临界 SCAN 灌注压这一概念，即相对低血压（MAP < 基线的 80%）也被证明与 DTA 重建后延迟脊髓损伤的风险显著相关（$P=0.03$）。在 DTA 修复期间和修复后，SCAN 的灌注压必须作为患者正常基线动脉压进行管理。

此外，在讨论 SCAN 和围手术期灌注压时还提出了脊髓灌注压的概念，其定义为 MAP 与脑脊液压力的差值。值得注意的是，如果中心静脉压始终高于脑脊液压力，则可以代替脑脊液压力，而中心静脉压升高与 DTA 修复后的延迟性脊髓损伤有显著相关性（$P=0.03$）。在中心静脉压显著升高的情况下，应积极控制以增加脊髓灌注压，缓解脊髓损伤。在出现脊髓损伤时，可采用增加脊髓灌注压的方法进行脊髓损伤的抢救治疗。从定义来看，脊髓灌注的增加可以通过增加 MAP 和降低脑脊液压来实现，这两种手段是围手术期脊髓损伤管理的基石。

三、脊髓保护策略：平衡氧气供应和氧气需求

表 7.6.3 总结了 5 种主要的脊髓保护策略，这些策略都旨在保持脊髓内的代谢需求和氧气供应的平衡。第一种策略是尽量减少因主动脉阻断而引起的缺血和最大限度地提高脊髓灌注压力，旨在最大限度地向脊髓供氧。第二种策略是低温和药物神经保护，旨在减少脊髓的氧需求。最后一种策略是早期检测 SCI，并进行强化神经监测以尽早干预，旨在限制氧债的持续时间，恢复脊髓内的供需平衡。

四、尽量减少因主动脉夹闭而引起的脊髓血供中断

在主动脉夹闭期间，正常的脊髓主动脉顺行灌注中断，因而发生脊髓损伤。采用远端主动脉灌注左心转流或 Gott 分流术，可改善主动脉夹远端动脉灌注不足。然而，在没有左心转流的辅助下，术中进行短时间的主动脉钳夹也可以安全地替换 DTA。文献报道显示，外科医生进行 DTA 替换需要的平均主动脉钳夹时间为 26.9 ± 9.9 min（$N=341$），截瘫率

表 7.6.3 DTA 重建中的脊髓保护策略

干预类型	临床示例
在主动脉夹闭时最大限度地增加脊髓灌注	·减少主动脉夹闭时间 ·主动脉被动分流远端主动脉灌注(Gott 分流) ·远端主动脉灌注与部分体外循环 　–避免血管内主动脉支架夹闭
增加氧气供应,最大限度地提高脊髓灌注压	·减少节段动脉后出血 　–节段动脉分支再植术 ·经腰大池引流脑脊液,以及提高平均动脉压
降低体温,减少脊髓需氧量	·轻度至中度全身低温(32℃~35℃) ·深低温停循环(14℃~18℃) ·选择性脊髓低温(硬膜外冷却至25℃)
提高脊髓组织对损伤耐受性的神经保护性药物	·类固醇 ·硫喷妥钠 ·硫酸镁 ·甘露醇 ·纳洛酮 ·利多卡因 ·鞘内注射罂粟碱
早期发现和干预,强化临床监测	·术中监测(患者全身麻醉) 　–体感诱发电位 　–运动诱发电位 ·围手术期监测(患者清醒) 　–术前神经检查建立基线资料 　–术后系列神经检查脊髓出现 SCI ·积极干预 SCI

为 2.3%,但这仅仅是世界顶级主动脉外科中心的结果。对于广泛胸-腹主动脉瘤(TAAA)的 SR(Crawford Ⅰ、Ⅱ型),远端主动脉灌注,随后髂内动脉灌注和 SCAN 的尾侧灌注显著降低了脊髓损伤的发生率;远端主动脉灌注伴左心转流显著降低了脊髓损伤的风险,尤其是在 Crawford Ⅱ 型 TAAA 中(4.8% vs. 13.1%, $P=0.00770$;13% vs. 41%, $P<0.00371$)。一项对当代主动脉外科的调查结果显示,大多数外科医生使用远端主动脉与左心转流(有无氧合器)灌注进行 DTA 的 SR。这种灌注技术能使远端主动脉灌注标准化,从而增加了 SCAN 的尾侧灌注,以尽量减少在主动脉夹持过程中脊髓血供的中断。即使在短的 DTA 段修复,如 DTA 创伤性横断,远端主动脉灌注左心转流或 Gott 分流也显著降低脊髓损伤的风险(2% vs. 33%, $P=0.007$)。在 DTA 的 TEVAR 中,由于没有主动脉夹闭的操作,这可能

是 TEVAR 的脊髓损伤风险显著低于 SR 的原因之一。然而，由于血管内支架造成的节段性动脉闭塞会失去脊髓灌注。因此，其覆盖范围的程度也显著影响脊髓损伤风险。

五、SCI 综合治疗策略

1. 节段性动脉供应的管理

在夹闭的病变主动脉段的操作常导致肋间和腰椎动脉的逆行性出血，SCAN 节段供血动脉的出血引导血液远离 SCAN，产生血管窃血，在主动脉修复过程中加重了脊髓损伤。目前，已开发了各种干预手段以减少节段性动脉窃血：在夹闭的孤立主动脉段切开后用栓钉进行血管闭塞，主动脉内结扎出血的节段血管，用球囊和止血带造成的节段性动脉闭塞，主动脉夹持前的节段性动脉血管的夹闭和分割，将所有节段动脉吻合到血管移植物以维持 SCAN 灌注。这些干预手段的共同原则是防止灌注压力的损失和随后的 SCAN 窃血，并与较低的脊髓损伤临床发生率相关。在 DTA 的 TEVAR 中，如果支架足够紧贴主动脉壁，展开支架可致节段动脉系统堵塞。然而，支架部署后可能会有节段动脉逆行进入病变主动脉，称为Ⅱ型内漏。Ⅱ型血管内漏可促使疾病进展并最终导致主动脉破裂。其次，来自节段动脉的逆行血流可降低 SCAN 的灌注压，进一步加重脊髓损伤。DTA TEVAR 患者的内漏发生率约为 29%，其中Ⅱ型内漏占所有内渗漏的 35%。Ⅱ型内漏的主动干预措施包括额外的血管内主动脉支架植入术或经皮经主动脉针状栓塞节段动脉，而在 DTA 的 TEVAR 中，Ⅱ型内漏被归为主动脉破裂的危险因素，而不是脊髓损伤的高危因素。

2. 脑脊液引流

脑脊液腰椎引流是 DTA 重建后脊髓损伤治疗的一种既定的辅助手段。同前所述，其应用的生理学原理是，降低脑脊液压力可通过 SCAN 改善脊髓灌注压。此外，它还可对抗由于主动脉钳夹、脊髓再灌注、中心静脉压增加和脊髓水肿所致的手术期脑脊液压力增加。已有大量研究表明，脑脊液的腰椎引流能显著降低 DTA 修复后脊髓损伤的发生率。

腰椎脑脊液引流是经皮穿刺，在 $L_3 \sim L_4$ 椎间隙水平置入硅导管（导管可选择专用的持续腰椎引流管，也可选用腰大池引流管），导管进入蛛网膜下腔深度为 10~15cm，其开放端连接三通，其中一端接压力传感器测量腰椎脑脊液压力，另一端接导管进行脑脊液引流（图 7.6.1）。一般来说，腰椎脑脊液压应维持在 12 mmHg 以下或低于中心静脉压，若不达标则开放引流端引流。导管可在手术前或术中置入，术后动态监测脑脊液压力，并引流 24 h。此后，如果患者神经系统检查正常，凝血功能满意，则可移除。腰椎脑脊液引流适用于脊髓损伤高危患者，如既往有主动脉修复和计划广泛血管内修复的患者（通常为 C 型动脉瘤的 DTA，Crawford Ⅰ、Ⅱ型 TAAA）；其潜在的并发症包括头痛、导管弯折、硬膜外血肿、脑膜炎和继发性硬膜内血肿和脑疝。

3. 提高全身动脉压

提高全身动脉压是 DTA SR 和 TEVAR 脊髓损伤的一种确切有效的干预手段，其可增加脊髓灌注压。在 DTA 修复过程中，由于对 SCAN 显性节段性动脉灌注的丢失，脊髓容易因低血压致脊髓损伤。此外，DTA 修复中的脊髓损伤通常累及胸腰脊髓，因而常伴随着显著的交感神经阻断，这种急性交感神经阻断由于全身血管舒张和脊髓灌注压的急剧下降而加重了脊髓损伤的严重程度。因此，目前建议

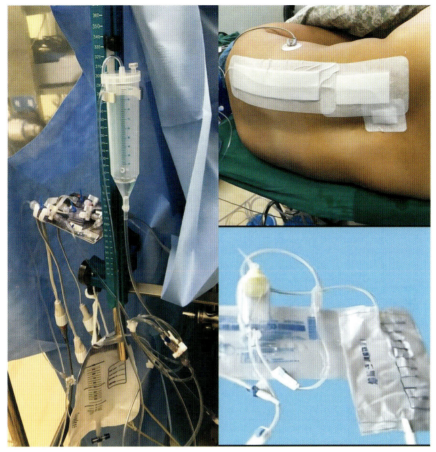

图 7.6.1　脑脊液测压引流装置
通过三通连接带有高度控制的引流袋并连接到中心静脉测压装置上测定脑脊液压力，用宽胶带或敷贴把管道固定至患者肩背部。

DTA 重建后，脊髓灌注压应维持在 70 mmHg 以上，即全身 MAP 为 80～100 mmHg。为达到这一目标，可选用肾上腺素、去甲肾上腺素、去氧肾上腺素和（或）血管升压素等药物进行血管升压治疗。虽然仅提高全身 MAP 有可能逆转脊髓损伤，但如果患者已进行了脑脊液引流，通过腰椎脑脊液引流使脑脊液压力维持在 10 mmHg 以下则可进一步增加脊髓灌注压；另一方面，若患者存在症状性脊髓损伤，提高 MAP 并不足以改善患者症状时，则需要积极进行腰椎脑脊液引流。在 DTA 的 SR 中，低血压和脊髓损伤的风险必须与高血压和动脉出血的风险相平衡，特别是来自新的主动脉缝合线。然而，由于 DTA 的 TEVAR 中没有缝合线，因此更高水平的 MAP 更适用于治疗脊髓损伤。

4. 低体温

脊髓低温能显著降低脊髓需氧量，延长可耐受的缺血期。有动物实验表明，温度降低 5℃，SCI 的缺血耐受性从 20 min 提高到 50 min。因此，全身性轻度低温已在主动脉外科——DTA 修复广泛采用，作为脊髓损伤管理的多模式方法之一。此外，深度低温可进一步延长脊髓的耐受缺血期，例如，在 DHCA 下行弓部置换术，15℃下缺血 2 h 后，脊髓仍能恢复临床正常。除了全身性低温外，利用冷生理盐水进行硬膜外冷却的选择性脊髓低温是另一种被开展的脊髓低温方式，利用这种技术可使脑脊液温度达到26℃。目前，这项技术被少数医疗机构在夹缝主动脉修复技术、CPB下的DTA修复术中联合腰椎脑脊液引流共同使用。这项技术的一个重要观测点是需要密切监测脑脊液压力，以避免脑脊液压力升高和继发的脊髓受压。因此，为避免这一过程引起脑脊液压力升高，如今正研发可应用于蛛网膜下腔和硬膜外腔独立的脊髓冷却导管。在大型动物模型中，这些导管已被证明可显著冷却胸腰段脊髓至25℃～30℃，在DTA修复中对脊髓损伤提供保护，而这项技术的有效性仍待进一步的人体试验以确定。在主动脉夹持时维持脊髓低温和有效灌注的另一种策略是通过奇静脉逆行脊髓灌注，该技术可作为多模式脊髓保护的一种方法，但它的临床有效性仍待进一步确定。

5. 药理学神经保护

新近研究结果显示，多种药物在DTA修复后的神经保护具有一定作用，包括别嘌呤醇、活化蛋白C、腺苷、巴比妥酸盐、卡马西平、依达拉奉、利多卡因、镁、甘露醇、纳洛酮、罂粟碱、前列腺素和类固醇等。虽然麻醉剂在缺血再灌注中建立了预调节剂，但它们也影响了DTA修复术中神经监测的完整性。因此，考虑到术中神经监测的核心作用，这类药物的有效性不太可能在DTA修复术中得到评估。

目前使用最广泛的药物策略是类固醇的使用。类固醇的证据基于实验研究和临床研究，然而，并没有任何随机对照试验对类固醇在DTA修复后脊髓损伤的保护作用进行进一步的确定。在DTA修复中防治脊髓损伤的另一种策略是在主动脉钳夹前进行缺血预处理。在一些动物模型中，无论局部传递还是远程传递的缺血刺激，这种神经保护策略都被证明是有效的。因此，缺血预处理应作为降低DTA重建后脊髓损伤发生率的多模式防治策略之一。

6. 强化神经系统监测以早期识别SCI

在清醒的患者中，脊髓损伤的识别可通过一系列神经系统检查来评估。在DTA修复后的清醒患者中，一旦SCI诊断确立，应立即启动以脑脊液引流为主的抗SCI综合流程。然而，在手术过程中，由于患者为全身麻醉的无意识状态，脊髓损伤的识别难以通过一般的神经系统检查确定，而神经生理学监测则可用于术中患者SCI状态的监测。其中，体感诱发电位（SSEP）和（或）运动诱发电位（MEP）的脊髓损伤检测已被广泛使用，它们可以辅助监测术中的SCI状态，以便及时调整手术策略，降低DTA修复后的永久性脊髓损伤的发生率。

SSEP的脊髓监测包括电刺激周围神经，记录周围神经、脊髓、脑干、丘脑和大脑皮层水平的诱发电位。在DTA修复后的脊髓损伤，下肢SSEP示踪减少或消失。SSEP轨迹监测脊髓背侧和外侧的功能，可在术中执行脊髓抢救措施，如深度低温、主动脉钳修改、节段动脉植入、增强远端主动脉灌注术、提高全身动脉压和腰椎脑脊液引流等。SSEP的神经监测通常可以通过平衡麻醉技术来实现，包括麻醉剂、苯二氮䓬、肌肉松弛剂、异丙酚和限制在小于0.5 MAC的吸入麻醉剂。除麻醉技术外，SSEP痕迹还可受到低温和电干扰的影响。

术中使用的MEP监测包括头皮电刺激，记录胫骨前肌的诱发电位。MEP追踪监测脊髓前部的功能，可靠的MEP示踪所需的麻醉技术是全静脉麻醉伴部分神经肌肉阻滞。与SSEP示踪一样，MEP示踪也受到麻醉技术、低温和电干扰的影响。

新近完成的一项对SSEP和MEP监测的比较研究提供了这些监测方式在当代DTA重建中的应用和相关性的最新见解。结果显示，MEP和SSEP监测在DTA修复术中出现的不可逆脊髓损伤，具有90%的一致性。只有其中一种方式的不可逆变化与术后立即截瘫显著相关（SSEP组OR为21.9，$P<0.00001$；MEP组$P<0.0001$）。SSEP和MEP的可逆变化与脊髓缺损无显著相关性，而术中正常的MEP和SSEP示踪则可基本排除术后立即出现脊髓缺损的可能性。这些结果表明，与单独使用SSEP相比，同时使用SSEP和MEP监测的临床获益并没有增加，但这些手段确实能对术中SCI的监测起到积极的补充作用。

7. 术后SCI的诊疗流程

术后SCI诊疗流程见图7.6.2。

> **SCI的诊断**
> - 症状与体征：截瘫、轻瘫。
> - 脑脊液压力：>15 mmHg。
> - MEP：评估脊髓前侧功能。
> - SSEP：评估脊髓后侧功能。
> - 脊髓CTA/MRI：评估脊髓动脉是否存在栓塞；MRI在T2WI上可表现为缺血部位高信号，通常在发病后8 h出现，而超急性期（3~4 h）则不典型。

> **SCI的处理要点**
> SCI一旦确诊，应立即启动以脑脊液引流为主的抗SCI综合流程。
> - 明确病因：判断是继发于血栓还是灌注降低？是否有外科介入指征？
> - 脑脊液引流。
> - 小剂量激素抗炎（40~120 mg/d）。
> - 维持MBP>70 mmHg。
> - 普通肝素维持抗凝（APTT=1.5~2倍正常值）。
> - 脑血管解痉。
> - 神经营养治疗。

图7.6.2　SCI诊疗流程

脑脊液引流及拔管注意事项见图7.6.3。

> **脑脊液引流注意事项**
> - 压力检测：每30 min。
> - 流速：4~6 drop/min，10~20 mL/h，总量<400 mL/d。
> - 压力<12 mmHg为宜。
> - 观察记录脑脊液的颜色、性状、引流量。
> - 带管时间：5~10 d。
> - 拔除：截瘫症状改善48 h、脑脊液压力稳定24 h或10 d无效。
>
> **拔管注意事项**
> - 拔除前先闭管8 h。
> - 拔管后局部加压包扎。
> - 患者平卧6 h，无头痛、呕吐、心悸等不适则可下床活动。

图7.6.3　脑脊液引流及拔管注意事项

拓展阅读

[1] Greenberg RK, Lu Q, Roselli E, et al. Contemporary analysis of descending thoracic and thoracoabdominal aneurysm repair: a comparison of endovascular and open techniques[J]. Circulation, 2008, 118: 808 – 817.

[2] Dillavou ED, Makaroun MS. Predictors of morbidity and mortality with endovascular and open thoracic aneurysm repair[J]. J Vasc Surg, 2008, 48: 1114 – 1120.

[3] Golledge J, Eagle KA. Acute aortic dissection[J]. Lancet, 2008, 372: 55 – 65.

[4] Svensson LG, Kouchoukos NT, Miller DC, et al. Expert consensus document on the treatment of descending thoracic aortic disease using endovascular stent grafts[J]. Ann Thorac Surg, 2008, 85: S1 – S41.

[5] Hughes GC, Daneshmand MA, Swaminathan M, et al. 'Real world' thoracic endografting: results with the Gore TAG device 2 years after U. S. FDA approval [J]. Ann Thorac Surg, 2008, 86: 1530 – 1538.

[6] Kieffer E, Chiche L, Cluzel P, et al. Open surgical repair of descending thoracic aortic aneurysms in the endovascular era: a 9 – year single-center study[J]. Ann Vasc Surg, 2009, 23: 60 – 66.

[7] Misfeld M, Sievers HH, Hadlak M, et al. Rate of paraplegia and mortality in elective descending and thoracoabdominal aortic repair in the modern surgical era[J]. Thorac Cardiovasc Surg, 2008, 56: 342 – 347.

[8] Kieffer E, Chiche L, Godet G, et al. Type IV thoracoabdominal aneurysm repair: predictors of postoperative mortality, spinal cord injury, and acute intestinal ischemia[J]. Ann Vasc Surg, 2008, 22:

822-828.

[9] Gutsche JT, Szeto W, Cheung AT. Endovascular stenting of thoracic aortic aneurysm[J]. Anesthesiol Clin, 2008, 26:481-499.

[10] Hnath JC, Mehta M, Taggert JB, et al. Strategies to improve spinal cord ischemia in endovascular thoracic aortic repair: outcomes of a prospective cerebrospinal fluid drainage protocol[J]. J Vasc Surg, 2008, 48:836-840.

[11] Amabile P, Grisoli D, Giorgi R, et al. Incidence and determinants of spinal cord ischemia in stent-graft repair of the thoracic aorta[J]. Eur J Vasc Endovasc Surg, 2008, 35:455-461.

[12] Parker JD, Golledge J. Outcome of endovascular treatment of acute type B dissection[J]. Ann Thorac Surg, 2008, 86:1707-1712.

[13] Walsh SR, Tang TY, Sadat U, et al. Endovascular stenting versus open surgery for thoracic aortic disease: systematic review and meta-analysis of perioperative results[J]. J Vasc Surg, 2008, 47:1094-1098.

[14] Tang GL, Tehrani HY, Usman A, et al. Reduced mortality, paraplegia, and stroke with stent graft repair of blunt aortic transections: a modern meta-analysis[J]. J Vasc Surg, 2008, 47:671-675.

[15] Hoffer EK, Forauer AR, Silas AM, et al. Endovascular stent-graft or open surgical repair for blunt thoracic aortic trauma: systematic review[J]. J Vasc Interv Radiol, 2008, 19:1153-1164.

[16] Xenos ES, Abedi NN, Davenport DL, et al. Metaanalysis of endovascular vs open repair for traumatic descending thoracic aortic rupture[J]. J Vasc Surg, 2008, 48:1342-1351.

[17] Backes WH, Nijenhuis RJ, Mess WH, et al. Magnetic resonance angiography of collateral blood supply to spinal cord in thoracic and thoracoabdominal aortic aneurysm patients[J]. J Vasc Surg, 2008, 48:261-271.

[18] Felix I, Schlosser MD, Mojibian H, et al. Open thoracic or thoracoabdominal aortic aneurysm repair after previous abdominal aortic aneurysm surgery[J]. J Vasc Surg, 2008, 48:761-768.

[19] Etz CD, Luehr M, Kari FA, et al. Paraplegia after extensive thoracic and thoracoabdominal aortic aneurysm repair: does critical spinal cord ischemia occur postoperatively[J]? J Thorac Cardiovasc Surg, 2008, 135:324-330.

[20] Augoustides JG. Management of spinal cord perfusion pressure to minimize intermediate-delayed paraplegia: critical role of central venous pressure[J]. J Thorac Cardiovasc Surg, 2008, 136:796.

[21] Augoustides JG. Venous function and pressure: what is their role in the management of spinal cord ischemia after thoracoabdominal aortic aneurysm repair[J]? Anesthesiology, 2008, 109:933.

[22] Feezor RJ, Martin TD, Hess PJ Jr, et al. Extent of aortic coverage and incidence of spinal cord ischemia after thoracic endovascular aneurysm repair[J]. Ann Thorac Surg, 2008, 86:1809-1814.

[23] Morales JP, Greenberg RK, Lu Q, et al. Endoleaks following endovascular repair of thoracic aortic aneurysm: etiology and outcomes[J]. J Endovasc Ther, 2008, 15:631-638.

[24] Gorlitzer M, Mertikian G, Trnka H, et al. Translumbar treatment of type II endoleaks after endovascular repair of abdominal aortic aneurysm[J]. Interact Cardiovasc Thorac Surg, 2008, 7:781-784.

[25] Shine TSJ, Harrison B, De Ruyter ML, et al. Motor and somatosensory evoked potentials: their role in predicting spinal cord ischemia in patients undergoing thoracoabdominal aortic aneurysm repair with regional lumbar epidural cooling[J]. Anesthesiology, 2008, 108:580-587.

[26] Keyhani K, Miller III CC, Estrera AL, et al. Analysis of motor and somatosensory evoked potentials during thoracic and thoracoabdominal aortic aneurysm repair[J]. J Vasc Surg, 2009, 49:36-41.

[27] Messe SR, Bavaria JE, Mullen M, et al. Neurologic outcomes from high risk descending thoracic and thoracoabdominal aortic operations in the era of endovascular repair[J]. Neurocrit Care, 2008, 9:344-351.

(本章作者：方妙弦，雷黎明，宋亚敏，张含笑，王咏琳)

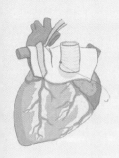

第八章

主动脉外科围手术期常用药物

第一节 心血管活性药物

心血管活性药物在心脏手术围手术期发挥重要作用。该类药物具有高度选择性和特异性，药理机制复杂，药效个体差异大，易产生不良反应，因此须根据药代动力学、药效动力学和药物反应差异性的原则，正确掌握适应证、禁忌证和使用方法，并注意药物间相互作用，科学合理用药，最大程度减少药物不良反应，发挥药物积极作用。本节重点介绍围手术期常用的增强心肌收缩药、血管收缩药、血管扩张药、β受体阻滞剂及钙通道阻滞药等。

血管活性药的受体分为肾上腺素受体和非肾上腺素受体两大类。与血管活性相关的肾上腺素受体分为α1、β1、β2受体和多巴胺受体，非肾上腺素受体包括血管升压素受体1a，钙离子增敏剂。

（1）α1肾上腺素受体：主要分布于血管壁平滑肌细胞。通过激动α1受体增加细胞内钙离子浓度，使血管收缩，主要是肠系膜、皮肤和肾脏小动脉收缩，提高外周血管阻力，血液重新分布。

（2）β肾上腺素受体：与血流动力学相关的主要是β1和β2受体。β1受体主要分布于心脏，药物激动β受体，尤其是β1受体，通过增加细胞内cAMP和钙离子浓度，使心肌收缩。β2受体主要分布于血管平滑肌和支气管平滑肌，激动后使血管舒张、支气管扩张。

（3）多巴胺受体：主要分布于肾脏、内脏（肠系膜血管）、冠状动脉和脑血管床。激动后引起相应血管收缩，还可使去甲肾上腺素释放而致血管收缩。

（4）钙增敏剂：可使心肌对钙内流引起收缩的敏感性增加，使肌纤维张力增加，心肌收缩力增加。这类药还有其他药理学特性，如磷酸二酯酶抑制剂，可抑制cAMP在肌细胞内的代谢，增加cAMP浓度而增强心肌收缩力并使血管扩张。

（5）血管升压素1a受体（V1aR）：通过多重机制来模拟和增大α1受体的血管收缩效应。V1受体普遍存在于体循环血管平滑肌细胞，是非肾上腺素能受体。

一、正性肌力药

增强心肌收缩药又称正性肌力药，主要用于支持循环功能。正性肌力药通过激动不同受体，产生一系列反应，最终致Ca^{2+}升高，增加心肌收缩力。

(一) 多巴胺

1. 药理作用

为内生性儿茶酚胺,激动交感神经系统肾上腺素能受体和位于肾、肠系膜、冠状动脉、脑动脉的多巴胺受体。效应呈剂量依赖性。按估计的瘦体重计算,小剂量 $0.5 \sim 2$ μg/(kg·min)时,直接兴奋内脏及肾脏的突触前 2 型和突触后 1 型多巴胺受体,使肾及肠系膜血管扩张,肾血流量及肾小球滤过率增加,尿量及钠排泄量增多;多巴胺还直接作用于肾小管上皮细胞,导致尿钠浓度增高。中剂量 $2 \sim 5$ μg/(kg·min),能直接激动 β1 受体及间接促使去甲肾上腺素释放,对心肌产生正性应力作用,使心肌收缩力及每搏量增加,最终使心输出量增多、收缩压升高、脉压可能增大,舒张压无变化或有轻度升高,外周总阻力无改变,冠状动脉血流及耗氧改善;较大剂量 $5 \sim 15$ μg/(kg·min)时,激动 α、β 受体,导致心率增快,周围血管阻力增加,肾血管收缩,肾血流量及尿量反而减少。对于伴有心肌收缩力减弱、尿量减少而血容量已补足的休克患者尤为适用。多巴胺静脉注射 5 min 内起效,持续 $5 \sim 10$ min,作用时间的长短与用量不相关。肝、肾及血浆中降解成无活性的化合物,半衰期约为 2 min。一次用量的 25% 左右,在肾上腺素能神经末梢代谢成去甲基肾上腺素。经肾排泄,约 80% 在 24 h 内排出,尿液内以代谢物为主,极小部分为原型。

2. 围手术期应用

(1) 低血压休克:多巴胺对于伴有心肌收缩力减弱、尿量减少而血容量已补足的休克患者尤为适用。多巴胺也适用于心肌梗死、创伤、脓毒症、心脏手术、肾衰竭、充血性心力衰竭等引起的休克综合征。

(2) 低心排血量综合征:低血压并有少尿及心肌收缩乏力的患者,多巴胺剂量不宜超过 10 μg/(kg·min),如效果不佳时加用其他正性肌力药,尽量保留其兴奋 DA 和 β1 受体的效应。由于心输出量及周围血管阻力增加,使收缩压及舒张压均增高。在相同的增加心肌收缩力情况下,致心律失常和增加心肌耗氧的作用较弱。

(二) 多巴酚丁胺

1. 药理作用

多巴酚丁胺兴奋 α、β 受体的消旋混合物。与多巴胺不同,多巴酚丁胺并不间接通过内源性去甲肾上腺素的释放,而是直接作用于心脏 β1 受体,增加心肌收缩力,对血压的总体作用因血管张力和心输出量的不同而不同,降低心室充盈压,促进房室结传导。心肌收缩力有所增强,冠状动脉血流及心肌耗氧量常增加。由于心输出量增加,肾血流量及尿量常增加。在肝脏代谢成无活性的化合物,代谢物主要经肾脏排出。

2. 心脏病患者和围手术期应用

急性心肌梗死后或心脏手术中低心输出量性休克,或心脏病因心肌收缩力下降发展为心力衰竭,包括心脏直视手术后所致的低心排血量综合征,多巴酚丁胺作为短期支持治疗。

3. 剂量和用法

静脉输注 $2 \sim 20$ μg/(kg·min)。某些患者可能对低至 0.5 μg/(kg·min) 的初始剂量即有反应,这种小剂量通常不增加心率。

(三) 肾上腺素

1. 药理作用

肾上腺素兼有 α 受体和 β 受体激动作用,直接作用于受体,效应不依赖于内源性去甲肾上腺素的释放。

2. 围手术期应用

（1）心脏术后低心排血量综合征和心功能减退：肾上腺素升高心脏指数（CI）的作用大于多巴胺和多巴酚丁胺。

（2）心搏骤停：肾上腺素用于复苏时最合适的用量是 0.02~0.2 mg/kg。单剂量一般推荐 1~2 mg 作为成人复苏的初剂量，若无效则每间隔 3~5 min 继续静脉注射，直至恢复窦性心律，同时进行心脏按压、人工呼吸、纠正酸中毒。对电击引起的心搏骤停，也可用肾上腺素配合电除颤仪或利多卡因等进行抢救。

（四）异丙肾上腺素

1. 药理作用

激动 β1 和 β2 受体。正性肌力和正性频率效应，缩短心脏收缩期和舒张期。使支气管平滑肌松弛。

2. 心脏病患者麻醉和围手术期应用

由于异丙肾上腺素可使心率增快和血压升高，因此易发生心肌耗氧增加而导致缺血，仅适用于高度或完全房室传导阻滞、病态窦房结综合征等。严重心动过缓时，如阿托品无效，不需要紧急安装起搏器的患者可使用异丙肾上腺素。

（五）洋地黄类药

1. 去乙酰毛花苷

（1）药理作用：正性肌力作用——选择性地与心肌细胞膜钠钾泵结合而抑制钠钾 ATP 酶活性，细胞质内 Ca^{2+} 增多，激动心肌收缩蛋白；负性频率作用——消除交感神经张力反射性增高，增强迷走神经张力，因而减缓心率、延缓房室传导，使舒张期相对延长，增加心肌血供；大剂量（通常接近中毒量）则可直接抑制窦房结、房室结和希氏束而呈现窦性心动过缓和不同程度的房室传导阻滞。降低窦房结自律性；提高浦肯野纤维自律性；减慢房室结传导速度，延长其有效不应期，可减慢心房颤动或心房扑动的心室率；缩短浦肯野纤维的有效不应期。作用迅速，10~30 min 起效，1~3 h 作用达高峰，作用持续时间 2~5 h。蛋白结合率低，为 25%。半衰期为 33~36 h。3~6 d 作用完全消失。在体内转化为地高辛，经肾脏排泄。

（2）适应证：适用于急性心功能不全或慢性心功能不全急性加重的患者，也可用于控制心功能不全伴快速心室率的心房颤动、心房扑动。

（3）剂量与用法：用葡萄糖注射液稀释后缓慢静脉注射 0.2~0.4 mg。每 2~4 h 可重复 1 次。全效量 1~1.6 mg，于 24 h 内分次注射。必须指出，强心苷的需要量因人而异，不能机械地使用"标准剂量"，而应按照患者的效应确定治疗剂量。

（六）磷酸二酯酶抑制药

1. 米力农

米力农是选择性磷酸二酯酶抑制药第二代产品，具有正性肌力作用和血管扩张作用，可降低肺血管和体循环血管阻力。能改善充血性心力衰竭患者心脏的舒张做功指数，使左心室顺应性改善，并且其压力容量关系向下移动。米力农的心血管效应还与剂量有关，小剂量时主要表现为正性肌力作用，但当剂量加大时，其扩张血管作用增强。

2. 临床应用

（1）治疗心功能不全：用于各种原因引起的急性心力衰竭和慢性心力衰竭急性加重期治疗。静脉应用负荷量为 25~75 μg/kg，之后以 0.25~1.0 μg/(kg·min) 的速率维持。最大剂量不超过 1.13 mg/(kg·d)。

（2）降低肺动脉压，补充或增强 β 受体激动药的效果。

（3）维持输注：0.375~0.75 μg/(kg·min)[常用维持剂量为 0.5 μg/(kg·min)]，肾衰竭患者需减量。

(七)钙剂及其临床应用

1. 钙的药理作用

钙是机体各项生理活动不可缺少的离子,对维持体内环境稳态具有重要意义。钙离子作为细胞内的第二信使,几乎控制着所有细胞功能,包括能量代谢、蛋白磷酸化和去磷酸化、肌肉收缩和舒张、胚胎形成和发育、细胞分化和增殖、学习和记忆、膜兴奋性、细胞周期进程和细胞凋亡等。

钙是维持血液凝固性的重要因子,也是调节神经、肌肉和心血管正常功能的重要阳离子,只有离子钙(Ca^{2+})才具有生理活性。血Ca^{2+}浓度为$1\sim1.5$ mmol/L($4\sim5$ mg/100 mL)。急性低钙血症常见于脓毒症和低心排血量综合征。

2. 围手术期应用

在围手术期,钙剂可用于输血、心内直视手术、心肺复苏和休克等。

(1)输血。在肝、肾功能损害时,可以发生低钙血症。此外,血Ca^{2+}浓度的减少也与输血速度有关。大量输血后是否用钙剂目前的意见仍不一致。一些报道提出,大量输血后的低血钙可使心肌收缩功能减弱,尤其见于原有心肌病者,此时应使用钙剂;成人快速输血[1.5 mL/(kg·min),超过5 min]就应补钙;小儿大手术失血多时,一般每输100 mL全血,补给葡萄糖酸钙100 mg。低钙血症时,β受体阻滞药对心肌的抑制作用增加,已用β受体阻滞药的患者,即使输入适量的枸橼酸血,也应考虑使用钙剂。首量可用氯化钙$5\sim7$ mg/kg,必要时可根据血Ca^{2+}浓度决定再次用量。

(2)心内直视手术。在停止体外循环前后,使用钙剂的目的:①拮抗心脏停搏液中的高钾;②纠正低钙血症,增强心肌收缩,心肌缺血患者伴有中度和重度的低钙血症时,应补充钙剂;③拮抗鱼精蛋白对心血管功能的抑制作用。停止体外循环前后,钙剂不应常规用药,而是根据测定血钙的浓度决定是否使用钙剂。

(3)脓毒症和休克脓毒症时,低血钙患者的病死率也增加。乳酸酸中毒时,血钙水平和酸中度成负相关。细胞内可以发生钙积蓄、钙超载。心血管功能的变化为心肌收缩力和血管张力减退,并且低钙的程度和血压下降及低心输出量相关。导致心功能下降的机制复杂,低血钙不是其唯一原因。地尔硫䓬可以防止细胞内的钙积蓄。脓毒症时也不宜常规使用钙剂。低血容量休克时,主张用钙,以改善其血流动力学的作用。

3. 临床应用

(1)剂量:①10%氯化钙10 mL(含272 mg或13.6 mEq钙),成人$200\sim1000$ mg缓慢静脉注射;儿童$10\sim20$ mg/kg缓慢静脉注射。②10%葡萄糖酸钙10 mL(含93mg或4.6 mEq钙),成人$600\sim3000$ mg缓慢静脉注射;儿童$30\sim100$ mg/kg缓慢静脉注射。

(2)大量输血期间(即输入用枸橼酸保存的血液量超过全身血容量),患者接受了大量的枸橼酸,它可与钙相结合。正常情况下,肝脏代谢很快就能消除血浆中的枸橼酸,从而低血钙就不会发生。然而低温和休克可使枸橼酸的消除减少,导致严重低血钙。快速输入白蛋白可暂时降低游离钙离子的水平。

(3)应当频繁地监测游离钙的水平,以指导钙盐的治疗。甲状旁腺功能正常的成人无需治疗就可快速纠正轻度的低血钙。

(4)心肺复苏期间不建议使用钙剂,除非存在低血钙、高血钾,或有高镁血症。

(八)钙增敏剂——左西孟旦

1. 血流动力学的作用

能增加心肌收缩力而不增加心肌耗氧量。另外,还激活ATP依赖性钾通道而产生血管扩张作用，降低心脏的前、后负荷。左西孟旦仅促进收缩期 Ca^{2+} - 肌钙蛋白结合，而对舒张期 Ca^{2+} - 肌钙蛋白结合没有影响。左西孟旦能够显著改善心功能，使肺动脉压、肺动脉楔压、总外周血管阻力下降，每搏量、心输出量增加，而心率、心肌耗氧无明显变化。

2. 围手术期应用

（1）急性失代偿心力衰竭的治疗：欧洲心脏病协会将左西孟旦写进了心力衰竭的治疗指南，建议对没有低血压和血容量不足的心力衰竭患者选用左西孟旦治疗。

（2）支持心肌缺血患者心脏收缩功能。

（3）心肌顿抑的治疗：心肌顿抑的发生主要是由于心肌细胞内的钙超载，肌丝的损耗和肌丝对钙的敏感性降低所致。左西孟旦能够改善顿抑心肌的收缩功能，同时不会损害舒张功能。

（4）体外循环心脏手术：左西孟旦 18～36 μg/kg 静脉注射后，以 0.2～0.3 μg/(kg·min) 持续输注 6 h，发现患者心功能得到改善，对氧合作用和围手术期的心律失常没有影响。但是研究中发现给药后患者的心率持续增快，1 h 后该作用消失。另有一项对不停搏冠状动脉搭桥术患者使用左西孟旦的随机对照研究发现，高剂量（24 μg/kg）和低剂量（12 μg/kg）的药物均能显著增加心输出量。

（5）右心功能不全：由于左西孟旦降低肺动脉楔压，所以可以用于可逆性肺血管压力升高和有右心功能不全的患者的治疗。在一项随机、对照、双盲试验中，对心功能Ⅲ或Ⅳ级的心力衰竭患者应用左西孟旦 18 μg/kg 静脉注射，然后 0.3 μg/(kg·min) 静脉输注，通过心导管和超声心动图发现右心功能显著改善。

二、血管收缩药

围手术期低血压的发生率非常高。为了维持循环功能的稳定，保护重要脏器功能，及时合理地使用血管收缩药至关重要。

常用血管收缩药物（主要指能激动 α1 肾上腺素能受体的药物）大体上分为两类，即肾上腺素能类和非肾上腺素能类，其中，非肾上腺素能类只包含血管升压素（心脏手术患者和感染性休克患者常用）；而肾上腺素类又分为儿茶酚胺类（去甲肾上腺素、多巴胺、肾上腺素）和非儿茶酚胺类（去氧肾上腺素、间羟胺）（表8.1.1）。

（一）去甲肾上腺素

1. 作用机制

去甲肾上腺素是一种内源性神经递质，由肾上腺素转化而来，存储于交感神经末梢，可非选择性激动 α、β 受体，主要激动肾上腺素 α 受体，引起血管强烈收缩，使血压升高，冠状动脉血流增加；对心脏 β 受体的效应较弱，可通过

表 8.1.1 常用血管收缩药物的作用受体与方式

药物	对受体作用比较			作用方式	
	α	β1	β2	直接	间接
去甲肾上腺素	+++	++	±	+	
间羟胺	++	+	+	+	+
去氧肾上腺素	++	±	±	+	±

激动β受体，使心肌收缩力增强，心输出量增加。直接激动肾上腺素受体，β1受体效应与肾上腺素相当。血液再分布使脑和心脏血流增加，其他部位血管床收缩。产生强烈的α1、α2受体激动效应，去氧肾上腺素(仅有α1受体效应)无效时去甲肾上腺素可能有效。

2. 临床应用

通常初始剂量：5~30 ng/(kg·min)静脉输注(成人)；调节范围30~300 ng/(kg·min)。尽量减少用药时间，密切监测有无少尿和代谢性酸中毒。可采用扩血管药(硝普钠或酚妥拉明)来对抗去甲肾上腺素的α受体效应而保留其β1受体效应，然而，如不需要强烈收缩血管，推荐选用其他药物。

(二)去氧肾上腺素

1. 药理作用

去氧肾上腺素为α受体激动药，是直接作用于受体的拟交感类药，但同时也间接通过促进去甲肾上腺素自贮存部位释放而生效。作用于α受体(尤其皮肤、黏膜、内脏等处)，引起血管收缩，外周阻力增加，使收缩压及舒张压均升高。随血压升高可激发迷走神经反射，使心率减慢，由此可治疗室上性心动过速。去氧肾上腺素是人工合成的α1受体激动剂，几乎不会激动β受体，当去甲肾上腺素无效的时候可以尝试使用。去氧肾上腺素能够收缩血管，反射性降低心率，降低心输出量。

2. 围手术期应用

去氧肾上腺素用于治疗休克及麻醉期间的低血压，也用于治疗室上性心动过速。但高血压、冠状动脉硬化、甲状腺功能亢进(简称甲亢)、糖尿病、心肌梗死者禁用，近两周内用过单胺氧化酶抑制剂者禁用。去氧肾上腺素特别适用于脊髓损伤合并血管麻痹的患者，也适用于冠状动脉搭桥后的患者。当低血压导致了快速性心律失常的时候，使用去氧肾上腺素也非常合适。

3. 剂量与用法

升高血压单次静脉注射0.05~0.3 mg，按需每隔10~15 min给药1次。严重低血压和休克，包括与药物有关的低血压，5%葡萄糖注射液或氯化钠注射液每500 mL中加去氧肾上腺素10 mg(1:50 000浓度)，用药剂量20~50 μg/min，必要时浓度可加倍，根据血压调节去氧肾上腺素用量。

(三)间羟胺

化学性质较去甲肾上腺素稳定，主要作用是直接激动α受体，对β受体作用较弱。间羟胺收缩血管、升高血压作用较去甲肾上腺素弱而持久，略增加心肌收缩性，对肾脏血管的收缩作用较去甲肾上腺素弱，但仍能显著减少肾脏血流量，故临床上作为去甲肾上腺素的替代品，用于各种休克早期及手术后或脊髓麻醉后的休克。

(四)血管升压素

血管升压素(AVP)是由下丘脑合成的九肽化合物，对于渗透压的调节、心血管系统调控及内稳态的维持起着非常重要的作用。同时也是促肾上腺皮质激素的促分泌剂，并影响人的认知、学习和记忆。AVP受体有3个亚型，V1、V2和V3。V1受体分布于多种细胞，包括血管平滑肌细胞，V1受体的激活引起血管收缩。肾集合管细胞有受体表达，V2介导水的潴留；尿崩症可以使用V2受体激动剂去氨加压素(DDAVP)治疗。DDAVP也可以增加凝血因子Ⅷ及血管性血友病因子(vWF)的浓度，减少出血。V1受体主要分布于中枢神经系统，特别是垂体前叶，V1受体的激活调节促肾上腺皮质激素的分泌。AVP通过改变非肾上腺素能血管升压系统 V1 受体发挥作用,并可在血管扩张性休克时通过提高 NO 合成酶改善疗效。目前临床上对休克适用的 AVP 及其衍生物主要有精氨酸升压素和特利升压素。前者可作用于 AVP 受体 3 个亚型——V1、V2 和 V3,后者主要兴奋 V1 受体。

1. 药理作用

调节渗透压,调控心血管系统功能神经体液血管升压系统完好,内源性 AVP 对血流动力学的稳定作用不大,但是,当其他系统功能受损时,如全身麻醉和与硬膜外联合麻醉情况下或有直立性低血压和自主神经功能不全的患者,即使是血浆中 AVP 的微量增加(>2 pg/mL),也可以通过增加外周血管阻力维持血压。促肾上腺皮质激素分泌和 AVP 的中枢调节功能促肾上腺皮质激素释放激素(CRH)和 AVP 都可以和垂体前叶细胞结合,调节促肾上腺皮质激素的释放,且两种激素的联合作用远远超过单种激素作用的简单相加。AVP 通过 V1 受体(曾称 V1b1b 受体)作用于垂体前叶细胞,其对体温调节、认知、记忆及行为调节均有影响。止血作用 DDAVP 属于选择性 V2 受体激动剂,可以增加血浆中凝血因子Ⅷ和 vWF 的浓度。不良反应小。

2. 麻醉和围手术期应用

(1)麻醉期间顽固性低血压:全身麻醉和绝大多数麻醉药物都会影响心血管系统的调节,导致交感神经活性下降,血管平滑肌张力降低。另外,越来越多的患者使用血管紧张素转化酶抑制剂(ACEI),有时还联合使用 β 受体阻滞药,使血压维护受到损害。有病例报道,服用血管紧张素Ⅱ受体拮抗剂(ARB)的患者在麻醉过程中出现低血压,给予 3 次肾上腺素或去氧肾上腺素后仍无反应,而给予 AVP 的 V1 受体激动剂特利升压素 1 min 之内血压显著升高,且维持时间较长。冠心病患者禁用特利升压素。当出现术中低血压对儿茶酚胺反应不佳时,特利升压素一次给药 1 U 是较好的治疗方法,特别是使用肾素—血管紧张素系统抑制剂的患者。特利升压素静脉给药后转化成赖氨酸升压素,产生的血管升压作用可持续 8 h。但是,特利升压素减少内脏血流灌注及氧的输送,应用时应谨慎,特别是有动脉闭塞性疾病的患者。

(2)在感染性休克中的应用:感染性休克患者血液中的 AVP 浓度降低。这种 AVP 相对不足可能是由于下丘脑 AVP 储备的早期耗竭。血管扩张性休克患者容量负荷的心肺传入信号受到抑制或高儿茶酚胺浓度也可以引起 AVP 水平下降。感染性休克患者静脉输注 AVP(0.01 ~ 0.04 U/min)在给药后数分钟增加外周血管阻力和动脉血压。如果患者治疗前没有出现无尿,使用 AVP 治疗后其尿量和肌酐清除率均有显著增加。但是应当限制剂量,以免出现不良后果。大剂量 AVP(超过 0.1 U/min)可能引起肠系膜和肾脏缺血,以及心脏指数、氧输送和氧摄取的减少。输注 AVP 的其他不良反应包括血小板严重减少,转氨酶升高,胆红素升高等。也有报道表明,AVP 外渗可造成局部皮肤严重缺血坏死。严重的血管扩张性休克患者使用低剂量 AVP (0.01 ~ 0.07 U/min)联合去甲肾上腺素可以用于稳定心血管系统功能。

(3)难治性失血性休克:在难治性失血性休克后期,AVP 与儿茶酚胺类药物合用,其效果优于单一药物。失血性休克发展到晚期,对容量治疗及儿茶酚胺类药物均不敏感,这可能是持续的血管扩张和酸中毒引起的结果。在这类患者中 AVP 是很有效的辅助治疗药物。但最佳给药时间与最合适的剂量需要观察疗效进行调整。有报道称，休克状态下给予 3 次肾上腺素或去氧肾上腺素后仍无反应，而给予特利升压素后 1 min 之内可以显著升高血压，且维持时间较长。

（4）在血管扩张性休克中的应用：心肺转流后休克或血流动力学不稳定的患者，心肺转流后发生低血压，需要使用 AVP 治疗。已发现这些患者血浆 AVP 浓度偏低（＜10 pg/mL）。转流后低血压和血浆 AVP 浓度过低的危险因素包括射血分数偏低和使用 ACEI 治疗。接受左心室辅助装置的患者，给予 AVP 由于外周阻力增加而心脏指数保持不变，可使血压快速、显著地升高。同样，AVP（0.1 U/min）对心脏移植后的血管扩张性休克也有效。心脏手术后的儿童患者使用 AVP 0.000 3～0.002 U/（kg·min）也是安全有效的。AVP 还可治疗心力衰竭患者磷酸二酯酶抑制剂引起的低血压。在严重过敏性休克的情况下，患者血管扩张、毛细血管通透性增加及相对低血容量引起心血管性虚脱。有研究报道，数例过敏性休克患者，使用儿茶酚胺类药物无效时，应用 AVP 仍可维持血压。

（5）在心肺复苏中的应用：当心搏骤停患者使用肾上腺素进行 CPR 不成功时，AVP 可以增加部分患者的冠状动脉灌注压，已有抢救成功的报道。

（6）失血性休克：液体复苏是抢救失血性休克的标准疗法，但是失血性休克时间较长的患者，由于持续血管扩张、酸中毒及受体下调和（或）一氧化氮（NO）释放，对液体容量及儿茶酚胺类血管升压药物治疗的反应很差。研究表明，AVP 作为辅助血管升压药用于治疗失血性休克导致的难治性低血压，有助于恢复血液循环。但是各研究的给药时间及剂量相差很大，通常用 0.04 U/min 连续静脉输注。

三、血管扩张药

(一) 硝普钠

硝普钠（SNP）是亚硝基铁氰化钠，为红棕色结晶，易溶于水。使用时应以 5% 葡萄糖溶液稀释，溶液为淡橘红色，性质不稳定，见光易分解。避光保存时在配制后 24 h 内可保持性质稳定。如果溶液变成普鲁士蓝色，提示药液已分解破坏，不能使用。

1. 药理作用

（1）SNP 是 NO 的前体药物，通过直接降解产生 NO，由 cGMP 途径通过蛋白激酶降低血管平滑肌细胞内的钙离子浓度，松弛血管平滑肌，产生扩血管作用。

（2）对动脉及静脉均可产生明显的扩张作用，在降低体循环血压的同时也扩张容量血管。由于压力感受器刺激导致的反射性交感神经兴奋，常伴有心率加快及心肌收缩力增强。在左心功能不全的患者，SNP 可降低体循环与肺循环血压，而对心输出量的影响取决于原先的左心房舒张压力。SNP 降压时对肾血流的影响可能导致肾素—血管紧张素活性的增高，因此停药后较易出现反跳现象。SNP 可能增加正常心肌血流，加重梗死周边部分心肌缺血，即"窃血"现象的发生，此外 SNP 使动脉舒张压明显下降也可能与加重心肌缺血有关。

（3）扩张脑血管的作用可使颅内压增高，但颅内压升高的程度与给药速度及降压程度有密切关系。快速降压较缓慢降压（＞5 min）更易导致颅内压升高；血压降低幅度小于基础值 30% 时颅内压可能升高，但血压降低幅度大于基础值 30% 时颅内压升高的可能不大，甚至可能降低。

（4）可抑制缺氧性肺血管收缩（HPV）的机制，对原先肺功能正常患者的影响尤为明显。

(5) SNP 较大剂量 [> 3 μg/(kg·min)] 输注时,可抑制血小板凝聚功能,可能与细胞内 cGMP 的增加有关。此外,可因高铁血红蛋白产生过多而形成高铁血红蛋白血症。

2. 麻醉和围手术期应用

(1) 控制性降压:在扩血管药物中,相对而言,SNP 对脑血流量的干扰较少。用于控制性降压时,初始剂量通常为 0.3~0.5 μg/(kg·min),然后逐渐加大剂量将血压调节至所需水平,输注速度不应超过 2 μg/(kg·min)。当短时间使用,速度为 10 μg/(kg·min) 时,维持时间应小于 10 min。此外,当降压效果不佳时,应考虑合并使用其他药物。

(2) 高血压危象:SNP 适用于高血压危象的早期处理及缓解,如有后续降压药物,SNP 应尽早撤除。对于短暂手术或操作刺激引起的高血压,可以单次静脉注射 SNP 0.3~1.0 μg/kg,对脑血流影响不大。

(3) 心功能不全:SNP 适用于改善因二尖瓣或主动脉瓣反流引起的心功能不全患者的心功能,当左心室前负荷增加时其作用尤为明显,对心率也无显著影响。但使用时较难调节,可能发生低血压,目前主张使用小剂量,并与增强心肌收缩药联合应用。

(4) SNP 还适用于主动脉手术与体外循环心脏手术中的降压与扩容。

(二) 硝酸甘油

1. 药理作用

(1) 硝酸甘油 (NTG) 通过生成 NO,由 cGMP 途径通过蛋白激酶降低血管平滑肌细胞内的钙离子浓度,松弛血管平滑肌。

(2) 硝酸甘油扩张静脉容量血管的作用强于动脉阻力血管,其舒血管作用能有效降低左/右心室的舒张末期压力,减轻心脏前负荷。在心绞痛心肌缺血时,硝酸甘油可使左心室舒张末期压力和室壁压力降低,有利于血液对缺血部位的心内膜下区域的灌注,并且降低心肌氧耗。心肌梗死患者应用 NTG 有利于缩小早期心肌缺血的范围,而此效应未见于 SNP,可能与 SNP 更容易引起反射性心率加快、心肌窃血及 SNP 对舒张期血压的降低更明显等因素有关。目前尚无证据表明 NTG 能预防尚未发生的心肌缺血。

(3) 对于急、慢性心功能不全的患者,NTG 通过扩张血管,减轻心室前负荷、改善心肌氧供、扩张体循环及肺循环血管等作用,能有效提高心输出量,心率改变不大或轻度增加。对于无心功能不全的患者,NTG 由于降低了心室充盈使心输出量降低,并且血压下降引起的交感神经兴奋可使心率加快,心肌氧耗反而增加。

(4) NTG 主要扩张容量血管,对体循环血压的影响很大程度上取决于血容量是否充足。相对于 SNP,NTG 对体循环阻力的影响相对较小,但是却能够有效地作用于肺血管,其降低肺循环阻力的作用优于 SNP。

(5) NTG 除了血管舒张作用外,还可舒张许多内脏平滑肌,如气道、胃肠道及胆道平滑肌等,偶尔可使奥迪 (Oddi) 括约肌痉挛而对心绞痛的鉴别造成干扰。此外,与 SNP 一样,NTG 也能轻度抑制血小板凝聚功能。

2. 麻醉和围手术期应用

(1) 控制性降压:NTG 可用于控制性降压、缓解高血压危象,以及便于手术中扩容、复温。起始降压或需要紧急降压时可以静脉注射 1~2 μg/kg,持续输注速率为 3~6 μg/(kg·min),根据血流动力学反应适当调整,可将血压降至所需的水平。如果效果不佳，不宜单一加大剂量，在围手术期可考虑辅以静脉或吸入麻醉药及其他扩血管药物。

（2）急、慢性心功能不全：NTG 能有效降低心肌氧耗，减少失代偿心脏的前、后负荷，改善心功能。初始剂量多由 0.1～0.2 μg/(kg·min) 开始，逐渐增加，适当调节至血压不下降或轻度下降，外周血管舒张，心输出量增加。剂量太大可使心室充盈不足，心肌灌注减少，心率代偿性加快，氧供需平衡失代偿。

（三）硝酸异山梨酯（异舒吉）

1. 药理作用

直接松弛平滑肌，尤其是血管平滑肌；对毛细管后静脉血管的舒张作用较小动脉更为持久；对心肌无明显直接作用。由于容量血管舒张，静脉回心血量减少，降低心脏的前负荷，同时外周阻力血管扩张，血压下降，使左心室射血阻力减小，又使心脏后负荷降低。心脏前后负荷的降低使心肌耗氧量减少。经静脉给药，迅速分布至全身，在心脏、脑组织和胰腺中含量较高，脂肪组织、皮肤、大肠、肾上腺和肝脏含量较低，血浆蛋白结合率低。经至肝脏时，大部分药迅速被代谢成活性产物 2-单硝酸异山梨酯和 5-单硝酸异山梨酯，肾脏是其主要排泄途径，其次为胆汁泄。

2. 适应证

适用于急性心肌梗死后继发左心室衰竭，各种不同病因所致左心室衰竭及严重性或不稳定型心绞痛。

3. 用法用量

静脉持续泵注，将硝酸异山梨酯加入 0.9% 氯化钠注射液或 5% 葡萄糖溶液中配制成 50 μg/mL 或 100 μg/mL 的浓度。静脉泵注的初始剂量为 30 μg/min，观察 0.5～1 h，如无不良反应可加倍。药物剂量可根据患者的反应调整，药物总剂量控制在 7.0 mg 以内。

（四）乌拉地尔

1. 药理作用

乌拉地尔是苯哌啶取代的尿嘧啶衍生物，具有外周和中枢双重作用。外周作用为阻滞突触后受体，使血管扩张，外周阻力下降，并有轻度 α2 受体阻断作用。中枢作用主要通过激活 5-羟色胺受体降低延髓心血管中枢的交感反馈调节作用。乌拉地尔在降压时不引起反射性心动过速，心输出量保持不变，对于心功能不全的患者，能使心脏负荷减轻，增加每搏量与心脏指数。

2. 麻醉和围手术期应用

围手术期高血压及高血压危象的控制，静脉注射 0.2～0.6 mg/kg，常用 12.5～25 mg，5～10 min 后可再次重复。静脉维持时初始速度可由 2 mg/min 开始，加大剂量血压并不会过度下降，安全范围较大。

（五）脑利钠肽

1. 药理学特点

脑利钠肽（BNP）又称 β 型利钠肽或奈西立肽，是肾素—血管紧张素—醛固酮系统的天然拮抗激素，在一定程度上可以拮抗交感神经系统的活性，同时具有抑制缩血管活性肽产生、促进血管松弛、利钠、利尿等作用。脑钠肽是利钠肽类的一种肽类激素，具有利钠、利尿和扩张血管的效应。奈西立肽（国内制剂为新活素）是利用重组 DNA 技术从大肠杆菌中获得的合成型人类脑钠肽，与人内源性 BNP 具有相同的氨基酸序列、立体构型及作用机制。

奈西立肽静脉注射后，药物按照二房室模型快速分布，15 min 内即可产生药理学效应。BNP 通过与其受体结合，使第二信使 cGMP 水平升高，从而介导一系列生理学效应，包括抑制肾素—血管紧张素—醛固酮的分泌、增加尿液生成和钠离子排泄，使肾脏对钠、尿的排泄增加；对全身小动脉和小静脉具有明确的扩张作用；可显著降低肺动脉楔压、右房压、心肌张力，增加心脏指数，快速改善患者呼吸困难、乏力等症状。奈西立肽主要与利钠肽C型受体相结合后通过吞饮作用，在细胞内被溶酶体分解代谢，小部分从肾脏排出。

2. 临床应用

奈西立肽适用于急、慢性心力衰竭患者。奈西立肽静脉注射后，起效快，更适用于围手术期急性心力衰竭患者。奈西立肽的临床推荐使用剂量是首先以 2 μg/kg 静脉注射，然后再以 0.01 μg/(kg·min) 静脉输注维持 1~2 d；如患者病情较重，给予推荐剂量不能有效缓解症状，可以在密切临床监测下，每 3 h 静脉注射 1 μg/kg，并适当增加维持剂量，每次增加 0.005 μg/(kg·min)，直到 0.03 μg/(kg·min) 最大维持剂量；用药期间须密切监测血压，如果患者收缩压相对偏低（低于 90~100 mmHg），剂量应减小或停用。在手术中，由于大多数麻醉药都有扩血管、降血压的作用，因此在使用奈西立肽时应常规剂量减半，并根据血流动力学的改变随时调整剂量。由于来自奈西立肽的辅助增强作用，通常可用小剂量利尿药。ACEI类和β受体阻滞药等也可继续使用，但应减少剂量，以免发生血流动力学改变。

四、β受体阻滞药

根据β受体阻滞药的作用特性不同而分为3类：第一类为非选择性的，作用于β1和β2受体，常用药物为普萘洛尔（目前已较少应用）；第二类为选择性的，主要作用于β1受体，常用药物为美托洛尔、阿替洛尔、比索洛尔等；第三类可同时作用于β和α1受体，具有外周扩血管作用，常用药物为卡维地洛、拉贝洛尔。

（一）艾司洛尔

1. 药理作用

艾司洛尔为超短效β受体阻滞药，主要作用于心肌的β1受体，大剂量时对气管和血管平滑肌的β2受体也有阻滞作用。其在治疗剂量下无内在拟交感作用或膜稳定作用。可减慢心率，对抗异丙肾上腺素引起的心率增快。其降血压作用与β受体阻滞程度呈相关性。静脉注射停止后 10~20 min，β受体阻滞作用即基本消失。电生理研究提示，艾司洛尔降低窦房结自律性，延长窦房结恢复时间，延长窦性心律及房性心律时的AH间期，延长前向的文式传导周期。研究提示，在艾司洛尔 0.2 mg/(kg·min) 的剂量下，可减慢静息态心率、收缩压、心率血压乘积、左/右心室射血分数和心脏指数。停药 30 min 后血流动力学参数即完全恢复。

艾司洛尔β受体阻滞作用的特点：①作用迅速、持续时间短。分布半衰期约 2 min，消除半衰期约 9 min。经适当的负荷量，继以 0.05~0.3 mg/(kg·min) 的剂量静脉滴注，5 min 内即可达到稳态血药浓度（如不用负荷量，则需 30 min 达稳态血药浓度）。②选择性地阻断β1受体，艾司洛尔的心脏选择性指数为 42.7，普萘洛尔仅为 0.85。③作用强度弱。④无内源性拟交感活性。⑤无α受体阻滞作用。

艾司洛尔在围手术期应用较其他β受体阻滞药有更多的优点，主要适应证有心房颤动、心房扑动时控制心室率，围手术期高血压，窦性心动过速、室上性心动过速等。

2. 用法用量

（1）控制心房颤动、心房扑动、心室率成人先静脉注射负荷量：0.5mg/(kg·min)，约1 min。随后静脉维持量：自0.05 mg/(kg·min)开始，4 min后若疗效理想则继续维持，疗效不佳可重复给予负荷量并将维持量以0.05 mg/(kg·min)的幅度递增。维持量最大可加至0.3 mg/(kg·min)。

（2）围手术期高血压或心动过速即刻控制剂量为0.5~1 mg/kg，30 s内静脉注射，继续予0.15 mg/(kg·min)静脉输注，最大维持量为0.3 mg/(kg·min)。

（二）美托洛尔

1. 药理作用

美托洛尔对心脏的作用：减慢心率，抑制心肌收缩力，降低自律性和延缓房室传导时间。其对血管和支气管平滑肌有收缩作用，美托洛尔也能降低血浆肾素活性。静脉注射后分布半衰期大约是12 min。在健康志愿者静脉注射后大约在20 min达到最大药效。

2. 适应证

美托洛尔用于治疗高血压、心绞痛、心肌梗死、肥厚型心肌病、主动脉夹层、心律失常、甲状腺功能亢进、心脏神经官能症等。近年来，美托洛尔用于心力衰竭的治疗，但应在有经验的医生的指导下使用。

3. 剂量和用法

治疗高血压时口服每次12.5~50 mg，1~2次/天，维持心率65~70次/分。静脉注射美托洛尔每次2.5~5 mg(2 min内)。心力衰竭时，应在洋地黄和利尿药等抗心力衰竭的治疗基础上使用美托洛尔。

五、钙通道阻滞药

（一）地尔硫䓬

1. 作用机制

地尔硫䓬是非二氢吡啶类钙通道阻滞剂，对心脏表现为轻度的负性肌力和负性频率作用，对大的冠状动脉和侧支循环均有扩张作用。在冠状动脉阻塞后，地尔硫䓬使血流重新分配而改善缺血心肌灌流，使抬高的ST段有所降低并改善心功能，抑制室性期前收缩。延长存活时间。临床证明，地尔硫䓬可使患者的冠状动脉扩张，心输出量、静脉回流量及心率均下降。本药对变异型和劳累型心绞痛都有显著效果。地尔硫䓬可扩张外周血管，降低全身血管阻力，降低血压。地尔硫䓬在降低血压的同时对脉压无明显影响，提示本药同时降低收缩压和舒张压。

2. 临床应用

治疗室上性心律失常、典型心绞痛、变异型心绞痛、高血压和肥厚型心肌病。阵发性室上性心动过速、心房颤动或心房扑动：单次静注，通常成人剂量为盐酸地尔硫䓬10 mg约3 min缓慢静注，并可根据年龄和症状适当增减。手术时异常高血压的急救处置：通常成人以5~15 μg/(kg·min)泵入。当血压降至目标值以后，边监测血压边调节速度。不稳定心绞痛：通常成人以1~5 μg/(kg·min)的速度泵入，应先从小剂量开始，然后可根据病情适当增减，最大用量为5 μg/(kg·min)。

（二）尼卡地平

1. 药理作用

尼卡地平二氢吡啶类钙离子通道阻滞剂，通过阻断细胞外钙离子进入血管平滑肌细胞内，减弱兴奋收缩耦联，降低阻力血管的收缩反应性而起降压作用。

具有高度血管选择性,对血管平滑肌作用极强,且仅作用于中小动脉,对冠状动脉和外周血管具有强扩张作用。

2. 临床应用

尼卡地平用于治疗高血压和心绞痛,也用于脑血管疾病,如蛛网膜下腔出血后处理、脑缺血性卒中、脑动脉硬化症等。用法用量:开始时以 $0.5\mu g/(kg\cdot min)$ 静脉滴注,可逐步增加剂量至 $10 \mu g/(kg\cdot min)$。

第二节 术后出凝血的管理和药物使用

一、围手术期出血的分类

1. 外科性出血

一般是指由于大血管吻合口漏血或者患者原有病变部位损伤性出血,其特点在于出血部位局限于手术部位。文献报道,大血管术后早期因失血量大而需要再次开胸止血的概率是 2%~11%。如今在手术经验丰富的心血管中心,因技术原因或难以控制的大出血死亡的病例逐渐减少,再次开胸止血的患者中只有不到 5% 的患者存在外科源性出血。

2. 非外科性出血

此类出血临床常见。主要原因在于各种原因导致的患者出凝血功能障碍。其特点在于出血部位并不局限于某一切口部位,而是手术部位广泛性渗血,甚至出现紫癜、瘀斑、静脉穿刺部位的出血,以及尿管、鼻咽部插管等多部位出血。

二、大血管手术围手术期出凝血功能障碍

常见主动脉夹层病变发生发展过程中伴随着特有的凝血纤溶活动,急性期表现为活跃的凝血(凝血酶敏感蛋白升高)和纤溶反应(D-二聚体进行性升高),且有出血倾向(凝血酶原时间延长、血小板计数低)。持续而均衡的凝血纤溶活动,会导致纤维蛋白原和凝血因子进展性消耗,最终导致弥散性血管内凝血(DIC),急性期任何打破凝血平衡的治疗都是危险的,需尽快安排手术。非急性期 AD 凝血功能改变与不良事件(瘤样扩张、肝素抵抗、DIC 等)有一定联系。

大血管术后因出血而进行探查术,往往预示手术效果不好、术后需要更长时间的机械通气、急性呼吸窘迫综合征(ARDS)、败血症和心律失常的发生率在这些患者中有所增加。另外,探查术会增加胸骨伤口感染以及与输血相关的感染的发生率。手术造成的大面积组织损伤、体外循环转流过程中长时间的血液和人工材料表面接触、使用大剂量肝素和全身低体温等都能引起机体血液功能障碍,激活炎症反应。这些因素都会加重患者术后凝血功能障碍。

三、出凝血监测

患者转入重症监护病房后,初步评估应在手术组和重症监护小组在场的情况下进行,需评估其出血状况,包括监测胸腔引流量、血流动力学。在 ICU 时,应每隔一段时间(至少每小时)对胸腔引流量进行监测,评估液体量和性质,还应经常检查导管是否通畅,以确保没有血栓阻塞管腔。流量的突然变化应立即引起外科团队的注意,并注意患者在体位变化时可能发生胸管"涌出",这种液体可能只是随着时间的推移而积在胸腔

的液体,并不是新的出血。应连续获得实验室检测值,常用检查如下。

1. 凝血酶原时间(PT)/国际标准化比值(INR)

PT是反映外源性凝血系统的筛选实验,正常为11~13 s,超过对照值3 s以上为异常。在血浆中加入过量的组织凝血活酶和适量的钙剂,观察血浆凝固时间。原始PT值与机构标准化并报告为INR。体外循环后,由于各种因子的消耗,INR通常升高,出血时的升高可以用新鲜冰冻血浆(FFP)纠正。无持续出血迹象的轻度至中度INR升高不需要FFP纠正。PT延长常见于FⅡ、FV、FⅦ、FX或纤维蛋白原缺乏或有相应抗体,这在肝脏疾病、维生素K缺乏、使用华法林和纤溶亢进的患者中比较常见。PT缩短常见血液高凝状态和血栓性疾病,如DIC早期、心肌梗死、脑血栓形成、长期口服避孕药等。

2. 部分凝血活酶时间(APTT)

APTT主要反映内源性凝血系统的功能,正常值为32~42 s,超过正常值10 s以上有诊断意义。APTT异常与FⅡ、FV、FⅧ、FⅨ、FX、FXI、FXII或纤维蛋白原的缺乏或自身拮抗相关。术后患者出血时APTT升高与肝素持续作用有关,可通过给予额外的鱼精蛋白剂量来解决。

3. 血小板计数

血小板计数是指单位容积的血液中血小板的含量,正常值为$(100 \sim 300) \times 10^9/L$。血小板减少常见于生成减少(如再生障碍性贫血)、破坏或消耗增多(如紫癜、DIC)及分布异常。当血小板$< 50 \times 10^9/L$会引起创面渗血过多,$< 20 \times 10^9/L$时可自发性出血。术前血小板计数至少$> 70 \times 10^9/L$,老年人、心功能不全、凝血障碍的患者要求血小板计数$> 100 \times 10^9/L$。另外,长期使用阿司匹林等非甾体抗炎药的患者、尿毒症患者等需要特别注意血小板的功能是否正常。体外循环(CPB)支持会导致血小板计数的减少以及某种程度的血小板功能障碍,这是可逆的。在持续出血的情况下,即使血小板计数正常,也常常需要在出现功能障碍时给予血小板。

4. 活化全血凝血时间(ACT)

将血液放入含硅藻土的试管中,硅藻土对于血液而言是一种异物,通过激活FXI促使血液凝固。ACT本质上是一种反映药物预防接触性血栓能力的非常准确的方法,正常值为90~130 s。ACT常用于CPB监测肝素抗凝效果,并用于计算鱼精蛋白拮抗肝素的用量。除肝素作用外,ACT值还依赖于血小板和纤维蛋白的相互作用。

5. 纤维蛋白原(FG)

FG(也称为因子Ⅰ)有助于血小板聚集和血小板结合。循环中的FG在CPB后降低。血浆FG降低见于DIC消耗性低凝血期及纤溶期、重症肝病等,< 1 g/L时有自发性出血危险。增高见于高凝状态。冷沉淀有高含量的纤维蛋白原(以及因子Ⅶ和Ⅻ),需要时可用作替代物。

6. D-二聚体

D-二聚体是交联纤维蛋白单体经活化因子XIII交联后,再经纤溶酶水解所产生的一种特异性降解产物,是一个特异性的纤溶过程标志物,主要反映纤维蛋白溶解功能。胶乳凝剂法检测正常时D-二聚体为阴性,阳性是鉴别继发性纤溶亢进的重要指标。正常值为< 250 μg/L或< 250 ng/mL,DIC时升高。D-二聚体是一项阴性排除试验。在诊断肺栓塞(PE)中有很高的阴性预测价值,用ELISA法测定< 500 μg/L可排除急性PE,对PE的灵敏度为100%,特异度为26%,阴性预测值为100%。

7. 血栓弹力图（TEG）

TEG 是一种检测血凝块切应弹力的仪器，可以动态监测凝血、血小板聚集、纤溶等凝血全过程，对凝血因子、纤维蛋白原、血小板聚集功能及纤维蛋白溶解等方面进行凝血全貌的检测和评估。其动态描记凝血过程中切应力大小随时间的变化。该方法使用全血作为检测标本，在体外加入高岭土激活，从而启动凝血机制，从内外源凝血系统的启动、纤维蛋白的形成到血凝块溶解进行全程监测，能够准确、直观地反映凝血机制中除血管内皮细胞和血管壁以外的所有出凝血因素。TEG 能动态评估血小板与凝血级联反应的相互作用，以及白细胞、红细胞等细胞成分对血浆因子活动的影响，从而全面分析血液凝固及溶解的全过程。

TEG 的优势在于对整个凝血级联反应进行更全面的分析，包括特定因素的影响以及血栓形成和纤溶作用，可以动态观察血液凝固过程的变化，包括凝血酶原、凝血酶和纤维蛋白的形成速度，纤维蛋白溶解的状态及所形成凝血块的坚固性和弹力度等，还可以用于检测血小板的数量和功能异常。其结果快速准确，而且能较全面地反映整体出凝血功能状态。TEG 的基本参数包括反应时间（R）和血浆凝血因子及循环抑制物活力的功能状态等。血块生成时间（K），取决于内源性凝血因子、纤维蛋白原和血小板的活力，R+K 时间正常值为 10~12 min；血块生成率（α 角）与纤维蛋白原浓度及血小板功能状态有关，正常值为 50°~60°；最大宽度（MA）、纤维蛋白及血小板的状态对其数值影响最大，正常值为 50~70 mm；血块溶解指数（CLI）正常值应>85%；全血块溶解时间（F）正常值>300 min。低凝状态时，R、K 延长，α 角缩小，MA 减小。

四、大血管手术围手术期临床常用止血药物和成分输血

主动脉夹层发生发展及手术干预均会打破原有的凝血平衡状态，因此需要针对其发生发展及围手术期的特定凝血状态进行管理，除监测凝血功能指标外，主要包括纤维蛋白原和鱼精蛋白的补充，氨甲苯酸和氨甲环酸的应用，针对凝血因子缺乏补充相应凝血因子。

1. 巴曲酶

巴曲酶（立止血）可促进出血部位的血小板黏附、聚集和释放，加速血小板血栓的形成；有类凝血酶样作用和类凝血激酶样作用，间接地促进出血部位凝血酶原激活物及凝血酶的形成，使血小板血栓加固成为血小板－红细胞混合血栓，发挥确切的止血效应。临床上用于治疗各种原因引起的出血，特别是应用于传统止血药无效的出血患者。大剂量应用时具有较强的去纤维蛋白原作用，能明显地降低血液中的纤维蛋白原含量，使血液黏度和凝血性下降，故大剂量的立止血具有抗凝作用。立止血每支含有一个克氏单位（KU）的冻干粉，注射前用无菌盐水 1 mL 稀释。1KU 相当于 0.3 国际单位（IU）的凝血酶，相当于 50 μg 的巴曲酶。静注 1 KU 立止血 5~10 min 起效，药效持续 24 h。急性出血时可静脉注射 2 KU，或静脉与肌内各注射 1~2 KU，但每日总量不超过 8 KU。立止血还可局部起效，直接用注射器喷射于创面，并用敷料压迫。

2. 维生素 K

维生素 K 为肝脏合成凝血酶原和凝血因子的必需物质，维生素 K 缺乏时会造成凝血障碍。临床上用于治疗维生素 K 缺乏症；双香豆素类抗凝药和阿司匹林

过量引起的出血；肝脏疾病时，由于凝血物质合成障碍，患者可有出血现象，可以补充维生素 K。

3. 硫酸鱼精蛋白

鱼精蛋白是从雄性鲑鱼或其他鱼类的生殖细胞中提取的低分子量的蛋白质，呈强碱性，半衰期为 30~60 min。鱼精蛋白可与肝素分子中的硫酸基团离子结合，形成鱼精蛋白-肝素复合物，使肝素不能再与 AT-Ⅲ 形成复合物而失去抗凝作用，鱼精蛋白-肝素复合物则被肝脏或网状内皮系统从循环中清除。1 mg 鱼精蛋白可中和 100 U 肝素，在 CPB 手术中总量可用至鱼精蛋白和肝素比例为 (0.8~1.5):1。同时，鱼精蛋白本身也有抗凝作用，它可以激活蛋白酶系统，使血管活性多肽物质（如 5-羟色胺、纤溶酶、组胺和缓激肽）形成与释放增加，引起 FⅧ、纤维蛋白原和血小板减少。应用鱼精蛋白拮抗肝素轻微过量时无明显抗凝血作用，当其用量超过 2~3 倍则可产生抗凝效应。

4. 赖氨酸类似物

赖氨酸类似物在低浓度时能与纤溶酶原的赖氨酸位点结合，阻断纤溶酶原激活物对纤溶酶原的激活，减少纤溶酶原生成纤溶酶；高浓度时直接抑制纤溶酶的活性，阻止纤维蛋白溶解，同时减弱了纤溶酶对血小板膜受体 GPⅠb 的作用，对血小板有一定保护作用。

临床使用的抗纤溶药主要包括：①6-氨基己酸（EACA），由于不良反应较多，现已少用；②氨甲苯酸（PAMBA），又称对羧基苄胺、止血芳酸，作用较 EACA 强 4~5 倍，国内应用较多；③氨甲环酸（TA），又称止血环酸、凝血酸，作用较 EACA 强 5~10 倍，国外应用较多。

EACA 静脉给药 4~6 h 后，约 90% 以原形从尿中排出，有报道可能导致肾小球毛细血管栓塞，故禁用于肾功能不全和泌尿道手术。PAMBA 排泄慢，作用强，不良反应小，消除半衰期约 60 min，大部分以原形从肾脏排泄，日用量一般不超过 0.6 g。TA 与 PAMBA 相似，作用更强，持续时间也较长（>6 h）。

抗纤溶药主要用于全身或局部纤溶亢进引起的出血，手术前或手术早期预防用药，对估计出血较多的手术，可减少出血。另外，CPB 前静脉注射 PAMBA 280 mg，CPB 机预充 280 mg 肝素中和后再给 280 mg，可使术后纵隔引流量明显减少。但应注意，使用抗纤溶药物时须了解患者凝血和纤溶状态，不是纤溶活性增高的出血通常无效。药物过量有形成血栓的倾向。与其他止血药物合用，对缺血性心脏病患者有诱发心肌梗死的风险。

5. 成分输血

围手术期大量输液，如生理盐水、乳酸林格液、血浆代用品等必会导致稀释性血小板/凝血因子减少症，从而引发出血倾向，在原本就有严重肝、肾疾病等出凝血功能障碍的患者更易发生。因此，大量输液的同时，除了直接补充血细胞外，还应注意补充血小板与凝血因子。同时输入大量库存血，特别是库存时间越长，越容易因血小板与凝血因子的缺乏而导致出血。在大量输血、输液后，若考虑凝血功能异常，可进行凝血实验及纤溶实验，根据凝血因子减少的性质，选用 FFP、新鲜全血、凝血酶原复合物、血小板、冷沉淀等。

（1）浓缩红细胞：临床输血多用浓缩红细胞，为血液经处理后除去绝大部分血浆的红细胞，其红细胞压积（HCT）为 70%~80%。与相同容量的全血相比，携氧能力更高，因而可达预期输血目标，引起循环超负荷的危险性减少，同时消除了患者产生高血钾或高血氨的危险。正常成人每输入 1 U 浓缩红细胞(110～120 mL)将使 HCT 增加 3% 左右,血红蛋白(Hb)增加 10 g/L 左右。

(2)FFP:是在采血后 6 h 内分离并速冻的一种血液成分,含有全部的凝血因子。人体的止血过程至少需要 30% 的正常凝血因子和 50% 的纤维蛋白原,而输注 FFP 10～15 mL/kg 通常可增加成人凝血因子正常值的 30%。正常成人血浆容量约为 3 L,故 15 mL/kg 的 FFP 可补充相当于正常人 30% 的不稳定凝血因子,使凝血功能维持在正常状态。手术中出现非手术原因的异常出血,而且 APTT 和 TEG 的 R 值明显延长时,就应输入 FFP。FFP 也常用于纤维蛋白原缺乏、大量输血及补充血小板后仍然继续出血的患者。每单位 FFP 相当于 200～250 mL,每毫升 FFP 含纤维蛋白 2～4 mg。迅速逆转华法林只需 FFP 5～8 mL/kg。

(3)冷沉淀(CP):来自 FFP,含有高浓度纤维蛋白原(FIB)、vWF 和 FⅦ,主要用于出血和纤维蛋白原低于 80 mg/dL 的患者。1 U(袋)的 CP,容量为 20～30 mL,1 U CP 至少含 FIB 140 mg、FⅦ 70 IU。用于止血一般需 10～20 U 的 CP。每 7～10 kg 体重使用 1 U 冷沉淀,可使无大量失血的患者血纤蛋白原(Fg)水平增加 0.5 g/L。当 Fg 含量低于 1.0 g/L 时,应开始补充 CP。用前将 CP 置于 37℃ 水浴中在 10 min 内融化,融化后尽快输注。如果加温后仍不能完全融化,提示 FIB 已转化为纤维蛋白,则不能使用。

(4)血小板:心脏手术时,CPB 管道表面的生物非相容性、血气直接接触、血流切应力、肝素及鱼精蛋白的应用和低温等因素的综合作用,导致血小板损伤及活化,沉积于巨大的异物表面及内脏器官内。同时 CPB 期间血小板聚集功能也下降,当血小板计数低于 $50 \times 10^9/L$ 并伴有广泛渗血时,应及时输注血小板。如果手术后有持续性出血倾向,又排除了外科出血的可能,此时即使血小板数量不低,但血小板功能受损,及时输注血小板会获得良好的止血效果,因为血小板在创面止血过程中起着较为重要的作用。广泛渗血的主要原因不是凝血因子缺乏,凝血因子即使减少至原来的 25%～30% 仍能发挥凝血功能,这时输用血小板,通过血小板栓的形成,才能修复血管内皮损伤,封闭血管创面。对复杂的大血管手术和二次心脏手术的患者,术后实施血小板的预防性输注,止血效果明显,也减少红细胞和 FFP 的用量,减少术后胸腔积液出量。对术前服用阿司匹林药物的患者,预防性输注血小板确实有减少出血的疗效。1 U 血小板可使血小板计数增加 $(5～10) \times 10^9/L$。通常每 10 kg 体重需输注 1 U 血小板。但如果是因破坏过多(抗血小板抗体)造成的血小板减少或功能异常,则输注血小板的效果差。

(5)冻干人纤维蛋白原:自健康人血浆中分离提纯并经病毒灭活处理,冻干而成,为白色或淡黄色固体。纤维蛋白原纯度不低于 80%。纤维蛋白原是血栓形成的重要反应底物,参与血栓形成的关键步骤。纤维蛋白原在凝血酶、血纤维稳定因子(FⅩⅢa)、Ca^{2+} 等凝血因子的作用下形成纤维蛋白单体,并相互共价结合形成纤维蛋白多聚体,其 α 链交错重叠共价交联形成稳定的纤维蛋白网,最终网罗红细胞、血小板、α2-抗纤溶酶等成分形成稳定的血栓结构。当血中纤维蛋白原浓度低于 0.68 g/L 时,血液即不能正常凝固。本品进入人体后能使纤维蛋白原浓度增加,在凝血酶作用下转变为不溶性纤维蛋白而止血。

本品主要用于大型心脏血管手术、外伤或内脏出血、产后大出血，也可用于 DIC 的继发性纤溶引起的出血，预防先天性、后天性慢性低纤维蛋白原血症引起的出血，以及由于严重肝损害导致的纤维蛋白原合成不足等。明显出血伴纤维蛋白原水平或功能下降时，宜以纤维蛋白原治疗。冻干人纤维蛋白原每瓶含纤维蛋白原 0.5 g。初次输注剂量宜为 25～50 mg/kg，3～8 mg/d。输注前先将注射用水温热至 30℃～35℃溶解，溶解后应立即输用。输注时应当用带滤器网的输血器，速度不超过 40～60 滴/分，并在 2 h 内输毕。

（6）人凝血酶原复合物（PCC）：又称血浆 $FⅡ$、$FⅥ$、$FⅨ$、$FⅩ$，是从健康人血浆中提制出来并经病毒灭活处理和除去病毒膜过滤，为白色或蓝灰色疏松体，每血浆当量单位（PE）相当于 1 mL 新鲜血浆中 $FⅡ$、$FⅥ$、$FⅨ$、$FⅩ$ 含量，每瓶冻干粉含 300 PE。广泛用于治疗凝血因子（$FⅡ$、$FⅦ$、$FⅨ$ 和 $FⅩ$）获得性缺乏相关疾病。主要用于血浆凝血酶原时间（PT）延长的患者，逆转双香豆素类抗凝剂（华法林）诱导的出血、维生素 K 缺乏所致的出血倾向，以及由于肝脏疾病造成的 $FⅡ$、$FⅤ$、$FⅨ$、$FⅩ$ 不足所致的出血。使用剂量随因子缺乏程度而异，大多数医疗中心在治疗心脏手术引起的凝血障碍时使用 10～15 U/kg 的剂量。需新鲜配制并加温至 20℃～25℃。静脉注射 10～30 min 达到血药浓度峰值。治疗中若出现 DIC 的临床症状，要立即中止使用，并用肝素对抗再治疗。心脏手术后出血时，建议从低剂量开始，同时监测凝血功能，特别是使用 TEG，平衡有效治疗和血栓形成的剂量。由于 PCC 浓缩物制剂中缺乏 $FⅤ$、$FⅪ$、$FⅫ$，因此大量输注 PCC 时，要计划补充适量新鲜血浆以达到凝血因子的完全补充。

（7）重组 $FⅦa$（诺其，rFⅦa）：是一种对于抑制出血"失控"有益处的药物，被用于创伤、病理产科或手术患者在其他药物无效时的出血控制。正是因为药效显著，rFⅦa 的使用范围已从治疗性用药延伸至预防性使用以避免可能出现的大出血。rFⅦa 进入血液可以增强止血是通过促进凝血酶产生实现的。在外源性凝血途径中，rFⅦa 与血管损伤处的组织因子结合，激活 $FⅩ$；而在内源性凝血级联反应中，它又可附着于血小板表面，进一步激活 $FⅩ$。两种途径最后都导致凝血酶和纤维蛋白的暴发性合成，合成更多的血凝块。

在标准治疗或传统疗法均止血无效时，rFⅦa 是有效的急救药物。由于 rFⅦa 是启动和作用于患者自身的凝血机制，其血液成分应当满足如下指标：在大量渗血时，Hb 应达到 80 g/L，血小板计数 $≥50×10^9/L$，纤维蛋白原水平 $≥50$ mg/dL，纠正酸中毒（pH 值 $≥7.2$）。对低温患者，尽可能使体温恢复至生理水平。rFⅦa 为冻干白色药粉，每瓶中活性成分含量为 60 KIU，相当于每瓶 1.2 mg。配成溶液后为 30 KIU/mL，相当于 0.6 mg/mL。单次剂量为 3～6 KIU（60～120 μg/kg），首次剂量为 4.5 KIU（90 μg/kg），如果输注 rFⅦa 15～20 min 后大量出血没有改善，需再次应用 4.5 KIU（90 μg/kg）的额外剂量。如果注用总量 >9 KIU（180 μg/kg）后效果仍不充分，需重新评价 rFⅦa 输用前提，考虑输用血小板 1～2 U/10kg，FFP 10～15 mL/kg 和 CP 1～2 U/10 kg，同时检测并纠正 pH 值和血钙。

第三节 心血管手术后镇痛镇静

一、心血管术后镇静镇痛药物选择

（一）镇静药物

心脏重症患者适合的理想镇静药应具备以下特点：起效快、剂量-效应可预测、半衰期短无蓄积、对呼吸循环系统抑制最小、代谢方式不依赖肝肾功能、抗焦虑与遗忘作用同样可预测、停药后能迅速恢复、价格低廉等。药物选择上要根据患者情况与临床表现进行个体化治疗。心脏重症最常用的镇静药物为苯二氮䓬类、丙泊酚和右美托咪定（表8.3.1）。

1. 苯二氮䓬类药物

苯二氮䓬类药物影响γ氨基丁酸（GABA）与中枢神经系统中GABA受体的亲和力，使与受体偶联的氯通道开放，氯离子进入细胞，使细胞超极化，降低了中枢神经系统的兴奋性。苯二氮䓬类是ICU患者重要的镇静药物之一，特别是用于焦虑、癫痫发作及酒精戒断治疗。苯二氮䓬类药物在深度镇静、不注意、不记忆（遗忘），或联合其他镇痛、镇静药使用以降低彼此不良反应方面仍具有很重要的作用。但近年来的研究表明，苯二氮䓬类药物容易引起蓄积且代谢较

表8.3.1 常用镇静药物特点

药物	首剂后起效时间	消除半衰期	首次剂量	维持剂量	不良反应	其他
咪达唑仑	2~5 min	3~11 h	0.01~0.05 mg/kg	0.02~0.1 mg/(kg·h)	呼吸抑制；低血压；可能导致谵妄	对循环影响小；酒精、药物戒断反应的一线选择
地西泮	1~2 min	20~120 h	5~10 mg	0.03~0.1 mg/kg	呼吸抑制；低血压	半衰期过长，不容易实现"浅镇静"策略，不推荐作为镇静一线选择
丙泊酚	1~2 min	快速清除34~64 min，缓慢清除184~382 min	5 μg/(kg·min)	1~4 mg/(kg·h)	低血压；呼吸抑制；高甘油三酯；输注点疼痛；丙泊酚输注综合征	儿童镇静时要特别注意丙泊酚输注综合征；高甘油三酯血症患者慎用；可以降低颅压，谵妄发生率低
右美托咪定	5~10 min	1.8~3.1 h	1 μg/kg，缓慢输注>10 min	0.2~0.7 μg/(kg·h)	心动过缓；低血压	可以预防、治疗谵妄，对循环影响小

慢，增加镇静深度，从而进一步延长机械通气时间及住院时间。临床常用的是安定、咪达唑仑。

（1）安定：单次给药起效快、苏醒快，可用于治疗急性躁动患者，半衰期长，反复用药可蓄积，故不适于持续镇静，常用剂量为 0.02~0.10 mg/kg。

（2）咪达唑仑：作用机制为与 GABA 受体旁 BZ 受体结合，二者偶联于共同的氯离子通道，增强氯电流，细胞膜电位超极化。与亚基结合产生镇静、顺行性遗忘及抗惊厥（大脑皮质），与 α2 亚基产生抗焦虑（边缘系统）、肌肉松弛（脊髓）作用。常用剂量负荷量 1~5 mg，维持剂量 1~5 mg/h。药代学：半衰期 3~11 h，长期注射后可发生代谢性蓄积，经肝、肾代谢。对于心血管系统的主要影响包括：①血压略下降，全身阻力轻度降低（体循环、肺循环）；②心率轻度增快；③心脏指数轻度下降，左心室充盈压轻度下降，心肌收缩力无影响，对循环的影响主要源于外周血管扩张，回心血量的减少，但时间短暂，低血容量患者更严重。咪达唑仑是最常用的苯二氮䓬类镇静药。咪达唑仑是水溶性苯二氮䓬类药物，易迅速透过血脑屏障。单次静注后，其分布半衰期为 0.31±0.24 h，消除半衰期为 2.4±0.8 h。其在老年人、肥胖及肝功能障碍者消除半衰期延长，儿童消除半衰期比成人短。咪达唑仑主要在肝代谢，钙通道阻滞药能抑制肝代谢酶，延长咪达唑仑的镇静作用。肾清除率对全部消除率的影响小，肾功能不全患者的清除率变化小。可产生剂量相关的镇静、焦虑和顺行性遗忘作用，并有特异性受体拮抗剂氟马西尼为其应用提供安全保障。

2. 丙泊酚

丙泊酚也是 ICU 常用的镇静药物之一，其特点是起效快，作用时间短，撤药后能快速清醒，且镇静深度呈剂量依赖性，丙泊酚亦可产生遗忘作用和抗惊厥作用；还有减少脑血流、降低颅内压和降低大脑氧代谢率的作用，用于颅脑损伤患者的镇静可减轻颅内压的升高。与苯二氮䓬类药物相比，应用丙泊酚能减少机械通气时间，但对短期病死率无影响。丙泊酚作用机制较多，最主要的是与 GABA 受体 β 亚基结合，增强氯电流而产生催眠；激活海马 GABA 受体，抑制释放乙酰胆碱产生镇静；同时激活中枢抑制性氨基酸受体系统、α2 肾上腺素能受体、NMDA 受体等。药代学：半衰期注射后 30~60 min，起效迅速，镇静深度呈剂量依赖，易于控制，其半衰期短，作用时间短，停药后迅速清醒，不易产生谵妄，主要经肝脏代谢。静脉注射时可出现暂时的剂量相关的循环和呼吸抑制，心功能差、血容量不足的患者尤甚，故临床多采用持续缓慢静脉输注，即丙泊酚靶控输注，负荷剂量为 1~3 mg/kg，维持剂量为 0.3~4.0 mg/(kg·h)。

对于心血管系统的主要影响包括：①血压下降——心输出量、心脏指数、每搏指数、全身血管阻力减少，前后负荷均降低，收缩压一般下降 20%~30%，阻力降低。②血管扩张——机制为交感神经抑制、平滑肌细胞内钙移动影响。③心脏抑制——抑制交感神经，压力感受器反射减弱。④心率——可增加、减慢或不变。

心脏重症患者镇静治疗给药时，应用负荷量时宜减小剂量，以免导致血流动力学的波动。如使用过程中心率减慢，可采用儿茶酚胺类药物或起搏心律。目标镇静治疗可以减轻心脏重症患者的应激反应，减少并发症的发生。苯二氮䓬类推荐作为常用的产生镇静、抗焦虑和顺行性遗忘作用药物,血流动力学稳定的心脏重症患者推荐应用丙泊酚。

3. 右美托咪定

右美托咪定是选择性α2受体激动剂,通过抑制蓝斑核去甲肾上腺素释放和竞争性结合α2受体,起到减轻交感兴奋风暴、冷静、抗焦虑和轻度的镇痛镇静作用,可发挥剂量依赖性镇静和抗焦虑(脑和蓝斑核)、镇痛(脊髓和脊髓上部位)、减少血浆儿茶酚胺浓度、中枢性降压和减慢心率作用。由于不作用于中脑网状上行激动系统和GABA受体,使用该药品镇静的患者更容易唤醒,呼吸抑制较少,同时兼具镇痛作用,可减少阿片类药物的需求。

常用剂量为$0.2\sim1.5\ \mu g/(kg\cdot h)$,半衰期2h,长期注射后无代谢性蓄积,经肝代谢。对于心血管系统的主要影响包括:①减慢心率,周围神经末梢突触前膜,抑制去甲肾上腺素释放α2A(主要机制);②降低全身血管阻力,间接降低心肌收缩力、心输出量、血压,全身交感张力代偿性降低;③初期血压升高,一过性α2B作用导致的外周血管收缩;④冠状动脉:直接收缩作用,交感神经张力的降低抵消了其血管收缩作用,心率减慢也减少其氧耗。右美托咪定与苯二氮䓬类相比,可减少机械通气时间,但与丙泊酚类似。该药无呼吸抑制,可以为心脏重症患者提供很好的镇静、镇痛效果。右美托咪定是目前唯一兼具镇静与镇痛作用的药物,可减少其他镇静药物及阿片类用量,心脏术后镇静有效、安全,产生可唤醒的/合作的镇静状态,并可预防与控制谵妄。

(二)镇痛药物

心脏重症患者进行充分镇痛可避免或减轻焦虑、躁动,与镇静药物联合应用可增加疗效,减少用量及不良反应。心脏重症患者采取在镇痛基础上的镇静策略,可以优先处理疼痛,镇痛后再加用合适的镇静药物的原则,两者并行,同时停药时,先停镇静药,镇痛维持一段时间后逐步停药,确保患者的舒适性。阿片类药物依然是ICU患者疼痛管理的基本药物。常用的阿片类药物包括吗啡、芬太尼、瑞芬太尼、舒芬太尼、二氢吗啡酮、美沙酮、布托啡诺等。

1. 吗啡、芬太尼

μ-阿片受体激动剂可以使神经兴奋性降低,镇痛作用源于直接抑制脊髓背角刺激上传。常用剂量:吗啡$1\sim5$ mg,负荷量$2\sim5$ mg/h;芬太尼$20\sim100\ \mu g/h$,负荷量$50\sim100\ \mu g$。药代学:吗啡半衰期为$3\sim7$h,水溶性,较少蓄积,肝代谢,肾清除。芬太尼半衰期$1.5\sim6.0$h,脂溶性,长期蓄积,肝代谢。对于心血管系统的主要影响包括:①神经机制,降低交感张力,增强副交感,降低血压;②心脏机制,心脏有阿片d-、k-受体,降低Ca^{2+}瞬间内流改变,外周后负荷减少;③组胺释放,激活交感—肾上腺素系统,激活肥大细胞,血浆组胺释放,终末小动脉释放,血压下降,仅吗啡有此作用;④血管机制,激活$\mu 3$受体,产生NO,血管扩张,血压下降,芬太尼较吗啡影响小。

2. 瑞芬太尼

新型μ-阿片受体激动剂,起效快、作用消除迅速。瑞芬太尼可显著缩短机械通气时间、启动撤机过程至成功拔管的时间,并有缩短在ICU时间的趋势,长时间应用也未发生药物蓄积。如在CPB下冠状动脉搭桥术开胸前额外使用高剂量瑞芬太尼可以改善心肌损害,在ICU心脏外科手术后患者胸腔积液排除的短期镇痛中有更加广泛的应用。瑞芬太尼可缩短呼吸机时间与住院时间,且止痛效果优于芬太尼,瑞芬太尼可降低肌钙蛋白水平。

3. 舒芬太尼

舒芬太尼是芬太尼 N4 取代的衍生物,脂溶性强,是芬太尼家族中镇痛作用最强的阿片类药物,为纯 μ 受体激动药,其镇痛效能为芬太尼的 5~10 倍,同时呼吸抑制等不良反应远小于芬太尼。舒芬太尼能够提供较芬太尼、吗啡更优质的短期镇痛作用,心脏术后镇痛和肺活量恢复更快,清醒患者同样适用。

4. 布托啡诺

κ 阿片受体激动剂,μ 受体激动拮抗剂。布托啡诺主要通过激动 κ 阿片受体产生镇痛作用,同时可以减轻 μ 受体激动剂所致的呼吸抑制、胃肠道抑制、免疫抑制、瘙痒和成瘾等不良反应。布托啡诺能够减少心肌梗死面积,通过作用于 κ 阿片受体及 ATP 敏感性钾离子通道减少心肌丙二醛(MDA)的生成,起到一定的心肌保护作用。布托啡诺可用于 ICU 心脏手术后镇痛,采用患者静脉自控镇痛、静脉或肌内注射镇痛方式。重度疼痛可与非甾体抗炎镇痛药联合,或与强阿片类药物(如吗啡、芬太尼等)联合,有利于降低强阿片类药物的不良反应。

心脏重症患者镇痛推荐使用吗啡、芬太尼、瑞芬太尼、舒芬太尼与布托啡诺,瑞芬太尼可缩短呼吸机时间与住院时间,布托啡诺可减少强阿片类药物的不良反应,同时对心肌具有一定的保护作用。

上述常用镇痛镇静药物对血流动力学有一定影响(表 8.3.2),心血管术后患者镇静镇痛实施过程中,应密切监测循环功能,包括心率、心律、血压,并及时评估容量状态、定时评估镇静深度,同时深入了解各种镇静镇痛药物对心血管系统的影响,避免过深或过浅,必要时需要根据血流动力学调整液体和缩血管药物的应用。

二、心血管术后镇静镇痛的目的与意义

心血管术后患者疼痛常见,疼痛与手术、咳嗽、呼吸锻炼、康复活动有关,定期疼痛评估和治疗可改善患者预后,尤其老年人易发生谵妄。在镇痛和镇静治疗之前,应尽量明确引起患者疼痛及焦虑、躁动等症状的原因,尽可能采用各种非药物手段(包括环境、心理、物理疗法)减轻一切可能的影响因素。心脏重症患者镇静镇痛的目的和意义首先包括解除一切造成疼痛、焦虑、谵妄的原因:

(1)消除或减轻患者的疼痛及躯体不适感。

(2)帮助和改善患者睡眠,诱导遗忘,减少或消除患者对其在 ICU 治疗期间病痛的记忆。

(3)减轻或消除患者焦虑、躁动,甚至谵妄,保护患者的生命安全。

(4)降低患者的代谢速率,减少其氧耗氧需,减轻各器官的代谢负担。

表 8.3.2　镇静镇痛药物血流动力学影响

药物	血流动力学影响
右美托咪定	前负荷、后负荷、心率
咪达唑仑	前负荷、后负荷,轻度影响心率
阿片类镇痛	心率、心肌收缩力、前负荷、后负荷
丙泊酚	前负荷、后负荷、心肌收缩力

以上这些措施可以降低患者的死亡率，改善拔管时间。然而从根本上，心脏重症镇静镇痛的核心目标为减轻心脏氧耗，赢得时间让心功能得以恢复。治标的目的是为治本赢得时间，对严重的心功能不全去除诱因后部分顿抑心脏可恢复，并使治本治疗风险最小且效果最佳。

三、镇静镇痛的目标分层

（1）最小化镇静：患者可行指令性动作，认知与合作可能下降，呼吸功能与循环功能未受影响。

（2）清醒镇静（中度镇静镇痛）：患者可完成指令性动作及对轻微触碰有反应。保护性通气功能存留，循环功能稳定。

（3）深镇静：患者不能轻易被唤醒，对伤害性刺激有反应。自主呼吸不完全时可能需要建立气道通气，循环功能通常保持稳定。

（4）麻醉：各种刺激均不能唤醒患者，需建立机械通气，循环功能受到影响。

四、镇静镇痛的评估方法

心脏重症镇静镇痛评分工具的应用对镇静治疗的精确性有积极的影响，能够改善合理镇静的水平，降低过度镇静的比例，减少镇静镇痛药物的使用，缩短机械通气的时间，减少血管活性药物的使用，甚至降低院内感染的发生率。

1. 疼痛评估

疼痛评估应包括疼痛的部位、特点、加重和减轻因素及强度，最可靠有效的评估指标是患者的自我描述。使用各种评分方法来评估疼痛程度和治疗反应，应该定期、完整记录。常用评分方法有：①语言评分法；②视觉模拟法；③数字评分法；④面部表情评分法；⑤术后疼痛评分法；⑥重症监护疼痛观察工具（CPOT）；⑦疼痛行为列表（BPS）。

2. 镇静评估

定时评估镇静程度有利于调整镇静药物及其剂量以达到预期目标。理想的镇静评分系统应使各参数易于计算和记录，有助于镇静程度的准确判断并能指导治疗。

（1）镇静和躁动的主观评估：包括Ramsay评分，Riker镇静躁动评分（SAS）、Richmond躁动镇静（RASS）评分，SAS与RASS评分系统一致性好，可靠性、有效性好，共分为10级，是心脏重症常用评分方法。心脏重症患者的理想镇静水平是既能保证患者安静入睡，又容易被唤醒。应在镇静治疗开始时就明确所需的镇静水平，定时、系统地进行评估和记录，并随时调整镇静用药以达到并维持所需镇静水平。

（2）镇静的客观评估：客观评估是镇静评估的重要组成部分，但现有的客观性镇静评估方法的临床可靠性尚待进一步验证。目前报道的方法有脑电双频指数（BIS）、心率变异系数及食管下段收缩性等。

（3）谵妄评估：谵妄的诊断主要依据临床检查及病史。目前推荐使用"ICU谵妄诊断的意识状态评估法（CAM-ICU）。CAM-ICU主要包含以下几个方面：患者出现突然的意识状态改变或波动；注意力不集中；思维紊乱和意识清晰度下降。

推荐所有心脏重症患者常规进行疼痛、烦躁、谵妄的评估与监测。镇痛评分可靠、有效的为BPS与CPOT，镇静评分工具中质量和深度均可靠有效的是RASS与SAS。谵妄评分推荐采用CAM-ICU。

五、心脏重症目标导向的镇静镇痛策略

心脏重症中需要镇静的患者人群，

包括心脏外科术后(常规短期镇静、心脏外科术后延迟机械通气患者)及各种危及生命的心功能不全(循环性休克、心搏骤停后亚低温联合镇静协同治疗、严重心功能不全机械辅助支持)相关镇静镇痛。镇静不当可能引起机体产生应激反应,从而导致心肌缺血与心脏负荷加重,增加心肌耗氧及心律失常的发生。镇静恰当则可预防心功能不全加重。大部分镇静镇痛药物可以减少手术的应激以及血流动力学相关并发症。

(一)心脏外科术后镇静镇痛(图8.3.1)

1. 常规短期镇静

镇静镇痛治疗是心脏术后患者早期重要的治疗措施之一,心脏病患者心脏功能储备降低,部分患者合并高血压、糖尿病等,常伴有呼吸、肝肾功能减退,且手术创伤大、介入操作多,CPB又可导致血液稀释、组织水肿、缺血再灌注损伤等,加之患者术前精神压力大,术后容易发生焦虑、躁动,循环状况不稳定时易发生意外。适当镇静治疗对减轻患者应激反应、降低氧耗、维持血流动力学稳定很重要。术后早期可以提供充足的镇静和镇痛治疗,伴随早期拔管的趋势,通常需要在术后早期给予短效镇静和镇痛药物,这种方式通常可以提供充足的镇静和镇痛,不会引起呼吸抑制且可较早拔管。

心脏术后镇静治疗的目标是使患者达到"镇静,能唤醒且服从指令"的状态,SAS 3~4分或RAAS 0~2分。目标镇静治疗不仅可以使患者达到理想的镇静状态,而且可以避免镇静过度导致的机械通气及监护时间延长。术后充分镇痛可避免或减轻患者焦虑躁动,与镇静药物联合应用可增加疗效,减少用量及不良反应,通常目标为疼痛分数<2分或CPOT≤3分。应用镇痛药物需注意患者

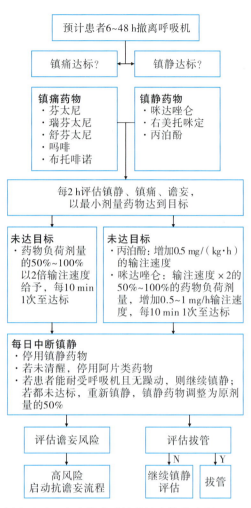

图8.3.1 心血管术后镇静镇痛推荐流程

循环、呼吸及肝肾功能,掌握镇痛药物的代谢特点,以免诱发或加重血流动力学不稳定及延时镇静。不同医院的镇静镇痛策略可能有所不同,但达到目标即可。

镇静镇痛治疗是心脏术后患者早期重要的治疗措施,可减少手术的应激以及血流动力学相关并发症。心脏外科术后可以按照镇静流程实施,低危患者采用半衰期短的药物更佳,高危患者采用何种镇静镇痛药物则无区别,镇静镇痛策略可以有所不同,达到目标即可。

2. 心脏外科术后延迟机械通气患者

心脏外科术后很多情况需要延长呼

吸机辅助时间，期间需要镇静的支持。高危患者包括术前危险因素（心源性休克、肺水肿、严重慢性阻塞性肺疾病、肥胖、周围血管疾病、肾功能不全、左心功能不全、急诊手术、需要植入主动脉球囊反搏维持血流动力学稳定），术后出现的严重情况需要延迟呼吸机辅助通气时间（血流动力学不稳定、需多种药物或主动脉球囊反搏支持、低心排血量综合征、精神状态异常、出血、肾衰竭引起的少尿，特别是氧合差或呼吸功能差）。此时镇静的目的是治疗基础疾病并对心脏功能进行保护与调整，预计辅助呼吸时间较长，可以采用长程镇静治疗。所有措施以治疗基础疾病为主，同时给予心脏保护与调整一定的时间，可使用半衰期长、对循环影响小的镇静镇痛药物组合。

（二）各种危及生命的心脏功能不全

1. 循环性休克

循环性休克是休克的一种类型，其血流动力学支持的目标为心输出量、氧输送与外周氧需求的平衡。目前将循环性休克分为4个阶段。

（1）抢救阶段：治疗目标为挽救生命。

（2）优化阶段：治疗目标为提供充足的氧利用度、优化心输出量、混合静脉氧饱和度、乳酸。

抢救阶段的镇静目标为对抗过度应激和器官保护，优化阶段为降低氧耗。

这两个阶段镇静药物应选择镇静强度较大、循环系统影响较小、可以降低应激和炎症反应药物。咪达唑仑能显著降低应激反应，血浆 IL-8 和 TNF-α 水平显著降低，对心率、心输出量和体循环阻力的影响相对较小，可推荐应用。

（3）稳定阶段：目标是预防器官功能障碍，保证器官支持。

（4）恢复阶段：目标是使患者脱离血管活性药物，尽量实现液体负平衡。

这两个阶段镇静的目标是促进存活心脏功能恢复、舒适安全和尽早拔管。镇静药物应选择能够快速起效且唤醒、循环系统影响较小的药物，并减少躁动等发生。短期镇静药包括咪达唑仑、丙泊酚、右美托咪定，急性躁动患者单次推注咪达唑仑可获得快速镇静。力求维持循环和呼吸平稳，必要时应给予血管活性药物等。后期，镇静药物撤离方法采用自发觉醒试验与自主呼吸试验。

2. 心搏骤停后亚低温联合镇静协同治疗

心搏骤停后联合亚低温（MTH，目标温度32℃～36℃）治疗可以改善昏迷患者的神经系统结局，降温过程中通常需要镇静并尽早实施。早期降温过程中，镇静药物的合并应用可以更快实施并达到靶目标温度，即使无法实施亚低温的患者，单独短期的镇静（起初24～48 h）也是明智的策略。镇静镇痛在脑损伤患者治疗中发挥重要作用，主要机制为降低大脑氧代谢率、脑血流、脑容量，改善大脑对缺血缺氧的耐受性，并间接降低升高的颅内压。

（1）镇静的目的与目标：防止患者发生寒战、焦虑或呼吸机不同步；预防癫痫发作；镇静有利于治疗性低温的实施；一些证据显示对脑缺血可发挥神经保护作用。

（2）镇静药物选择。MTH 中镇静需要尽快实施，理想的药物应具备如下特征：如患者血流动力学稳定、血压正常，镇静最佳药物为丙泊酚（代谢快且停药后可以很快进行神经系统检查）；如患者存在低血压，可以应用低剂量的咪达唑仑或氯胺酮，必要时应用血管收缩药物。MTH 过程中同时应使用镇痛药物（芬太尼或瑞芬太尼），降温过程中如有寒战可使用肌松药物，帮助很快达到靶目标温度。

注意 MTH 过程中镇静药物的药代学改变，常规剂量可能偏多，应当适当减量（吗啡、丙泊酚、咪达唑仑、芬太尼）。

（3）镇静停止时机：降温过程中不推荐进行唤醒试验，考虑到突然升温时寒战的不利影响，推荐体温恢复正常后（体温>36℃）再停用镇静药物。心搏骤停的最初 24 h 内不推荐行唤醒试验。

（4）目前，心搏骤停后没有特殊工具监测镇静的深度，脑电图（EEG）、脑电双频谱指数（BIS）、定量脑电图（QEEG）等可以作为预后的参考，但不作为镇静是否充分的指标，神经系统的监测可以发现并发症（如癫痫）。

（5）亚低温降温过程中可能发生寒战，与降温时体温丢失、外周血管收缩、汗毛立起、骨骼肌收缩产热有关。丙泊酚、咪达唑仑直接抑制 GABA 受体，抑制降温过程中脑部体温控制系统。镇痛药物可加强这种效果，尤其是阿片类。综合作用的靶点为下丘脑体温调节中枢。可以应用不同的亚低温过程中滴定镇静的寒战控制疗法。

（6）肌松药物：心搏骤停后患者很少应用肌松药物，往往都是优化 MTH 的治疗。肌松药物可在低温初始阶段给予负荷剂量，用于镇静镇痛药物无效又需阻止肌肉产热时。寒战与皮质及皮质下区域有关，单纯肌松药物不能降低中枢神经元兴奋性，因此肌松药物仅作为严重肌阵挛、神经系统预后差的患者选择。

总之，应用镇静镇痛药物可以很快、很好地维持 MTH 过程中的目标温度，目前仍需要更多研究证实心搏骤停后镇静对神经系统的保护作用。

拓展阅读

[1] Cheng SS, Berman GW, Merritt GR, et al. The response to methylene blue in patients with severe hypotension during liver transplantation[J]. J Clin Anesth, 2012, 24(4): 324-328.

[2] Currigan DA, Hughes RJ, Wright CE, et al. Vasoconstrictor responses to vasopressor agents in human pulmonary and radial arteries: an in vitro study[J]. Anesthesiology, 2014, 121(5): 930-936.

[3] Denny JT, Burr AT, Balzer F, et al. Methylene blue treatment for cytokine release syndrome-associated vasoplegia following a renal transplant with rATG infusion: A case report and literature review[J]. Exp Ther Med, 2015, 9(5): 1915-1920.

[4] Gordon AC, Russell JA, Walley KR, et al. The effects of vasopressin on acute kidney injury in septic shock[J]. Intensive Care Med, 2010, 36(1): 83-91.

[5] Lopes RD, Rordorf R, De Ferrari GM, et al. Digoxin and Mortality in Patients With Atrial Fibrillation[J]. J Am Coll Cardiol, 2018, 71(10): 1063-1074.

[6] Howard DP, Banerjee A, Fairhead JF, et al. Population-based study of incidence and outcome of acute aortic dissection and pre-morbid risk-factor contral: 10-year results from the Oxford Vascular Study[J]. Circulation, 2013, 127: 2031-2037.

[7] Sakalihasan N, Nienaber CA, Hustinx R, et al. (Tissue PET) Vascular metabolic imaging and peripheral plasma biomarkers in the evolution of chronic aortic dissections[J]. Eur Heart J Cardiovasc Imaging, 2015, 16(6): 626-633.

[8] 中国心脏重症镇静镇痛专家委员会. 中国心脏重症镇静镇痛专家共识[J]. 中华医学杂志, 2017, 97(10): 726-733.

[9] 中国成人 ICU 镇痛和镇静治疗指南[J]. 中华重症医学电子杂志(网络版), 2018, 4(2): 90-113.

[10] Dell'Anna AM, Taccone FS, Halenarova K, Citerio G. Sedation after cardiac arrest and during therapeutic hypothermia[J]. Minerva Anestesiol, 2014, 80(8): 954-962.

[11] Delhaye C, Mahmoudi M, Waksman R. Hypothermia therapy: neurological and cardiac benefits[J]. J Am Coll Cardiol, 2012, 59(3): 197-210.

[12] Bjelland TW, Dale O, Kaisen K, et al. Propofol and remifentanil versus midazolam and fentanyl for sedation during therapeutic hypothermia after cardiac arrest: a randomised trial[J]. Intensive Care Med, 2012, 38(6): 959-967.

[13] Casey E, Lane A, Kuriakose D, et al. Bolus remifentanil for chest drain removal in ICU: a randomized double-blind comparison of three modes of analgesia in post-cardiac surgical patients[J]. Intensive Care Med, 2010, 36(8): 1380-1385.

[14] Aday AW, Dell'orfano H, Hirning BA, et al. E-

valuation of a clinical pathway for sedation and analgesia of mechanically ventilated patients in a cardiac intensive care unit (CICU): The Brigham and Women's Hospital Levine CICU sedation pathways[J]. Eur Heart J Acute Cardiovasc Care, 2013, 2(4): 299-305.

[15] Vincent JL, Shehabi Y, Walsh TS, et al. Comfort and patient-centered care without excessive sedation: the eCASH concept [J]. Intensive Care Med, 2016, 42(6): 962-971.

[16] Barr J, Fraser GL, Puntillo K, et al. Clinical practice guidelines for the management of pain, agitation, and delirium in adult patients in the intensive care unit [J]. Crit Care Med, 2013, 41(1): 263-306.

[17] Baron R, Binder A, Biniek R, et al. Evidence and consensus based guideline for the management of delirium, analgesia, and sedation in intensive care medicine. Revision 2015 (DAS-Guideline 2015) - short version [J]. Ger Med Sci, 2015, 13: Doc19.

[18] Kohler M, Chiu F, Gelber KM, et al. Pain management in critically ill patients: a review of multimodal treatment options [J]. Pain Manag, 2016, 6(6): 591-602.

[19] Ehieli E, Yalamuri S, Brudney CS, et al. Analgesia in the surgical intensive care unit [J]. Postgrad Med J, 2017, 93(1095): 38-45.

[20] Richards-Belle A, Canter RR, Power GS, et al. National survey and point prevalence study of sedation practice in UK critical care [J]. Crit Care, 2016, 20(1): 355.

(本章作者：肖营凯，方妙弦)

第九章

主动脉外科围手术期营养支持

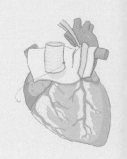

第一节 心脏手术后的营养评估和要求

心脏手术后重症患者的营养状况在疾病恢复过程中具有重要作用,是直接影响患者预后的重要因素。目前,营养支持已成为术后患者的主要治疗策略之一。

心脏外科手术由于手术创伤、体液丢失及体外循环(CPB)中异物的接触,患者体内中性粒细胞、内皮细胞及血小板被激活,导致炎症介质释放,产生全身炎症反应,不利于患者心功能的恢复。其次,心脏手术后患者常因炎症反应综合征、血管麻痹和(或)术后心肌顿抑引起的低心排血量综合征而接受血管升压药物的治疗。由于心功能不全及大量血管活性药物的使用,使肠道处于低灌注状态,肠道黏膜通透性增加,菌群移位,细菌内毒素进一步诱导炎性介质及氧化产物的产生、激活及释放,加重心功能不全。手术的打击及心功能不全使患者机体营养成分发生改变,导致分解代谢增加、肌肉消耗,进而发生心源性恶病质,导致营养不良。

营养不良是心脏手术患者的一个主要危险因素。术前空腹状态、急性缺血后状态、胰岛素抵抗、长期缺氧状态导致的营养缺乏及免疫功能抑制,是心脏手术患者营养缺乏和营养不良的主要原因。营养不良严重影响患者的术后恢复。在外科术后重症监护病房(ICU)患者中,心脏手术的医源性营养不良的发生率最高。能量和蛋白质不足的发生率在心脏手术后患者中非常高,营养不良的患者更容易发生炎症反应、手术创伤、心肌缺血、麻醉并发症、容量丢失及血液稀释等风险,导致患者免疫功能低下,增加患者术后并发症的发生及死亡。大血管手术,尤其是各种类型的主动脉夹层病变,血管置换术式复杂,CPB时间长,机体长期处于高应激、高分解代谢状态,加之缺血、缺氧、循环功能障碍,均可致胃肠道功能紊乱,引起患者能量摄入不足、合成代谢受限等情况,最终引发营养不良。

营养不良是心脏手术患者的主要发病和死亡危险因素之一。心脏术后ICU中的患者营养不良的风险评估超过50%。应对这些患者营养不良的策略包括:术前常规营养状况筛查、术前营养不良患者的营养调理治疗,以及应用加速康复外科常规措施以优化术前禁食和术后重新开始营养支持的时间。

首次营养筛查应当在患者入院后24 h内与问诊、体格检查等同时进行。经筛查存在营养风险的应及时进行营养评估。营养筛查和评估应由有相关执业资质且经过相关培训的医务人员完成，并及时将结果按规范记录在病案首页上；经筛查暂无营养风险者，若住院时间较长，建议1周后再次筛查。2018年欧洲肠外与肠内营养学会（ESPEN）、美国肠外与肠内营养学会（ASPEN）、亚洲肠外肠内营养学会（PENSA）及拉丁美洲肠外肠内营养学会（FELANPE）等共同制订并发布了营养不良诊断标准（GLIM），将营养不良的诊断过程明确分为"营养筛查"和"诊断评定"两个步骤；并将营养风险筛查表2002（NRS 2002）、微型营养评定法简表（MNA-SF）和MUST等纳入推荐的营养筛查方法中。NRS 2002因其识别营养风险的灵敏度和特异度均较高，国内外多个营养指南/共识均推荐NRS 2002（表9.1.1）作为住院患者首选的营养筛查工具。

营养不良诊断包括3个步骤：第1步使用营养不良或营养风险筛查工具进行营养学筛查；第2步对存在营养风险的患

表9.1.1 营养风险筛查表2002（NRS 2002）

评分项目		分值	评估结果		
			1次	2次	3次
营养状况	正常营养状态	0分			
	3个月内体重丢失大于5%；或前1周的食物摄入为正常食物需求的50%～75%	1分			
	2个月内体重丢失大于5%；或体重指数（BMI）在18.5～20.5 kg/m² 且全身情况受损；或前1周的食物摄入为正常食物需求的25%～50%	2分			
	1个月内体重丢失大于5%（3个月内大于15%）；或BMI小于18.5 kg/m² 且全身情况受损；或前1周的食物摄入为正常食物需求的0～25%	3分			
疾病严重程度	正常营养需求	0分			
	髋骨骨折、慢性疾病有急性并发症；肝硬化、慢性阻塞性肺疾病、长期血液透析、糖尿病、恶性肿瘤	1分			
	腹部大手术、卒中、重度肺炎、血液系统恶性肿瘤	2分			
	头部损伤、骨髓移植、重症监护的患者（APACHE＞10）	3分			
年龄	＜70岁	0分			
	≥70岁	1分			
得分					
筛查日期					
筛查医生签字					

者，根据3项表现型指标［非自主的体重减轻、低体重指数（BMI）和肌肉量减少］和2项病因型指标（食物摄入或吸收减少、疾病或炎症）进行营养不良的诊断，当满足至少1项表现型指标和1项病因型指标时，认为存在营养不良；第3步根据表现型指标评定营养不良的严重程度，分为中度和重度营养不良。完整的营养评估应包括膳食调查、体格测量、体格检查、实验室检查（含炎症指标及代谢指标）、人体成分分析（含肌肉量及肌力）及体能测试等多方面，可根据临床可及性、设备要求和患者情况等进行选用或组合使用，为制定营养计划提供更精准的指导。

营养风险筛查评分解读：

(1) NRS 2002总评分包括3个部分的总和，即疾病严重程度评分＋营养状态低减评分＋年龄评分（若70岁以上加1分）。

(2) NRS 2002对于营养状况降低的评分及其定义：

· 0分：正常营养状态。

· 1分（轻度）：1个月内体重丢失5%或食物摄入为正常需要量的50%~75%。

· 2分（中度）：2个月内体重丢失5%或前1周食物摄入为正常需要量的25%~50%。

· 3分（重度）：1个月内体重丢失5%（3个月内体重下降15%）或BMI < 18.5 kg/m^2或者前1周食物摄入为正常需要量的0~25%。

注意：3项问题任意一个符合就按其分值，几项都有按照高分值为准。

(3) NRS 2002对于疾病严重程度的评分及其定义：

· 1分：慢性疾病患者因出现并发症而住院治疗。患者虚弱但不需要卧床。蛋白质需要量略有增加，但可以通过口服补充剂来弥补。

· 2分：患者需要卧床，如腹部大手术后，蛋白质需要量相应增加，但大多数人仍可以通过肠外或肠内营养支持得到恢复。

· 3分：患者在加强病房中靠机械通气支持，蛋白质需要量增加而且不能被肠外或肠内营养支持所弥补，但是通过肠外或肠内营养支持可使蛋白质分解和氮丢失明显减少。

(4) 年龄评分：

· 年龄≥70岁：1分；年龄<70岁：0分。

· 分数>3分：说明患者存在营养风险，需要营养治疗，通知营养科。

· 分数<3分：患者需要每周重复测量，如果患者安排有重大手术，需考虑预防性营养治疗以避免联合风险状况。

第二节 肠内和肠外营养策略

一、营养支持的能量摄入

人体对营养物质的需要量呈现个体化，应根据疾病的不同状况、不同阶段及机体重要器官功能情况而定。研究显示，通过定期测定患者的间接能量代谢，有助于制订动态且个体化的营养目标。对ICU患者采用25~30 kcal/(kg·d)估算的方法更为简单实用，并与实测数值较为接近，创伤应激状态下皮质醇和肾上腺素等分泌增加，胰岛素分泌减少，体内肌肉蛋白分解增加为糖异生提供原料。与此同时，尿氮的排出量也相应增加，机体处于明显的负氮平衡状态。在营养干预中增加蛋白质的补充量,有益于改善营养状态并使患者受益。近年来越来越多的研究显示,蛋白质的供给量是肠外肠内营养支持治疗的疗效及临床结局的独立预测因素。最新的 ASPEN 指南推荐重症患者蛋白摄入量 1.2~2.0 g/(kg·d);ESPEN 指南推荐重症患者蛋白摄入量应 ≥1.3 g/(kg·d),肥胖患者应调整体重后进行估算。

充足的能量和蛋白质是影响营养治疗疗效和临床结局的重要因素,能量及蛋白质摄入不足会造成机体组织消耗,影响器官的结构和功能,进而影响预后。早期适度营养支持被证实对重症患者更有益。手术后热量需求,提倡早期"允许性低热卡"的能量供给原则,待创伤期应激状态改善后,逐渐增加热量补充。通常蛋白质补充量为 1.5~2.5 g/(kg·d),脂肪为 0.8~1.5 g/(kg·d),葡萄糖补充量占总热量的 50%~60%,即 2.5~4 mg/(kg·d)。对于严重创伤或重症患者,第 1 周提供目标能量的 70% 更适合创伤应激的代谢特点。

二、营养支持途径与营养物选择

(一)肠内营养支持(EN)

EN 指经口、鼻胃管或肠道造瘘补充营养,适合手术后胃肠道功能恢复正常的患者。EN 的优势在于符合正常生理,明显减少导管相关性感染发生率,保护肠黏膜结构和功能完整性,防止肠黏膜萎缩导致的细菌或真菌定植,降低肠道微生物或内毒素异位的发生率,从而减少肠源性感染。肠内营养费用低、易于操作、严重不良反应少,应作为手术后患者营养支持的首选方法。

1. 肠内营养时机和疗程

心脏外科术后应早期使用 EN,术后 48 h 内实施为早期 EN,术后 48 h 以后实施为延迟 EN。关于 EN 的使用时机,欧洲指南及美国指南均推荐早期使用。欧洲指南建议术后血流动力学稳定的患者应尽早使用 EN(24 h 内),因为 EN 可促进肠黏膜增生,维持肠道完整性,同时改善免疫功能。诸多研究证实,早期使用 EN 对血流动力学不稳定的心脏外科患者安全有效,可改善血流动力学状态,且并未增加并发症发生及死亡风险。延迟 EN 可能导致患者营养状态改变不达标。

营养支持的时程:使用营养支持的最终目的是使患者能够通过自主进食来摄入营养,从而恢复健康。目前对于营养支持的具体时程尚无定论,但停止使用营养支持普遍取决于患者的状态及并发症的严重程度。美国指南建议,在使用 EN 的过程中,需监测患者的胃残余量(GRV),当 GRV 为 200~500 mL 时,说明患者对 EN 不耐受,需使用促胃动力药;当 GRV 高于 500 mL 时,需停用 EN。EN 需维持到有血流动力学紊乱的患者完全复苏和(或)稳定后。值得注意的是,应当避免不合理地停用 EN。心脏手术患者通常在术后 24 h,拔除气管插管 6 h 或未拔管者肠蠕动恢复,可经口或鼻胃管进行肠内营养。

2. 肠内营养产品

适用于 ICU 和急症患者的肠内营养产品种类繁多(图 9.2.1),包括要素营养(氨基酸、单或寡糖、脂类),某些疾病的特殊营养产品(适用于肾衰竭、肝衰竭),含纤维素、不含乳糖的非要素产品(含热量 1~2 kcal/mL)。这些产品配方在氮热量/非氮热量、蛋白来源、蛋白浓度、脂肪来源与含量、电解质浓度及其他营养成分上各不相同。大部分医院只选择一部分来进行肠内营养,并据此制定不同情况下的营养配方。

肠内营养制剂按氮源可分为整蛋白

型、短肽型和氨基酸型，其中整蛋白型又分为标准型和疾病适用型。国内市售的EN制剂有液体剂（乳剂、混悬液）和粉剂等多种剂型。标准型整蛋白配方成本低、等渗且耐受性好，更加符合饮食标准，适用于需EN支持的胃肠功能基本正常的患者。整蛋白配方（等渗或近等渗）适合于大多数重症患者，且耐受性良好。

含膳食纤维的商业化EN配方可以是混合型的（既含有可溶性纤维，也含有不溶性纤维），也可以是非混合型的。在一般成人患者中常规使用含膳食纤维的EN配方有助于促进肠道蠕动，且有助于改善粪便性状，但合并肠道狭窄的患者慎用。对于持续性腹泻患者（排除药物和艰难梭菌感染等原因），使用含混合纤维的配方或仅含可溶性纤维的标准EN配方可能获益。建议膳食纤维摄入量25~30 g/d。不溶性纤维配方可能导致重症患者发生肠梗阻，因此对存在肠缺血或肠梗阻等较高风险的患者应慎用混合纤维配方。

短肽型配方易吸收，可改善喂养不耐受的现象，适合各种高营养风险人群。短肽型EN的氮源来自蛋白质的分解物，更易消化吸收且残渣少，用于肠功能不全患者的初始EN治疗。对于持续腹泻伴严重吸收不良或对膳食纤维反应不敏感的腹泻患者可使用短肽型配方。有研究显示，等渗短肽型EN配方的营养吸收率显著高于传统短肽制剂。

糖尿病型EN配方含有基础营养成分，同时添加缓释淀粉、果糖、膳食纤维和单不饱和脂肪酸等，以此延缓葡萄糖的吸收，减少血糖的波动，可更好地控制血糖，从而减少高血糖事件的发生。

（二）肠外营养支持（PN）

PN主要指经中心静脉与周围静脉补充全部或部分营养，适于肠道功能未恢复、并发多器官功能衰竭或不能耐受EN者。输入营养液成分应包括糖类、脂肪、蛋白质、电解质、微量元素、维生素和水。研究提示，过多或过少的EN都可能产生营养风险，手术及血管活性药物的使用使胃肠道处于缺血状态，患者肠道功能恢复较慢，使EN不利于营养的吸收，而通过PN补充营养可以弥补这一缺点。尽管单独使用PN的研究较少，但对于心脏外科术后患者，PN能改善营养状态，降低死亡风险。因此，除有特殊需求、无法进食或胃肠道功能受损等情况而无法使用EN的心脏外科术后患者外，更多关于PN的研究提示其仅可作为EN的补充。合理的PN治疗可弥补因EN补充不足所造成的机体对能量和蛋白质的需求，从而有利于维护组织的正常代谢和组织器官功能，特别是重症状态下细胞自噬的修复，从而改善患者的临床结局。心功能不全患者营养物的补充量和浓度，要根据患者的心功能状态而定，以免过量，加重心脏负荷，应保持低钠摄入的基本原则。此外，缺血心肌组织主要通过糖无氧酵解获取能量，营养液中应含有足够葡萄糖及钾、镁、磷等离子。

对于营养风险较高的患者（NRS 2002 ≥ 5分，NUTRIC ≥ 6分），若48~72 h内EN无法满足机体需要的能量及蛋白质的60%时，建议给予PN；对于胃肠功能严重障碍且不能使用EN的重度营养不良患者，建议尽早启动PN。对于低营养风险的患者（3分 ≤ NRS 2002 < 5分或NUTRIC < 6分），EN支持治疗7 d后仍未能达到60%目标需要量时，应给予PN。对于需营养支持治疗的患者，若EN提供的能量和蛋白质低于机体目标需要量的60%，通过补充性PN增加能量及蛋白质摄入量，以减少或避免喂养不足，改善临床结局。

主动脉外科围手术期营养支持 第九章

产品名\基础数据	瑞代	瑞能	瑞高	瑞先	瑞素	能全力	百普力	康全力	康全甘	佳维体	安素	维沃
规格/	500 mL	200 mL	500 mL	500 mL	500 mL	500 mL	500 mL	500 mL	500 mL	500 mL	400 g	80.4 g
参考价格(元)	61	48	60	84	48	45	80	104	71	47	60	10
能量密度(kcal/mL)	0.9	1.3	1.5	1.5	1.0	1.0	1.0	0.75	1.0	1.05	1.06	1.0
渗透压(mosm/L)	320	350	300	310	250	250	410	225	300	300	320	610
能量分布: P:F:CHO	15:32:53	18:50:32	20:35:45	15:35:50	15:35:50	16:35:49	16:9:75	17:38:45	20:30:50	15:29:56	14.2:31.8:54	15:2:2.3:82.4
蛋白质(g/100 mL)	3.4	5.85	7.5	5.6	3.8	4	4	3.2	5	4	3.6	3.8
脂肪(g/100 mL)	3.2	7.2	5.8	5.8	3.4	3.9	1	3.2	3.4	3.5	3.6	0.27
碳水化合物(g/100 mL)	12	10.4	17	18.8	13.8	12.3	18.6	8.4	1.3	1.4	13.6	20.6
膳食纤维	含	含	/	含	/	含	/	含	/	含	/	/
蛋白质来源	大豆蛋白、氨基酸	酪蛋白	酪蛋白	牛奶蛋白、大豆蛋白	酪蛋白、大豆蛋白	酪蛋白	水解乳清蛋白	酪蛋白	酪蛋白	酪蛋白	酪蛋白、大豆蛋白	游离氨基酸、支链氨基酸
脂肪来源	大豆油	植物油(MCT)、鱼油	大豆油、椰子油(MCT)	葵花籽油、椰子油(MCT)、菜籽油	大豆油、椰子油(MCT)	植物脂肪	植物脂肪	植物脂肪	植物脂肪	高油酸葵花籽油,含20% Mc 大豆卵磷脂	玉米油	亚油酸
糖类来源	70%缓释淀粉、30%果糖	麦芽糊精	麦芽糊精	麦芽糊精、膳食纤维	麦芽糊精	麦芽糊精	/	麦芽糊精	麦芽糊精	麦芽糊精、玉米糖浆	玉米淀粉、蔗糖	/
含氨酰胺(g/100 mL)	0.61	0.4	1.44	0.62	0.44	/	0.5	/	/	/	/	/
中链甘油三酯(MCT)(g/100 mL)	/	2.3	3.3	1.9	1.2	/	/	/	2	/	/	/
钠/钾(mg/100 mL)	63/107	80/172	120/234	100/207	75/125	80/135	80/140	75/113	100/150	90/157	/	Na60

图 9.2.1 常用肠内营养素成分

重症或外科术后患者急性期应避免过高的糖脂比，以免加重糖代谢紊乱，脂肪供能一般为非蛋白热卡的30%~50%。葡萄糖、脂肪乳剂是PN处方中主要的供能物质，一般建议脂肪供给为1.0~1.5 g/(kg·d)，葡萄糖为3.0~5.0 g/(kg·d)，糖脂比通常为60/40或70/30，重症患者可达50/50，有脂肪供能达60%的报道。这是由于重症或外科术后患者常合并应激性高血糖，与应激状态下葡萄糖氧化代谢障碍、糖异生增强及胰岛素抵抗、外周组织糖利用障碍有关。尤其在急性期早期，过多葡萄糖摄入可加重糖代谢紊乱与器官功能损害。重症患者PN时需适当降低糖脂比，避免葡萄糖摄入过多而加重糖代谢紊乱，并在监测血糖的情况下应用胰岛素控制血糖。

PN时还需注意控制葡萄糖输注速率[2~2.5 mg/(kg·min)]，葡萄糖输注速度>4 mg/(kg·min)[5.7 g/(kg·d)]时，会增加机体氧化代谢的负担，造成肝脏脂肪变性。使用PN时需监测血糖，当血糖达到7.8~10.0 mmol/L时，可根据情况停用PN。同时使用EN与PN时，当患者通过EN摄入超过60%的目标能量，且对EN的耐受性增加时，应逐渐减少PN的使用量，直至停用。长期PN时亦需监测肝功能以调整糖脂比，减少PN相关的肝损伤。

氨基酸作为机体的氮源，建议以足量的非蛋白热卡供给为基础，避免浪费；推荐使用不含亚硫酸盐类抗氧化剂的复方氨基酸制剂以减少肝损害。大多数重症患者需要1.5 g/(kg·d)蛋白质，应用理想体重来计算患者所需要的蛋白质。

脂肪乳剂可为机体供能并提供必需脂肪酸，减少高糖输注相关的代谢性并发症。对于有严重高脂血症或脂代谢障碍的患者，应根据患者的代谢状况决定是否应用脂肪乳剂，且应充分权衡其可能的风险与获益。大豆油来源的长链脂肪乳剂的临床耐受性较好，居PN处方量之首，但其富含ω-6 PUFA，体内代谢会产生炎性细胞因子，促进血小板聚集，抑制淋巴细胞、单核细胞及中性粒细胞的增殖和活性，导致炎症反应失衡、免疫功能受损。与长链脂肪酸相比，中链脂肪酸水溶性更强，更易被脂肪酶水解，在血液循环中的清除速度更快，半衰期仅为长链脂肪酸的一半；且不依赖肉毒碱转运，直接进入肝脏线粒体进行氧化分解；还可刺激胰岛β细胞释放胰岛素，改善机体对葡萄糖的利用，减少糖异生，有显著的节氮效应；此外还可减少炎性介质的产生、维持细胞膜磷脂构成，避免免疫及吞噬细胞功能受抑制。由于中链脂肪酸是饱和脂肪酸，且不含必需脂肪酸，因此临床上多使用中/长链脂肪乳剂以兼顾两者的特点，其中结构脂肪乳剂通过水解再酯化的工艺，使脂肪酸的水解速度更均匀，有利于脂肪廓清和保护肝功能。

目前使用的静脉用脂肪乳剂是从大豆或大豆和红花油的混合物中提取的，这种产品的亚麻酸、亚油酸、油酸的含量很少。每种产品都有10%和20%两种浓度的溶液，根据所提供的能量和成分中磷脂/脂的比例，建议用20%的产品。静脉用脂剂可以单独输注，也可作为全胃肠外营养（TPN）成分输注。最大的脂肪输入量建议为2 g/(kg·d)或140 g/d(1260 kcal)。

三、营养并发症和管理策略

1. 肠内营养

为患者选择正确的管饲途径是保证EN安全、有效的基本条件。EN输注途径的选择原则包括：满足EN的需要；置管方式尽量简单、方便；尽量减少对患者的损害；患者舒适并有利于长期带管等。具体方案的选择主要取决于胃肠道解剖的连续性、功能的完整性、EN实施的预计时间及有无误吸风险等因素。鼻胃管是最常用的EN管饲途径，适用于胃肠道功能完整、短期行EN且无上消化道梗阻者。将患者床头抬高30°~45°，可减少反流性肺炎的发生。幽门后置管（鼻十二指肠管和鼻空肠管）的适应证与鼻胃管相似，但更适合有胃排空障碍或不适合胃内喂养者，此法明显减少误吸等并发症的发生；对于机械通气患者，幽门后置管还显著降低呼吸机相关肺炎的发生，但对置管技术和营养液渗透压的要求更高。造口置管技术主要适应于需长期EN的患者。胃造口是最常用的长期置管技术之一，适用于各种原因导致的贲门以上进食障碍的患者；空肠造口广泛适用于咽、食管、胃及十二指肠病变不能进食的患者，对有明显胃食管反流、误吸风险、腹部大手术后、胃切除术后及胃排空不良者尤为适用。

EN的输注方式包括连续输注和间歇输注等。EN输注速度过快或过慢，可引起患者血糖水平波动，不利于营养物质的吸收和利用，甚至发生高渗性非酮症性昏迷或低血糖反应及其他严重的代谢性并发症；也可造成或加重患者的胃肠道症状。治疗初期的输注方式以连续输注为佳，选择低能量密度、低剂量及低速度的方式，可避免大量输注造成的消化道刺激，可有效减少胃潴留、腹泻的发生，并能为吸收能力受限的患者提供最大程度的营养支持。相较于间歇输注，连续输注可能改变胃内pH水平，导致细菌繁殖。对于有误吸风险的患者，不应24 h持续输注。间歇输注比连续输注更接近正常膳食，使患者在两次给药间有更多的自主时间，还能维持适当的胃内pH水平，刺激胃肠道激素的分泌，有助于促进消化，且有利于糖尿病患者的血糖控制。但间歇输注可能会引起腹胀和腹泻，而且向空肠输送营养液可能会引起倾倒综合征，因此间歇输注时，若出现不耐受等情况，建议改为连续输注。每隔4~6 h使用至少30 mL的生理盐水对EN管路进行冲洗，以避免管路堵塞。

推荐术后24 h内开展EN。从低流量（如10~20 mL/h）开始，逐步根据患者个体肠道耐受程度缓慢提高滴速。每个患者达到目标摄入量的时间不同，可能需要5~7 d。存在胃肠道功能障碍的患者应密切观察其对EN的耐受程度，EN开始5~7 d后才能完全满足患者的营养需求。喂养过量或过快可导致肠道缺血及死亡率升高。

对于休克尚未控制的情况，建议延迟使用EN，因为休克后EN会进一步加重已受损的内脏组织灌注，可导致非闭塞性肠坏死或非闭塞性肠系膜缺血（NOMI）的发生，不推荐血流动力学非常不稳定的患者使用EN。对于低氧血症、高碳酸血症和酸中毒患者，EN可增加氧气的消耗和二氧化碳的产生，故这类患者需限制使用EN。研究均提示EN是应激性溃疡和胃肠道出血的保护因素，对于再出血风险较高的患者，EN可延迟48~72 h。

EN治疗期间，重症患者不需常规监测GRV。EN不耐受的定义尚未统一，常描述为出现一系列恶心、呕吐、腹胀、腹泻、便秘等胃肠道不耐受的症状及高GRV，并有可能中断EN治疗。研究发现，全面衡量胃肠道症状，而非仅关注单一指标,更能全面地评估 ICU 患者的 EN 耐受情况。因此,有必要结合体格检查、胃肠功能评估及主诉等综合评估 EN 治疗的耐受性。

研究显示,不监测 GRV 并不会显著增加肺炎的发生风险。一项系统综述指出,监测 GRV 是导致不必要的 EN 治疗中断的常见原因,且 GRV 升高并不等同于胃肠道不耐受,取消监测 GRV 甚至能显著改善胃肠道的耐受性;GRV 升高并非总提示误吸风险高;且不监测 GRV 能更快地达到营养支持目标。若部分重症患者需监测 GRV,也应适当提高 GRV 阈值。有研究指出,较高水平的 GRV 阈值(250~500 mL)并不会增加反流、误吸或肺炎等并发症的风险。

误吸是 EN 治疗的严重并发症之一,可增加肺炎甚至死亡的风险。当存在以下情况时,患者误吸的风险增加:高龄(年龄 >70 岁)、机械通气口腔护理不良、重度老年痴呆、意识水平降低、吞咽困难、因肺部疾病长期处于仰卧位、胃食管反流和间歇性大剂量推注肠内营养液等。接受 EN 治疗的患者应进行误吸风险评估。对高危患者,可采取以下干预措施:①由胃内喂养改为幽门后喂养;②由间歇性改为持续喂养;③定期口腔护理;④使用促胃肠动力药物。研究显示,幽门后喂养患者呼吸机相关肺炎的发生率显著降低。仰卧位患者吸入性肺炎的发生率为 34%,但改为半卧位后可降低至 8%。美国疾病预防控制中心(CDC)建议 ICU 患者采用半卧位以降低院内感染的发生。低浓度开始,逐渐加量和浓度,并应适当加温,抬高患者头部位置。应每天监测患者对 EN 的耐受性,包括主诉、体格检查和胃肠功能评估等。

EN 治疗期间发生的腹泻应首先排除疾病或非营养药物性原因,而非停止 EN。腹泻是 EN 治疗的常见并发症,严重者可出现电解质紊乱、脱水、肛周皮肤破裂和伤口污染等不良事件。接受 EN 治疗的患者中,超过一半的腹泻病例与服用含山梨醇的药物有关。此外,富含短链碳水化合物(可发酵低聚糖、双糖和单糖、多元醇等)的 EN 配方也可导致腹泻,归因于吸收不良且肠道细菌快速发酵产气。EN 治疗期间出现腹泻,应首先排除疾病或非营养药物性原因,可在继续 EN 的情况下寻找腹泻原因而停止 EN。明确腹泻原因后,可对因治疗。EN 相关腹泻的干预措施包括改用短肽配方和联合益生菌治疗。

2. 肠外营养

重症患者的营养治疗过程中血糖波动大,血糖监测和胰岛素治疗是必要手段,可通过微量泵控制胰岛素的剂量。脂肪乳剂输入速度过快或输入总量过多时,可发生高脂血症。当患者出现发热、血小板减少、溶血或肝脾肿大等症状时,要排除脂肪超载综合征,并停止输注脂肪乳剂。脂肪乳剂应用时间较长、剂量较大或脂肪廓清能力受损的患者,应定期做血清浊度试验或血脂测定,以了解机体对脂肪的利用和廓清能力,一般认为血中甘油三酯超过 4.0 mmol/L 时,脂肪量宜降低,甚至暂停。

与单瓶输注相比,"全合一"PN 可减少代谢性并发症的发生,降低相关感染风险,更符合机体生理代谢过程,是 PN 建议的应用模式。与单瓶输注相比较,"全合一"PN 中各种营养成分充分混合,使之达到合理的配比,更加符合患者的病理生理需求,有利于机体的合成代谢需要。能量物质和氨基酸同时输注可避免氨基酸作为能源物质被消耗，这种输注方式避免了某一阶段某种营养物质输入较多而另一种（些）营养物质输注较少时产生的不良反应。充分混匀的营养物质可以使各营养剂相互稀释，降低整体渗透压，减少对静脉的刺激。此外"全合一"溶液中的氨基酸分子可吸附在油水界面上，增强了乳糜微粒的机械屏障，增强脂肪乳剂的稳定性。

随着 PN 使用时间的延长，感染率势必增加，PN 的感染性并发症多由于静脉导管、肠源性、配置或加药过程污染，输注葡萄糖导致的高血糖也是其原因之一。中心静脉导管相关血流感染（CRBSI）是 PN 治疗时最常见和最严重的并发症，严重时可导致感染性休克，甚至死亡。研究发现，导管相关性感染的主要感染源来自导管接头处，局部或全身预防性应用抗生素对预防导管相关感染并无优势。长期 TPN 可损害肠黏膜屏障功能，肠道细菌移位引起肠源性感染。规范静脉导管管理和规范使用 EN 是减少 PN 感染性并发症的关键措施。"全合一"PN 可避免更换输液瓶和插入导气针，使用方便，有效降低临床操作时产生的污染和气栓的风险，减少血流感染的发生。

长期 PN 易引起肝功能损害，即 PNALD，其病理生理改变主要为淤胆和肝脏脂肪浸润，临床表现为胆汁淤积、转氨酶谱升高和黄疸，严重者可导致不可逆的肝损害，甚至引起肝衰竭及死亡。PNALD 是多因素综合作用的结果，包括原发疾病的影响、胃肠道长时间缺乏食物刺激、胆汁淤积、长期过高的能量供给、葡萄糖、脂肪与氮量的配比不合理及营养制剂中某些成分的影响等。为减少肝功能损害的发生，应避免长时间过高热量及过量葡萄糖的摄入，适当调整 PN 处方，如使用中/长链或结构脂肪乳剂或鱼油脂肪乳剂。在允许的情况下，尽可能保持经口进食或经胃肠道营养支持，补充熊去氧胆酸等利胆药物以减少胆汁淤积均可减少肝功能损害的发生。

多项研究显示心脏外科术后患者使用 EN + PN 的方式进行营养支持治疗可改善患者的营养状态，对预后的改善作用甚至优于单用 EN，因其能保证能量摄入的充足性，而充足的能量摄入可减少死亡和并发症。综上所述，对于心脏外科术后患者，单用 EN 常常无法满足患者所需要的能量及蛋白质，加用 PN 能明显增加营养的摄入。因此，若无禁忌证，在单用 EN 不能满足患者机体营养需求时，可考虑使用 EN + PN 的方式进行营养支持治疗。

四、总结与展望

营养支持治疗在心脏外科术后患者的治疗中起着重要作用，可以促进患者快速恢复，降低并发症发生率及死亡率。关于营养支持的方式，研究显示 EN 更符合人体肠道营养吸收及代谢的生理，可改善心脏外科术后患者的血流动力学状态。因 PN 能使患者胃肠道得到休息，也可降低相关并发症的发生率，必要时可单独或联合 EN 用于心脏外科术后患者的营养支持。由于 EN + PN 的效果优于单独使用 EN，因此在无禁忌证的情况下，对于需要长期营养支持的心脏外科术后患者，EN + PN 支持治疗可作为首选的营养支持方式。使用营养支持的时机也至关重要，对于 EN，推荐术后 24~48 h 开始使用，然而对于 PN 暂无推荐的使用时机，是否也应早期使用有待进一步研究。营养支持的使用时程需根据患者的自身情况而定（图 9.2.2）。

主动脉手术围手术期重症监护

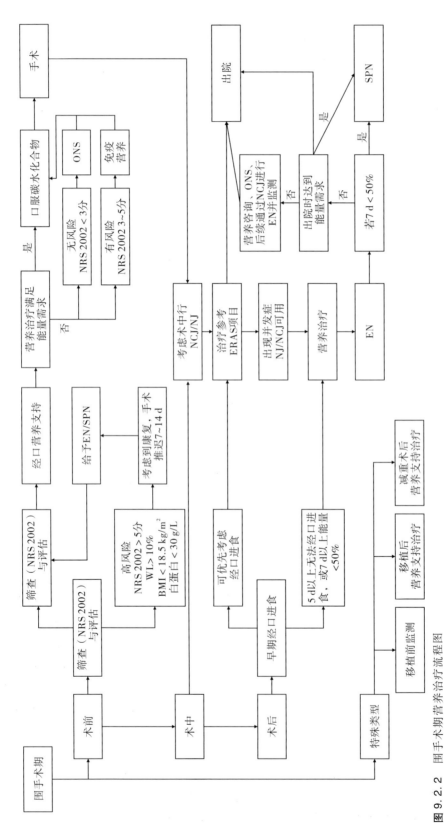

图 9.2.2 围手术期营养治疗流程图

NRS 2002：营养风险筛查 2002；WL：体重丢失；BMI：体重指数；Alb：白蛋白；EN：肠内营养支持；SPN：补充性肠外营养支持；NJ：鼻空肠管；NCJ：空肠穿刺管；ONS：口服营养补充；ERAS：加速康复外科。

拓展阅读

[1] 陈耀龙,杨克虎,王小钦,等. 中国制订/修订临床诊疗指南的指导原则(2022版)[J]. 中华医学杂志, 2022, 102(10): 697 – 703.

[2] Abate SM, Chekole YA, Estifanos MB, et al. Prevalence and outcomes of malnutrition among hospitalized COVID – 19 patients: a systematic review and meta-analysis [J]. Clin Nutr ESPEN, 2021, 43: 174 – 183.

[3] Ahmed SI, Jiang ZM, Nolan MT, et al. Impact of nutritional support on clinical outcome in patients at nutritional risk: a multicenter, prospective cohort study in Baltimore and Beijing teaching hospitals [J]. Nutrition, 2010, 26(11/12): 1088 – 1093.

[4] Zhang H, Wang Y, Jiang ZM, et al. Impact of nutrition support on clinical outcome and cost-effectiveness analysis in patients at nutritional risk: a prospective cohort study with propensity score matching[J]. Nutrition, 2017, 37: 53 – 59.

[5] Lomer M, Cahill O, Baschali A, et al. A multicentre study of nutrition risk assessment in adult patients with inflammatory bowel disease attending outpatient clinics[J]. Ann Nutr Metab, 2019, 74(1): 18 – 23.

[6] Kang J, Li H, Shi X, et al. Efficacy of malnutrition screening tools in China for elderly outpatients [J]. Asia Pac J Clin Nutr, 2021, 30(1): 1 – 6.

[7] Jensen GL, Cederholm T, Correia M, et al. GLIM criteria for the diagnosis of malnutrition: a consensus report from the Global Clinical Nutrition Community[J]. JPEN J Parenter Enteral Nutr, 2019, 43(1): 32 – 40.

[8] Zhu M, Wei J, Chen W, et al. Nutritional risk and nutritional status at admission and discharge among Chinese hospitalized patients: a prospective, nationwide, multicenter study[J]. J Am Coll Nutr, 2017, 36(5): 357 – 363.

[9] Taylor BE, McClave SA, Martindale RG, et al. Guidelines for the provision and assessment of nutrition support therapy in the adult critically ill patient: Society of Critical Care Medicine (SCCM) and American Society for Parenteral and Enteral Nutrition (ASPEN)[J]. Crit Care Med, 2016, 44(2): 390 – 438.

[10] Li H, Lu J, Li H, et al. Association between nutrition support and acute gastrointestinal injury in critically ill patients during the first 72 hours[J]. Clin Nutr, 2021, 40(1): 217 – 221.

[11] Streicher M, Themessl-Huber M, Schindler K, et al. Who receives oral nutritional supplements in nursing homes? Results from the nutrition Day project[J]. Clin Nutr, 2017, 36(5): 1360 – 1371. DOI: 10.1016/j.clnu.2016.09.005.

[12] Liu Y, Wang Y, Zhang B, et al. Gastric-tube versus post-pyloric feeding in critical patients: a systematic review and meta – analysis of pulmonary aspiration-and nutrition-related outcomes[J]. Eur J Clin Nutr, 2021, 75(9): 1337 – 1348.

[13] Yu H, Su X, LeiT, et al. Effect of omega – 3 fatty acids on chronic obstructive pulmonary disease: a systematic review and meta-analysis of randomized controlled trials [J]. Int J Chron Obstruct Pulmon Dis, 2021, 16: 2677 – 2686.

[14] Ferreiro B, Llopis-Salinero S, Lardies B, et al. Clinical and nutritional impact of a semi-elemental hydrolyzed whey protein diet in patients with active Crohn's disease: a prospective observational study[J]. Nutrients, 2021, 13(10): 3623.

[15] Sanz-Paris A, Martinez-Trufero J, Lambea-Sorrosal J, et al. Clinical and nutritional effectiveness of a nutritional protocol with oligomeric enteral nutrition in patients with oncology treatment-related diarrhea[J]. Nutrients, 2020, 12(5): 1534.

[16] Sanz-Paris A, Martinez-Trufero J, Lambea-Sorrosal J, et al. Impact of an oral nutritional protocol with oligomeric enteral nutrition on the quality of life of patients with oncology treatment-related diarrhea[J]. Nutrients, 2020, 13(1): 84.

[17] Simonsen C, de Heer P, Bjerre ED, et al. Sarcopenia and postoperative complication risk in gastrointestinal surgical oncology: a meta-analysis [J]. Ann Surg, 2018, 268(1): 58 – 69.

[18] Zhang B, Najarali Z, Ruo L, et al. Effect of perioperative nutritional supplementation on postoperative complications-systematic review and meta-analysis[J]. J Gastrointest Surg, 2019, 23(8): 1682 – 1693.

[19] Berkelmans G, Fransen L, Dolmans-Zwartjes A, et al. Direct oral feeding following minimally invasive esophagectomy (nutrient Ⅱ trial): an international, multicenter, open-label randomized controlled trial [J]. Ann Surg, 2020, 271(1): 41 – 47.

[20] Alsharif DJ, Alsharif FJ, Aljuraiban GS, et al. Effect of supplemental parenteral nutrition versus enteral nutrition alone on clinical outcomes in critically ill adult patients: a systematic review and meta-analysis of randomized controlled trials[J]. Nutrients, 2020, 12(10): 2968.

[21] Reignier J, Boisramé-Helms J, Brisard L, et al. Enteral versus parenteral early nutrition in ventilated adults with shock: a randomised, controlled, multicen-

tre, open-label, parallel-group study (NUTRIREA – 2)[J]. Lancet, 2018, 391(10116): 133 – 143.

[22] Gao X, Liu Y, Zhang L, et al. Effect of early vs late supplemental parenteral nutrition in patients undergoing abdominal surgery: a randomized clinical trial [J]. JAMA Surg, 2022, 157 (5): 384 – 393.

[23] Pradelli L, Mayer K, Klek S, et al. ω – 3 fatty-acid enriched parenteral nutrition in hospitalized patients: systematic review with meta-analysis and trial sequential analysis[J]. JPEN J Parenter Enteral Nutr, 2020, 44(1): 44 – 57.

(本章作者：肖营凯，吴怡锦)

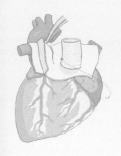

第十章

体外膜肺氧合支持的管理

第一节 体外膜肺氧合（ECMO）概述

ECMO 是体外生命支持（ECLS）的重要技术之一，是急性严重心力衰竭和（或）肺衰竭患者的抢救性治疗的手段。近年来，心肺功能衰竭患者中 ECLS 的使用率已显著增加。ECMO 可以配置为用于心脏支持的静脉-动脉 ECMO（VA-ECMO）、用于呼吸支持的静脉-静脉 ECMO（VV-ECMO）、用于心脏和呼吸衰竭的静脉-动脉-静脉 ECMO（VAV-ECMO），以及保护肺部的体外二氧化碳去除（EC-CO_2R）。在呼吸、心搏骤停期间，用于恢复循环的 ECMO 技术被称为体外心肺复苏术（ECPR）。

ECMO 技术是对传统体外循环技术的升级，与常规心脏外科手术相比，其支持时间更长（通常为数天至数周）。ECMO 支持技术给予患者充足的时间来恢复心肺功能，或将患者桥接至其他最终治疗方法，例如心脏移植或持久性左心室辅助设备支持。当患者生命垂危且无其他治疗选择时，ECMO 支持能够挽救患者的生命。近年来，VA-ECMO 在心源性休克治疗中的应用明显增加。

ECMO 系统的基本组成包括离心式血泵、膜式氧合器、热交换器、流入和流出套管，以及连接这些部件与患者循环系统的管道。常用的泵包括 CentriMag（Abbott，Chicago，Illinois，USA）、Rotaflow（Maquet，Rastatt，Germany）或 TandemHeart（TandemLife，Pittsburgh，Pennsylvania，USA）。血液从流入套管中引出，通过氧合器泵入，并通过流出套管流回患者体内。通过氧合器的气体流速和吸入氧气的比例调节血液中的氧气和二氧化碳含量。VA-ECMO 从静脉循环中抽取血液，并将充氧的血液输送回动脉循环中，主要用于心脏支持，同时提供肺辅助。VV-ECMO 的不同之处在于将氧合血返回肺循环，适用于心脏功能足够的严重肺衰竭患者。

ECMO 对心室的影响包括流量依赖性地增加心室舒张末压力，同时左心室每搏输出量减少。与其他机械辅助装置相比，ECMO 提供最低程度的流量依赖性左室卸负荷。如果外周阻力保持不变或无其他的心室减压方式，ECMO 就会增加心肌做功。ECMO 不仅能够提供全身血流量，同时还为患者提供氧合和通气。因此，ECMO 可以通过提供充分氧合的血液来阻止甚至逆转终末器官功能障碍。

ECMO 辅助时的左室减压对降低左心室舒张末压（LVEDP）、肺毛细血管楔压（PCWP），促进心功能恢复具有重要意义。左室减压可以通过胸部小切口完成，直接插入减压管至左心室心尖部，并将其连接到 ECMO 管路上。Impella©装置可经皮使用，替代左心室打孔来实现左心室减压。主动脉内球囊反搏（IABP）提供的左心室减压效果有限，仅在无其他更好选择时考虑使用。包括增加心肌收缩力的正性肌力药物在内的药物治疗为左心室减压提供了无创选择，但对于已经衰竭的心脏却收效甚微，因此不应作为唯一的左心室卸载方式。

ECMO 机器和管路相较于传统的体外循环（CPB）更小巧，专用于 ECMO 设计的套管易于获取，且整个系统都具备便携性。这些进步使其能够广泛应用于多个医院环境，如重症监护病房（ICU）、心脏介入导管室、急诊室和手术室，而且还允许在社区医院中进行 ECMO 治疗，从而确保患者能够稳定并安全地被转运至三级医疗中心。虽然 ECMO 机器越来越简便，但其本身是一种高风险且复杂的治疗手段，启动和维持治疗都需要大量的资源支持。有效的 ECMO 治疗依赖于具备医学和技术专长的医疗中心和医护团队。

ECMO 转流后的生存状况与启动 ECLS 的适应证密切相关，包括患者的基本情况、并发症、手术史和 ECLS 持续时间，这些都会影响患者的预后。ECMO 适用于儿童和成人，特别是针对各种药物治疗无效的急性心力衰竭或慢性心力衰竭急性发作。在准备实施 ECMO 辅助的阶段，就应充分考虑到患者病情稳定后的护理目标及长期治疗计划。存在进行性或不可逆转的潜在疾病是 ECMO 的绝对禁忌证。其他绝对禁忌证包括永久性神经损伤、严重抑郁和恶性肿瘤晚期。在没有外科支持的情况下，严禁实施 ECMO 辅助。

在紧急情况下，医生可以通过外周 VA 插管快速启动 ECMO。外周插管通常是在超声或 X 线引导下经皮将导管置入股动脉和股静脉。另一种方法是，根据医生的个人治疗偏好，使用外科切开方式暴露这些血管。血管通过一根长而硬的导丝连续扩张，以适应所选的插管尺寸。一旦确定插管位置，就进行管路排气，随后开始转机。静脉置管可通过经食管超声或 X 线透视来确定。动脉插管的尖端通常位于腹主动脉的远端，无须再次确认位置。插管和 ECMO 系统的管道应在患者身上多个区域固定牢靠。中心置管的 VA-ECMO 常见于手术室，尤其用于心脏术后 CPB 撤机失败的心源性休克患者，其监测、维护和撤机过程与外周置管的 VA-ECMO 相似。

对外周或中心置管的 VA-ECMO 进行维护时，需关注实验室检查和终末器官功能。应定期监测动脉血气和乳酸，直至相关指标改善。心功能可通过经胸超声和漂浮导管进行评估。对于外周或中心置管的患者，呼吸机管理可能颇具挑战。若肺功能较差，预计需要长期呼吸支持，则应与家属讨论气管切开术的可能性。定期评估肾脏替代治疗需求，维持电解质平衡和评估肾功能，并监测尿量。还需留意会出现的一过性肝功能恶化，因此也应密切监测肝功能。神经功能的日常评估也必不可少，若条件允许，应先停用镇静药物，然后对患者进行详细的神经系统体格检查来评估。任何神经精神状态的改变都应立即进行影像学检查。然而，ECMO 辅助期间不能进行磁共振成像（MRI）检查。

第二节 ECMO 的适应证和禁忌证

一、适应证

ECMO 可能适用于患有严重肺功能衰竭、心力衰竭或两者兼有的患者的心肺支持(表 10.2.1)。由于 ECMO 并非旨在解决心脏或肺衰竭的主要病因,因此它是患者康复或其他确定性治疗的临时桥接手段。VA-ECMO 用于心力衰竭的适应证包括心源性休克、难治性室性心律失常、心搏骤停时持续进行心肺复苏,以及急性失代偿性心力衰竭。心源性休克的主要原因是急性心肌梗死(70%~80%)和急性失代偿性慢性心力衰竭(高达 30%),这些情况占需要 ECMO 支持的患者的大部分。当心搏骤停的患者接受心肺复苏且推测其神经系统功能完整时,可以选择 VA-ECMO。在大部分患者中,ECMO 支持可作为确定其他治疗方法可行性的桥接治疗。对于终末器官功能不可逆的患者,可能不适合进行移植或持久的机械循环支持。患者需要一段时间的稳定和神经功能评估。如果患者能够顺利过渡到心力衰竭稳定状态,则可能成功脱离机械辅助,并继续接受药物治疗。"桥对桥"(bridge-to-bridge)方法可能适用于无法脱机的患者,并且他们是持久性左心室辅助装置(LVAD)或人工心脏的候选人。少数患者可以选择"桥接移植",但供体的稀缺使这种治疗方法仅限于少数患者。

表 10.2.1 ECMO 的适应证

VA-ECMO 适应证	VV-ECMO 适应证
下列因素导致的严重难治性心源性休克:	任何病因的 ARDS,并伴有在 $FiO_2 > 90\%$ 基础上 $PaO_2/FiO_2 < 100$
心肌梗死	
心脏术后无法撤除体外循环	机械通气气道峰值压力 > 30 cmH_2O 时二氧化碳潴留
心肌炎	严重气漏综合征
急性失代偿性慢性心力衰竭(心肌病和先天性心脏病)	患者等待肺移植期间需要机械通气
急性同种异体移植物衰竭/排斥	标准治疗无效的急性呼吸或心功能失代偿(如肺栓塞、气道阻塞)
顽固性室性心动过速	
心脏毒性/药物过量	
LVAD 或移植后严重右心室衰竭	
感染性休克	
肺栓塞	
心搏骤停后持续 CPR	

ARDS:急性呼吸窘迫综合征;FiO_2:吸入氧浓度;PaO_2:动脉血氧分压;LVAD:左心室辅助装置;CPR:心肺复苏。

应用 VV-ECMO 治疗心功能正常的原发性肺功能衰竭,一直被视为肺部从感染或其他导致严重成人呼吸窘迫综合征的病因中恢复时的重要辅助手段。可能需要应用 VV-ECMO 的严重呼吸衰竭的病因包括病毒性、细菌性或真菌性肺部感染,原发性肺部疾病(如囊性纤维化、原发性肺动脉高压、特发性纤维化),胸部创伤和闭塞性细支气管炎。对于任何原因导致的肺部严重气漏,且无法维持足够氧合和二氧化碳去除的患者,应立即给予 VV-ECMO 支持。哮喘或慢性阻塞性肺疾病(COPD)的急性严重呼吸衰竭也可能从该疗法中获益。

二、禁忌证

ECMO 支持的禁忌证大多数是相对的,这些风险会与患者的潜在获益一同进行考量。相对禁忌证包括不可逆的器官功能损伤(特别是大脑)、降低生活质量的情况(神经损伤、恶性肿瘤、抗凝治疗有严重出血风险)、高龄、长期接受常规治疗的患者及主动脉夹层。尽管年龄越大,死亡率越高,但年龄本身不应被视为绝对禁忌证。缺乏明确的撤除支持策略也应被视为禁忌证。

三、主动脉夹层患者使用 ECMO 的情况

主动脉夹层是 ECMO 支持的相对禁忌证,然而,在一些挽救生命的情况下可考虑使用 ECMO:

(1)心源性休克:如果夹层导致冠状动脉严重受损,可能引起心源性休克。在这种情况下,ECMO 可以作为桥接手术的治疗,为心脏提供临时支持,直到进行手术干预。

(2)术中并发症:在 A 型主动脉夹层的手术中,患者有可能因血管张力过低而无法维持血压,无法脱离 CPB,在这种情况下,可以使用 ECMO 来脱离 CPB。

(3)术后支持:手术后,一些患者可能会出现严重低氧血症或低心排血量综合征,可以启动 ECMO 提供临时支持,直到患者病情稳定。

第三节 ECMO 支持期间的管理

一、管　道

对于心脏术后休克的病例,可在手术室直接开胸插管进行 VA-ECMO 支持;然而,大多数病例是在手术室外进行的。在多种医院环境中,如心导管室、手术室、急诊科和 ICU,使用经皮插管可快速启动 VA-ECMO 支持。ECMO 的恰当插管对成功治疗至关重要。中心插管通常在开胸时进行,用于心脏开胸术后的支持;外周插管最常用于非手术病例。只有当所有团队成员和系统组件都在床边准备就绪时,才开始进行插管。在插管前,给予患者负荷剂量肝素,剂量通常为 50~100 U/kg。VA-ECMO 的插管最常用于经股静脉(流入)和股动脉(流出)。静脉插管直径为 19~25 Fr,长度可达 60 cm,可为单级或多级配置。放置在动脉系统中的流出套管直径为 15~19 Fr,长度为 20~25 cm。插管大小依据患者体型调整,适当的插管直径可通过血管超声评估血管直径来确定。所用的"Fr"量具大小应为目标血管大小的 3 倍,单位为"mm"。血管超声有助于定位目标血管和评估解剖问题。股动脉插管理想情况下至少比血管直径小 2 mm,以允许血流到达下肢。

适当选择插管大小可确保足够的血液流向下肢，从而避免局部缺血。近红外光谱提供了组织氧合的评估，可用于评估下肢缺血情况。

除非已经开始进行ECPR超声检查，否则应进行插管，以在插管部位远端提供血流。远端插管是通过插入一个连接到动脉流出道的5~7 Fr鞘管完成的。逆行和顺行插管可通过在股动脉上放置T形涤纶移植物来完成。当插入较大尺寸的套管或进行单侧股动脉和静脉插管时，应使用这种方法。

当远端动脉血流不足时，应在远端浅股动脉切开并放置一个单独的灌注套管，或在胫后动脉逆行灌注。当静脉引流不充分时，可能需要通过不同静脉增设额外的静脉引流套管。尽管移除和更换套管有时颇具挑战，但是必要时可将套管更换为更大的尺寸。对于受损、扭结或凝结的插管，必须及时更换为新插管。

二、启动ECMO

实施VA-ECMO治疗心力衰竭通常比实施VV-ECMO治疗呼吸衰竭更为迫切。ECMO团队完成对患者病情的全面评估后，会仔细权衡风险和获益，以避免资源的无效使用。一旦决定继续进行ECMO支持，主管医生将协调插管和支持的开始。ECMO治疗的启动对时间要求极高，多项操作需同时发生或快速连续进行，直至患者病情稳定。灌注医生为ECMO管路做准备，护士根据指示提供医疗治疗。置管医生确定插管位置和大小。套管尺寸的适当选择应确保成人患者的全流量支持达到50~70 mL/(kg·min)。开始支持后，应将VA-ECMO流量维持在适当范围内，以保证足够的组织灌注或氧合，通常设定为4~6 L/min。

三、血流动力学监测

应使用动脉压管和肺动脉导管监测患者。对混合静脉血氧饱和度的连续监测可提供系统灌注的实时评估。肺动脉压有助于评估左心室扩张和心室通气需求。灵活应用超声心动图，其在评估心室扩张和左心室通气需求方面具有显著价值。评估心脏瓣膜功能和血栓形成同样重要。

四、血气监测

在标准通气支持下，ECMO的输氧应确保动脉血氧饱和度大于95%（VA-ECMO）或至少为80%（VV-ECMO）。当氧气输送和消耗达到平衡时，动脉血氧饱和度和静脉血氧饱和度之间的差值通常在20%~30%。红细胞压积至少维持在40%，以确保充足的氧气输送。二氧化碳的去除由通过ECMO膜的吹扫气体流速控制。气体流速与血液流速之比最初设定为1∶1，然后调整确保$PaCO_2$维持在所需范围内，$PaCO_2$保持在约40 mmHg。如果$PaCO_2$大于70 mmHg，则在数小时内逐渐增加通气量有助于防止动脉pH值快速变化。

五、抗 凝

大多数ECMO辅助需要低水平的全身抗凝治疗，以防止循环内血栓形成。肝素是最常见的抗凝剂，通过活化部分凝血活酶时间（APTT；40~60 s）、活化凝血时间（ACT；基线的1.5~2.5倍）或凝血因子Ⅹa的间接肝素浓度（0.3~0.5 U/mL）进行监测。血栓弹力图（TEG）也可用于评估高岭土引起的血栓形成时间和密度。凝血密度受凝血因子、血小板和纤溶系统的影响，因此TEG提供的信息相较于ACT更丰富。TEG可以在使用或不使用使肝素失活的试剂的情况下进行,以将肝素的抗凝作用与其他因素分开。对于肝素诱导的血小板减少症患者,可使用直接凝血酶抑制药,如静脉用的比伐卢定和阿加曲班。当使用替代抗凝剂时,APTT 应保持在 50~60 s。

六、呼吸机管理

由于 ECMO 提供全面的气体交换,机械通气在全面支持期间就没有那么重要。然而,在开始停机前,确保患者充分的呼吸功能是至关重要的。气管插管通常是维持气道所必需的。低潮气量(3~5 mL/kg)和低气道压力的机械通气是预防肺损伤的理想方法。10~15 mmHg 的呼气末正压(PEEP)有助于保持肺泡扩张。PCO_2 应该保持在 40 mmHg 以下。

第四节 ECMO 并发症

一、出 血

由于必要的抗凝治疗和血液成分异常,出血是 ECMO 支持的常见并发症。输血应保持血红蛋白(Hb)浓度至少为 10 mg/dL。通过仔细处理插管插入部位的止血和密切监测抗凝治疗,可以最大限度地减少出血。在某些情况下,抗凝治疗可能会减少或停止,以帮助控制过度出血。

二、卒 中

ECMO 期间缺血性和出血性卒中的发生率约为 4%。卒中的原因可能包括抗凝治疗、ECMO 回路的人工管道表面血栓形成和血流动力学不稳定。保持足够的流速,仔细监测抗凝状态,以及及时调整治疗至关重要。在低流量状态和尝试脱机期间,应增加抗凝治疗强度,但必须避免过量使用抗凝药。

中心或外周置管的 VA-ECMO 患者也会发生神经系统并发症,可能是由于低流量状态或栓塞事件。临床医生应该高度警惕患者 ECMO 辅助期间的神经系统损害。患者即使出现一过性神经精神状态的改变,也应该行影像学和脑电图检查。

三、感 染

感染在 ECMO 支持的患者中很常见,超过 50% 的患者出现菌血症,其死亡率超过 60%。在紧急插管期间,应尽可能使用无菌技术,并在整个支持过程中给予抗感染治疗。必须采用常用的外科感染控制措施。

四、肢体缺血

当外插管直径几乎等于血管内径时,股动脉插管可能导致远端血流非常低或缺失的潜在并发症。虽然这种并发症发生率不到 5%,但只要正确识别和治疗,就可以得到有效控制。当时间允许时,对插管的目标血管行超声检查以测量其直径,将有助于最佳的插管尺寸选择。合适的插管尺寸能够保证足够的血液流向下肢。可使用近红外光谱监测下肢缺血,从而评估组织氧合情况。逆行和顺行插管是将 T 形涤纶移植物放置在股动脉上,插管指向两个方向。

五、左心室超负荷

VA-ECMO 期间主动脉逆行血流可能增加左心室后负荷,从而增加 LVEDP、左心房压力和 PCWP。左心室及左心房压力升高可导致肺水肿、咯血和气体交换不良。患者的低氧血症可能进一步恶化，而左心室氧合不良的血液进入脑和冠状动脉循环，导致神经功能障碍和心肌功能下降。高后负荷导致的左心室输出减少可能会抑制主动脉瓣开放，进而增加左心室或主动脉根部血栓形成的风险。

15%~20%接受VA-ECMO支持的患者使用左心室减压。应使用肺动脉导管和右桡动脉测压管对患者进行密切监测，以评估是否存在过度的后负荷，并防止左心室超负荷。肺动脉舒张压应保持在22 mmHg以下。使用右桡动脉压力波形评估左心室收缩力、脉压和主动脉瓣开放。脉搏压低或无脉搏压且无双曲切迹，表明VA-ECMO血流和左心室后负荷超过左心室射血的能力，导致主动脉瓣保持关闭。应使用超声心动图评估左心室和左心房的大小，有助于容量管理。

最小化VA-ECMO血流可能有助于避免左心室扩张，但流量应始终保持在足够全身灌注的水平，这可通过乳酸水平、动脉血pH值和中心静脉血氧饱和度评估。左心室后负荷也可通过调整VA-ECMO流量来控制，同时谨慎给予血管扩张剂和强心药物，并适当平衡容量负荷。

在外周VA-ECMO支持期间，应采用各种方法来进行左心减压。IABP植入简单，在某些情况下有效。经皮穿刺房间隔置入8~15 Fr插管进入左心房，将左心血液引入流入套管，减压效果良好。另一种经皮左心减压的方法是采用球囊房间隔切开术来创建一个从左向右的分流通道。经皮球囊房间隔切开术可减少左心房容积，但在VA-ECMO撤除后需要手术闭合。通过经皮放置的15 Fr套管将肺动脉引流至ECMO血流中，在2例报告的病例中取得了有效效果。此外，还可通过小切口或肋下入路在心尖部进行直接插管，并在左心室中放置21~23 Fr插管。Impella© 2.5和5.0心室辅助装置（Abiomed Inc., Danvers. MA. USA）可用于心源性休克的机械支持或VA-ECMO支持期间的左心室卸负荷。单中心研究显示有助于血流动力学改善，然而，尚未进行多中心随机对照试验评价该方法，且目前尚无针对多种左心室减压方式的比较研究。左心减压所采用的技术应基于医疗中心的专业知识和培训水平。

六、Harlequin综合征

Harlequin综合征又称南北综合征，表现为上半身低氧血症、发绀、酸中毒，而下半身可维持正常灌注，是一种可能发生在经外周插管VA-ECMO支持期间的并发症。此时由于肺氧合功能差，来自左心室的缺氧血液被泵入动脉循环，是冠状动脉和颈动脉的主要血流来源。在严重情况下，缺氧血可阻碍心肌功能恢复，并导致脑缺氧，甚至神经功能缺损。由于右桡动脉是VA-ECMO供血的最远端，因此可以通过监测右桡动脉的动脉血氧饱和度来检测是否存在Harlequin综合征。经右手手指监测脉搏血氧饱和度能够提示患者出现右手饱和度降低，需注意Harlequin综合征的发生。在治疗Harlequin综合征时，采用适当FiO_2和PEEP的机械通气有助于维持动脉血氧饱和度至少达到90%。当右侧血氧饱和度低于88%时，表示VA-ECMO流量可能过低，可以考虑增加流量。减少正性肌力药物也可能有所帮助。使用β受体阻滞剂降低心率可能有助于降低左心输出量。当这些措施均未能解决右桡动脉低饱和度时，应考虑将动脉插管移至升主动脉改善氧合。此外，可在上腔静脉处置管，将VA-ECMO泵血在股动脉和上腔静脉插管之间分流。将泵血进行分流时，股动脉中的插管尺寸应为 17~19 Fr，上腔静脉中的插管尺寸应为 15~17 Fr。

七、再循环

当 VV-ECMO 氧合血从 ECMO 泵出后直接流入引血套管而不经过体循环时，可能发生再循环。再循环血液对氧输送没有实际贡献，会降低 ECMO 支持的整体效率。VV-ECMO 支持期间一旦出现再循环，需要评估泵速及流入和流出套管的位置。通过增加两个套管之间的距离和降低流速可将再循环效应降至最低。此外，血管条件容许的情况下采用较大管径可实现最低的再循环率下高流量支持。在远离流入套管的其他位置置入第二条引流套管也可以解决该问题。

第五节　ECMO 撤机

撤除 VA-ECMO 与 VV-ECMO 支持有很大不同，两者的技术在不同机构间差异很大。ECMO 撤机的最佳方法尚未确定，通常基于临床医生的经验。在患者血流动力学稳定后不久即可开始撤机的指征评估，并应每天进行撤机试验。当考虑患者撤除 ECMO 辅助时，必须保证引起心力衰竭或肺衰竭的主要原因是可逆的，并且其他器官衰竭必须得到解决或好转。对于病因无法恢复的患者，必须考虑进行移植、持久的机械循环支持或临终关怀。撤除 VV-ECMO 需要恢复足够的肺功能，而撤除 VA-ECMO 需要足够的心功能和（或）肺功能。一般来说，撤除 VV-ECMO 是相对渐进的过程，要慎重考虑机械通气的充分性。VA-ECMO 撤机程序要求患者在整个撤机过程中保持足够的心输出量和血压。

应每天评估患者是否适合撤除 VA-ECMO。当实验室检查指标改善、心功能恢复及药物减少时，可尝试撤除 ECMO。随着患者病情改善和呼吸功能恢复，VV-ECMO 支持水平应逐渐降低。当 VV-ECMO 支持低于最大或初始支持量的 30% 时，心脏和呼吸功能可允许撤除支持。当患者以小于 50% 的 FiO_2 自主呼吸时，ECMO 血流以 1 L/min 的增量减少至最低的 1 L/min。当患者 $PaCO_2$ 维持在 50 mmHg 以下且动脉血氧饱和度大于 95% 持续至少 1 h 时，可撤除支持。

VA-ECMO 撤机要求患者在撤机前和整个撤机过程中维持稳定的血流动力学。正性肌力支持应降至最低，并应停用 IABP 或 PVAD 机械支持。撤除 ECMO 通常需要外科医生协助。撤机最可靠的方法是通过外科方法暴露近端和远端股血管，通过预先缝制"荷包"等外科方式进行拔管和缝合。ECMO 撤机期间有时需要暂时性增加正性肌力药物，撤机完成后，未来数天可以逐渐停用血管活性药物和正性肌力药物。ECMO 撤机常在手术室进行，通常需要进行拔管和止血。撤机期间应使用超声心动图，评估左和（或）右心室扩张和容量负荷。VA-ECMO 流量以基线流量的 25%~33% 的增量下降，同时确保平均动脉血压始终 >65 mmHg。当 ECMO 血流 <1.5 L/min 时，患者应保持至少 65% 的混合静脉血氧饱和度和 >90% 的动脉血氧饱和度。一些中心提倡几个小时甚至几天的缓慢撤机过程，而其他中心则在 1~2 h 内进行撤机。

第六节 ECMO 团队与组织

ECMO 是一种复杂的治疗方法，应在具备相应经验和水平的中心进行管理，以确保其疗效。需要 ECMO 支持的患者需要多学科团队提供最高水平的重症监护。新开展 ECMO 的中心需要与有丰富经验的中心合作，共同构建最先进的监护系统。

ECMO 团队应至少有一名具有重症监护、终末期心力衰竭、胸外科、心脏外科、血管外科或创伤外科等多学科专业知识或经委员会认证的专家，或具有 ECMO 特定培训和经验的其他经委员会认证的专家。由 ECMO 协调员、灌注师、重症监护护士和呼吸治疗师提供技术支持和医疗监护。理想情况下，医疗机构应该明确团队组织和个人成员的责任。

ECMO 团队成员应完成 ECMO 培训并定期考核。ECMO 团队协调员是组织和沟通的重要组成部分。ECMO 计划可使专科医生、执业护士或注册护士来协调团队活动，并在枢纽中心之间实现患者分流。支持 ECMO 计划所需的专业团队包括介入心脏病学、心胸外科、肺病学、神经病学、肾病学、放射学、传染病专家，以及社会工作者、姑息治疗、财务顾问和医院管理人员。必须明确并商定每个团队成员的职责。

ECMO 计划的质量保证是该机构的重点工作。在开始 ECMO 计划之前，必须完成对所有团队成员的基本培训和能力测试。定期与团队成员举行例行会议，以审查培训和设备需求、人员配备水平、患者数量和病例审查至关重要。应定期召开 ECMO 发病率和死亡率发布会议，审查 ECMO 支持期间的任何严重并发症或死亡事件。参与体外生命支持组织（ELSO）注册有助于中心与其他机构之间的数据比较。新 ECMO 计划应完成对潜在患者病例数量的全面分析，以确保存在适当的病例数量。医院管理层应承诺为该计划的费用提供资金支持，并准备好在病例数量变化时调整资源配置。

第七节 ECMO 的转运

越来越多的患者在基层医院接受 ECMO 治疗。患有严重难治性心源性休克或肺衰竭的患者将在提供全面终末期心力衰竭监护的医疗中心接受 ECMO 支持。而对于许多需要紧急心肺支持的基层医院患者，可以由当地专家或中心的 ECMO 团队在现场启动。无论 ECMO 支持在何处启动，患者的后续监护都应在具备全面终末期心力衰竭和（或）肺部治疗能力的中心进行。

ELSO 已经发布了 ECMO 转运指南，参与转运计划的中心应该参考这些指南。高效的先进心脏监护系统，包括大型中心医院、急诊医疗服务和基于基层医院的枢纽中心，可能会改善严重心功能和（或）肺功能衰竭患者的结局。最高级医学中心提供全面的治疗和监护，包括心脏移植、长期 LVAD 支持、全人工心脏和短期循环支持。次级医疗中心提供心导管置入术、短期机械支持。基层医疗中心提供复苏和药物治疗以稳定患者病情。这种网络的有效运作依赖于各级医疗保健专业人员的承诺和沟通。所有参与中心必须建立并严格遵守包含通信、分诊和患者选择、患者管理和运送流程的协议。

由于延误会增加死亡率，因此转运已经接受 ECMO 支持或需要支持的危重患者时必须快速高效。机动 ECMO 团队应由 ECMO 专家、ECMO 协调员、灌注师、护理人员和呼吸治疗师组成。团队必须能够立即抵达患者所在地。ECMO 枢纽中心的 ECMO 协调员必须具备选择最合适的交通工具的能力和权力。根据市区的距离和大小，合理使用地面救护车、直升机或固定翼飞机。在三级中心接受治疗的严重心源性休克或肺功能衰竭患者，如果病情稳定，应及时转运至枢纽中心。对于不稳定的病例，派遣一个 ECMO 运输团队在现场开始治疗。在机动 ECMO 团队稳定患者后，再将患者安全送往中心医院。

拓展阅读

[1] Hadaya J, Benharash P. Extracorporeal Membrane Oxygenation [J]. JAMA, 2020, 323(24): 2536.

[2] Lafç G, Budak AB, Yener AÜ, Cicek OF. Use of extracorporeal membrane oxygenation in adults [J]. Heart Lung Circ, 2014, 23(1): 10 – 23.

[3] Makdisi G, Wang IW. Extra Corporeal Membrane Oxygenation (ECMO) review of a lifesaving technology [J]. J Thorac Dis, 2015, 7(7): E166 – E176.

[4] Richardson ASC, Tonna JE, Nanjayya V, et al. Extracorporeal Cardiopulmonary Resuscitation in Adults. Interim Guideline Consensus Statement From the Extracorporeal Life Support Organization [J]. ASAIO J, 2021, 67(3): 221 – 228.

[5] Liu JY, Merkow RP, Cohen ME, et al. Association of Weekend Effect With Recovery After Surgery [J]. JAMA Surg, 2020, 155(10): 988 – 990.

[6] Marasco SF, Lukas G, McDonald M, et al. Review of ECMO (extra corporeal membrane oxygenation) support in critically ill adult patients [J]. Heart Lung Circ, 2008, 17 (Suppl) 4: S41 – S47.

[7] Haworth WS. The development of the modern oxygenator [J]. Ann Thorac Surg, 2003, 76(6): S2216 – S2219.

[8] Moll V, Teo EY, Grenda DS, et al. Rapid Development and Implementation of an ECMO Program [J]. ASAIO J, 2016, 62(3): 354 – 358.

[9] Fiser SM, Tribble CG, Kaza AK, et al. When to discontinue extracorporeal membrane oxygenation for postcardiotomy support [J]. Ann Thorac Surg, 2001, 71(1): 210 – 214.

（本章作者：吴怡锦，李嘉欣）

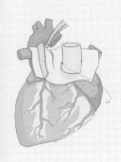

第十一章

康复治疗

第一节 心脏康复

当前我国心血管疾病的患病率依旧处于上升阶段，心血管疾病患者需要在各级医疗机构治疗、康复及随访。半个多世纪以来，心脏康复在心血管患者医疗中的占比也逐渐增加，也有很多临床研究支持心血管患者均可从规范的心脏康复运动训练程序中获益，能降低慢性心力衰竭患者的再住院率和病死率，降低医疗费用，改善患者生命质量。因此，心脏康复应作为心血管患者术后的常规序贯治疗而开展。

一、概　述

1. 定　义

心脏康复是一个采用多学科方法实施心血管疾病（CVD）综合二级预防的医学专业领域。心脏康复降低了 CVD 的风险，协助患者建立健康生活行为方式，提高患者术后生命质量并改善临床预后。心脏康复的具体组成部分包括医疗评估、社会心理评估、运动处方、精神心理干预、心血管危险因素管理、健康教育、行为指导与临床结局评估等。

2. 分级诊疗

心脏康复阶段一般分为 3 期，各级医疗机构在各期心脏康复中有着不同的定位。Ⅰ期康复：基于院内床旁监测下开展的早期急性期康复，以恢复日常生活为目标。内容包括一般临床评估、危险因素评估、早期患者教育、制订早期康复计划等。Ⅱ期康复：基于中心或门诊监测下的恢复期康复，一般是心脏康复的核心阶段，以回归社会为目标，以运动康复为核心。内容包括一般临床评估、危险因素评估、有氧运动能力评估、患者教育纠正不良生活方式，以及制订完善的康复计划，包括药物、运动、心理、饮食、戒烟及其他治疗或康复方案。Ⅲ期康复：基于社区和家庭的维持期康复，以回归社会后的健康维持和促进为目标，内容包括运动康复、危险因素控制、循证用药、定期随访等维持良好的生活与工作状态。

二、心血管综合评估

制定心脏康复方案前首先需要对患者进行心血管综合评估。心血管综合评估是制定个体化心脏康复方案的数据基础，是运动风险控制和心脏康复质量控制的关键措施。心血管综合评估按照康复接触时间分为初始评估、康复治疗 30 d、60 d 和 90 d 评估,此后每 3 个月进行再评估,1 年后每 12 个月进行心血管综合评估。

1. 临床资料评估

通过问诊、体格检查、生化检验、超声心动图、心电图、胸部 X 线片、生命质量量表测评等评估工具,收集患者的临床资料,了解患者的日常运动习惯及是否有限制运动的因素,掌握患者的全身功能状态,包括 CVD 治疗和精神心理(包括睡眠)情况。

2. 危险因素评估

CVD 危险因素包括高血压、高血脂、高血糖、吸烟、肥胖等。

(1)肥胖评估:计算患者的体重指数(BMI)。判断是否存在超重(BMI 24.0～27.9 kg/m^2)或肥胖(BMI ≥ 28 kg/m^2),是否有腹型肥胖(腰围:男性 ≥ 90 cm,女性 ≥ 85 cm)。

(2)血糖评估:对确诊糖尿病者了解其血糖控制及并发症情况;对于无糖尿病患者,应进行糖耐量试验和检测糖化血红蛋白,评估患者是否存在糖耐量异常。

(3)高血压评估:明确诊断高血压的患者,检测患者合并危险因素和有无靶器官损害。

(4)血脂评估:患者应每年检测空腹血脂四项一次,根据危险分层确定血脂达标值[高危:低密度脂蛋白(LDL)- C ≤ 2.6 mmol/L;极高危:LDL-C < 1.8 mmol/L],用于评价患者的血脂状态和调脂治疗效果。

(5)吸烟评估:对有吸烟史的患者了解吸烟支数及年限,通过《FTND 烟草依赖度量表》评价患者的烟草依赖程度。对不吸烟者需了解是否有二手烟接触史。对已戒烟患者了解戒烟时间,是否有复吸经历;对戒烟半年内的患者评估是否有戒断症状以及复吸的风险。

(6)日常体力活动评估:日常体力活动和运动耐力评估通常采用体力活动问卷。

3. 体适能评估

运动能力评估是心脏康复的重要内容,为制定个体化运动处方提供数据支持,也为运动风险提供安全底线。常用的有氧运动耐力评估方法有心电图运动负荷试验、心肺运动试验、六分钟步行试验、肌力和肌肉耐力评估等。

4. 其他评估

包含营养状态和精神心理状态评估等。

三、危险分层

危险分层是心血管综合评估的重要目标之一,根据患者心血管综合评估和运动能力对患者进行危险分层,按照危险分层推荐合适且安全的运动强度,确定患者在运动训练中是否需要医学监护。《中国冠心病二级预防与康复专家共识》指出,冠心病患者运动危险分层应分为低、中和高危 3 个等级。

高危患者要转诊到三级医院进行心脏康复评估与运动训练,并需在严密的医学监护(包括血压、血氧、心电、呼吸和症状等)下进行运动康复训练。

中危或低危患者可在基层医院或社区接受心脏康复评估与运动治疗,部分中危患者需在严密医学监护下进行运动康复训练。经过运动康复训练一段时间后,患者可进一步通过远程医学指导下在家中进行运动康复训练,让患者在日常生活中建立运动康复习惯,促进心血管病危险因素控制。

四、心脏康复运动处方

心脏康复的患者运动处方中的运动

方式以有氧运动为主，抗阻运动补充，柔韧平衡性运动可用于热身和恢复阶段，运动强度依据运动能力评估来制定，可结合自感运动强度评估（RPE），运动频率5~7次/周，每次运动时间30~60 min为宜。

1. Ⅰ期急性期康复

Ⅰ期康复是三期康复模式中卒中风险最高的一期，但合理的选择进行Ⅰ期康复可以促进患者早期活动，甚至早期离床，避免卧床带来的不利影响，有效缩短患者的住院时间。

患者首次康复训练指征为：

（1）过去8 h内病情稳定：①没有新发或再发的胸痛；②无肌钙蛋白水平进一步升高；③没有出现新的心力衰竭失代偿征兆（静息时呼吸困难伴湿啰音）；④没有新的恶性心律失常或心电图动态改变。

（2）基础生命体征正常：①静息心率50~100次/分；②静息血压90~150/60~100 mmHg；③血氧饱和度>95%。

如果患者病情稳定，满足相应的临床指征，以安全优先为原则，在制定好个体化的康复方案后，可在床边开展日常生活能力恢复的运动训练。

2. Ⅱ期恢复期康复

符合心脏康复适应证的患者在发病1年内，均应接受门诊心脏康复治疗。门诊Ⅱ期心脏康复既是住院期心脏康复的延续，也是向社区心脏康复过渡的基础。

Ⅱ期康复时期内，根据患者的健康状况、体力、骨骼、肌肉状况、心血管功能及有无心绞痛症状和心肌缺血状态，结合日常生活和运动习惯去制定个体化运动处方，符合FITT-VP原则，即包含运动频率（frequency）、运动强度（intensity）、运动时间（time）、运动类型（type）、总量（volume）和进阶（progression）6个要素。

3. Ⅲ期维持期康复

Ⅲ期维持期康复指发生心血管急性事件12个月后的预防和管理，其核心内容涉及CVD预防、治疗、康复和社会心理等问题的全程综合管理，重点帮助患者维持已形成的健康生活方式和运动习惯，继续有效控制冠心病高危因素，帮助患者恢复家庭生活和社会交往等日常活动，部分患者可重返工作岗位。

五、心肺康复风险控制

心脏康复应遵循安全性原则，在运动康复程序中应严格规范操作，密切监测患者的症状和心电、血压，随时准备急救处置等多种安全保障措施。主诊医生应全程掌握患者运动风险，严格遵守心脏康复训练操作规范。运动前需精准评估患者的运动能力和危险分层，运动中监护症状、心电、血压等，患者应配合医务人员的操作指导，运动后需持续观察症状和心率5~8 min。研究表明，急性心肌梗死后早期进行低强度运动康复相当安全，在医学监护下运动试验，死亡率仅为0.05‰~0.1‰。但对冠心病患者进行运动试验时仍要保持高度警惕，操作者必须熟记运动试验的禁忌证、终止运动试验的指征，掌握突发心脏意外事件的处理方法，确保心脏康复安全。

1. 规范操作心脏康复训练

（1）对患者每次运动康复前、中、后进行风险评估。

（2）开始运动康复之前向患者详细介绍运动处方及注意事项。

（3）准备心脏急救应急预案与启动流程。

（4）需备有心电监护和心肺复苏设备，包括心脏电除颤仪和急救药物。

（5）密切关注心脏康复中的预警信号，包括胸部不适、头痛或头晕、心律失常、心率增加及气喘等。

2. 密切医学监护

（1）低危患者运动康复时无需医学监护，也可使用心率表监护心率，重点教会患者识别可能的危险信号，在患者出现不适反应时能正确判断并及时处理。

（2）中危患者可进行医学监护，检测心率、血压、血氧饱和度、疲劳程度和症状等。

（3）高危患者需严格连续医学监护，密切观察患者运动中心率、心电图、血压、血氧饱和度、症状和疲劳程度，一旦出现不适、致死性心律失常或心肌缺血，立即终止运动。

3. 启动心脏急救应急预案

如果运动中有胸痛、头晕、过度劳累、气短、出汗过多、恶心、呕吐、脉搏不规律、关节或肌肉疼痛，尤其血压下降，应立即停止运动，并持续观察上述症状。特别是停止运动3~5 min后，心率仍增加或出现致死性心律失常或心肌损伤等，应启动应急处理程序。

第二节 早期活动与康复方案

在进行心脏手术的患者中，长期制动容易出现身心方面的问题，如重症监护病房获得性肌无力（ICU-AW）、呼吸机所致膈肌功能障碍（VIDD）、谵妄等，心理上的障碍（认知障碍、创伤后应激障碍或持续焦虑）一方面会增加ICU内谵妄的发生率，另一方面会对患者出院后造成长期的不良影响。此外，患者的身体功能也会严重下降，从而导致永久性残疾，早期活动和锻炼计划已被证明可以降低谵妄发生率、减少上机时间和住院时间，从而来改善危重患者的预后。早期活动能力已被推荐为重症监护医学学会（SCCM）ICU"ABCDEF"集束化管理的一部分，旨在改善患者的长期预后。本节提供一份已经实施且被证实有效的ICU早期活动康复方案。

1. 原 则

（1）尽量最小化镇静和麻醉使用。

（2）当患者在活动过程中出现呼吸困难或血氧饱和度下降难以恢复时，立即停止并予以呼吸支持。

（3）患者主动配合参与训练。

（4）活动应根据患者的耐受性进行。

2. 如有下列情况，不进行活动训练

（1）瘫痪无力（镇静镇痛停用24 h后）。

（2）颅内压（ICP）>20 cmH_2O。

（3）大量出血。

（4）不稳定的骨折。

（5）开放式气胸/腹部伤口。

（6）俯卧位通气。

（7）血流动力学不稳定。

（8）吸入氧浓度（FiO_2）>80%。

（9）不稳定的心律失常。

（10）急性神经系统问题。

3. 需要多学科讨论决定是否进行早期活动的情况

（1）静息下收缩压（SBP）<80 mmHg，中心静脉压（MAP）<65 mmHg，心率（HR）>110次/分。

（2）静息下ICP 10~20 cmH_2O。

（3）近1 h内呼吸机参数上调。

（4）静息下呼气末正压（PEEP）10~14 cmH_2O/呼吸频率（RR）>30次/分。

（5）连续性肾脏替代治疗（CRRT），没有治疗操作或治疗中断时可考虑。

（6）稳定的骨折。

（7）体外膜肺氧合（ECMO），需转介

ECMO 早期活动团队。

（8）三腔股动脉置管。

4. 如果评估后合适，开始康复

患者活动阶梯方案：

（1）悬吊：坐在床边，脚放在地板上；伴或不伴有升降设备协助。

（2）站立：臀部完全脱离床面，用双脚支撑；必要时借助辅助装置或团队成员协助。

（3）重心转移：站立时原地踏步，转移重心；或辅助下小步走/移动到椅凳上。

（4）步行：辅助下步行五步以上，从轮椅上坐位开始，有呼吸机时推动呼吸机跟随。

5. 监测患者是否达到以下指标

（1）心率波动在基线的 20% 以内。

（2）没有高/低血压的临床症状。

（3）血氧饱和度 >88% 或下降 <4%。

（4）等待 5 min 让患者恢复，如果不能恢复则返回上一个阶梯。

6. 评估指标

（1）如果患者达到以上指标，则继续下一阶段活动。

（2）如果患者不能达到以上指标，则暂停活动并在下一次活动前重新评估。

第三节　成人主动脉外科术后肺康复

肺部损伤是成人主动脉外科治疗过程中，尤其是体外循环（CPB）下的常见并发症之一，不仅延长了机械通气时间、ICU滞留时间，而且显著增加了患者的院内死亡率。公认的可能机制有缺血再灌注损伤导致活性氧和炎症因子（尤其是细胞因子）释放到循环中；或是继发于血液与 CPB 管路的接触激活了白细胞、血小板、补体和凝血系统，释放其他炎症细胞因子；或者术中和术后内脏血流灌注相对不足，引起肠道缺血、毛细血管通透性增加，可能导致肠道菌群移位进入循环；也可能是全身炎症反应过程中，促炎细胞因子的释放导致肺中性粒细胞的聚集和活化。活化的中性粒细胞会释放一些毒素介质，这可能会损害肺毛细血管内皮细胞并增加毛细血管通透性。本节介绍成人主动脉外科术后肺功能障碍的评估，以及使用肺康复手段对肺功能障碍的治疗。

一、肺功能障碍的评估

1. 常规评估

常规评估包括主要症状评估及体格检查。肺功能障碍患者常伴有咳嗽、咳痰、胸闷、胸痛、呼吸困难、喘息、易疲劳等部分症状。同时，应结合视触叩听四诊，对患者呼吸模式、胸廓形态、胸廓扩张度及呼吸音等进行评估。对于胸痛的患者，则可采用视觉模拟量表评分法进行疼痛程度的判断。

常规评估的内容，有助于评估者对患者肺功能状态形成初步的判断，但评估内容受到操作者主观意识、专业水平及患者响应程度的影响。因此，有必要结合多个维度的客观指标对患者肺功能状态进行综合评价。

2. 临床检验指标评估

（1）血液检查：血常规中炎症相关指标、C 反应蛋白及降钙素原等升高，提示机体感染可能，感染的严重程度与其升高水平存在一定关联。当血常规等提示感染存在时，可结合序贯器官衰竭评分，判断有无脓毒症可能，以更充分地判断患者感染的严重程度。

（2）动脉血气分析：通过动脉血气各参数的数值，可以判断患者是否存在呼吸性酸中毒或碱中毒及呼吸衰竭类型等。动态血气分析监测则能良好反应呼吸功能状态的变化趋势。氧合相关参数的改善则是患者脱机前自主呼吸试验开展许可的重要依据，与成功脱机呈正相关趋势。充分氧疗后，氧分压（PO_2）仍小于50 mmHg，二氧化碳分压（PCO_2）进行性升高，pH动态下降，是有创机械通气的运用指征之一。

3. 呼吸功能评估

血氧饱和度评定：重症患者血氧饱和度的评定和判读有助于医生掌握患者基本的呼吸循环功能状态。

肺功能检查：常用指标包括潮气量、残气量、深吸气量、肺活量、功能残气量、肺总量、用力肺活量（FVC）、第1秒用力呼气容积（FEV_1）、吸气峰流速、咳嗽峰流速（PCF）、最大呼气压（MEP）等。肺功能检查指标可以反映患者的呼吸功能障碍类型、呼吸受限情况，并可提示并避免某些特殊治疗风险，引导针对性康复方案的制定。肺功能检查对于术后患者并发症的发生及生存结局预后亦存在重要的预测价值。术前FEV_1/FVC < 75%是心胸手术术后发生肺部并发症的独立预测因子。

4. 气道廓清评估

（1）呼吸肌肌力：呼吸肌肌力是患者自主呼吸能力、咳嗽效力、气道廓清能力的基础。其力量低下对呼吸系统、循环系统都会造成一定影响，并严重影响患者运动表现及生活质量。常用指标包括最大吸气压、PCF、MEP等。研究显示，PCF的降低与重症患者脱机失败风险升高密切相关，呼吸泵衰竭是造成重症患者脱机失败最常见的原因之一。呼气肌肌力可作为拔管前评估项目之一。患者未达成 PCF > 160 L/min 且 MEP ≥ 40 cmH_2O 条件时，暂不宜决策拔管。

（2）咳嗽效力：是否可以进行有效的咳嗽是预防呼吸道并发症、改善肺部炎症、有效脱机拔管的重要指征。简易咳嗽效力评级见表11.3.1。咳嗽效力等级与机械通气患者脱机拔管成功率成正相关。同时，咳嗽效力强弱对于预测肺功能障碍患者生存结局亦有一定价值。

表 11.3.1 半定量咳嗽评分

等级	咳嗽情况
0级	无咳嗽动作
1级	咳嗽时有气流音，但无咳嗽音
2级	咳嗽音微弱
3级	可听到明显咳嗽音
4级	可听到较大咳嗽音
5级	可做连续性有效咳嗽

（3）痰液性状：通过观察患者痰液的颜色、性状和量可以了解患者的感染情况与疾病进展，并可作为评估康复训练效果的标准之一，同时为治疗方案的调整提供参考。吸痰频次可作为拔管前的评估项目之一。患者未达成 24 h 内每 8 h 吸痰次数 ≤ 2 次条件时，暂不宜决策拔管。此外，条件允许时，可采用纤维支气管镜收集患者深部痰液或肺泡灌洗液，进行微生物培养及基因组学、蛋白组学等研究，为评估患者病情及指导进一步治疗提供客观证据。

5. 影像学评估

（1）X线、CT：通过X线与CT可以评估肺部感染、肺间质改变、肺不张、气胸、胸腔积液等情况，以指导临床及康复治疗方案的制定。其中，气胸未处理是胸部物理治疗的禁忌证之一，情况稳定后应及时开展治疗。此外，肺部感染是机械通气患者脱机失败的重要风险因素。肺部感染是否得到有效控制亦为人工气道拔除前评估的常规项目之一。

(2)膈肌超声：通过超声检查评估膈肌功能在临床上可以应用于评价早期康复治疗（如膈肌功能康复）效果、预测机械通气患者的脱机能力、评价脱机失败的原因、诊断 ICU 获得性衰弱（ICU-AW）等。膈肌超声评估内容主要包括膈肌厚度、膈肌厚度变化率及膈肌运动幅度。膈肌超声对机械患者脱机的预测具有一定的运用价值。其中膈肌运动幅度预测成功脱机的整合灵敏度和特异度均为80%，膈肌厚度变化率预测成功脱机的整合灵敏度和特异度则分别为85%与75%。

6. 危险因素评估

危险因素的评估主要包括意识状态评估、合并症评估、生活方式评估、活动能力评估、吞咽功能评估及有创操作评估等。

二、肺不张的肺康复

1. 体位管理

良好的体位管理可通过变化体位来优化通气/血流比，以改善患者通气和换气功能而提高氧合，而不正确或不恰当的体位则可能加速或加剧肺不张的发生。

仰卧位虽有利于患者充分休息，但会引起胸壁横向直径减小、功能残气量降低，增加肺不张及误吸风险。直立位则可减少来源于心脏、腹内压及腹腔积液对肺脏的压迫，而有利于压迫性肺不张的改善。俯卧位通气可使重力依赖区肺组织复张，并促进深部痰液引流排出。既往大量研究表明了俯卧位通气在改善肺不张及氧合等情况都具有一定的优势。关于半卧位，与仰卧位相比，头及躯干抬高的体位管理可以降低重症患者肺炎发生率及死亡率，提示半卧位可作为肺不张患者预防肺部感染的可行方案之一。

2. 机械通气下的肺复张

在机械通气过程中通过短暂给予明显高于常规的气道及肺泡内正压，以增加跨肺压，复张萎陷肺泡的一类操作方法。但血流动力学不稳定，需用大剂量血管活性药物维持血压；存在气压伤及其高危因素，如肺内结构破坏明显，呛咳反射明显；存在 ICP 增高、胃肠黏膜缺血时，应慎重实施。常用的方式有控制性肺膨胀法，压力控制法，PEEP 递增法。

3. 呼吸训练与咳嗽指导

呼吸训练为肺功能障碍康复的基础，可通过纠正呼吸模式、提高肺顺应性及增强呼吸肌力量等，重建正常的呼吸模式以改善患者的肺功能。术后呼吸训练与咳嗽指导可有效降低心脏术后患者的肺不张发生率。同样，术前进行吸气肌训练可降低心脏及腹部重大手术患者术后肺不张、肺炎的发生率，并缩短其住院时间。

三、呼吸肌无力的肺康复

1. 呼吸肌训练

改善呼吸肌肌力及耐力的过程称为呼吸肌训练，具有良好的安全性。主要包括阈值负荷训练、目标流阻吸气训练及增强呼吸肌耐力训练等。吸气肌训练可有效改善脑卒中患者的 FVC、FEV_1、最大吸气压、吸气肌耐力，并降低肺部感染率。有观点认为，有效的吸气肌训练方案为每天 >20 min，每周 3 次，持续3 周。

2. 呼吸电刺激技术

呼吸电刺激技术主要包括膈肌电刺激、腹肌电刺激等。膈肌电刺激可通过手术植入电极片、经脉电极植入及经皮电刺激等方式刺激膈神经或膈肌实现。研究表明，经皮膈神经电刺激可有效增强重症患者的膈肌厚度和移动度,提高最大吸气压,加速机械通气患者脱机。腹肌电刺激则为通过刺激腹壁肌群,促进呼气肌规律性活动,以期提高呼气肌肌力及耐力的物理治疗技术。

四、气道廓清的肺康复治疗

1. 气道吸引

重症患者自主咳嗽排痰能力常欠佳,应按需吸痰。按需吸痰时需注意:单次吸痰的时间不要超过15 s,连续吸痰不超过2次,以及吸痰前后通过输送纯氧至少30 s进行氧储备。对于气管切开并予气囊固定的患者与常规气囊导管比较,应用带声门下吸引的气管套管,无论是否持续吸引,均可显著降低肺炎发生率。

2. 呼吸训练技术

呼吸训练技术包括主动呼吸循环技术、用力呼气技术等,其技术费用较低,但需较高的配合度。主动循环呼吸技术可显著改善重度慢性阻塞性肺疾病(COPD)患者痰液产生和呼吸功能,是应用于支气管扩张患者最为广泛的气道廓清技术,在促进分泌物清除,改善患者肺功能、血氧饱和度方面与其他常规的气道廓清技术相当。

3. 物理治疗

物理治疗也称机械辅助气道廓清技术,可分为高频胸壁震荡、叩击拍背治疗、机械吸入-呼出治疗、纤维支气管镜肺泡灌洗等,主要通过气道震荡、气流冲刷及负压吸引等途径促进气道痰液松动、液化及引流。研究显示,高频胸壁震荡可良好应用于机械通气、急性呼吸衰竭、重症COPD患者气道痰液的廓清,改善患者肺部炎症、肺通气面积及氧合情况,且能有效减少心脏及腹部重大手术后肺部并发症的发生。PEEP可应用于COPD、支气管扩张、囊性纤维化及术后患者的肺康复治疗。机械吸入呼出通气(MIE)是通过为上气道提供正压,使肺达到最大程度的扩张,随后气道压力突然逆转为负压,从而模拟咳嗽过程的一种气道廓清技术。其主要应用于神经肌肉疾病及重症患者,以提高患者的咳嗽效能,从而有助于分泌物的清除。MIE可与无创正压通气联合运用。两者联合运用可有效降低神经肌肉疾病急性呼吸衰竭插管率,减少ICU滞留时间及总住院时长,并改善循环及呼吸相关参数。

尽管不同的机械辅助气道廓清技术疗效存在差异,但目前尚无充分的证据证实其中一种机械辅助气道廓清技术优于另一种技术。机械辅助技术的选择应结合患者病情、患者意愿及科室设备基础等因素综合考量。

拓展阅读

[1] Wei Wei, Jingjie Zhao, Lingzhang Meng, et al. Clinical status of cardiac rehabilitation manners and models[J]. Cardiol Res Pract, 2022, 2022: 9554984.

[2] 中华医学会,等. 冠心病心脏康复基层指南(2020年)[J]. 中华全科医师杂志,2021,20(2):150-165.

[3] 李孟娟,李真,张秀杰,等. 《心力衰竭患者的心脏康复:JACC专家共识》解读[J]. 心血管病学进展,2022,43(8):747-752.

[4] 车琳,戴翠莲,刘伟静,等. 心脏康复分级诊疗中国专家共识[J]. 中国介入心脏病学杂志,2022,30(8):561-572.

[5] 周明成,洪怡. 《美国心肺康复协会(AACVPR)心脏康复指南第六版》关于科学运动与训练的更新要点[J]. 实用心脑肺血管病杂志,2021,29(6):1-6.

[6] Cook R, Davidson P, Martin R; NIHR Dissemination Centre. Cardiac rehabilitation for heart failure can improve quality of life and fitness. BMJ, 2019, 367: l5456(2019-10-01).

[7] Abraham LN, Sibilitz KL, Berg SK, et al. Exercise-based cardiac rehabilitation for adults after heart valve surgery. Cochrane Database Syst Rev, 2021, 5(5): CD010876(2021-05-07).

[8] 武亮,郭琪,胡菱,等. 中国呼吸重症康复治疗技术专家共识[J]. 中国老年保健医学,2018,16(5):3-11.

[9] Tadie JM, Locher C, Maamar A, et al. Enteral citrulline supplementation versus placebo on SOFA score on day 7 in mechanically ventilated critically ill patients: the IMMUNOCITRE randomized clinical trial[J]. Crit Care, 2023, 27(1): 381.

[10] 成人气管切开拔管中国专家共识编写组,等. 成人气管切开拔管中国专家共识(下)[J]. 中华物理医学与康复杂志, 2023, 45(7): 577-584.

[11] Jensen JH, Sorensen L, Mosegaard SB, et al. Risk Stratification for Postoperative Pulmonary Complications following Major Cardiothoracic and Abdominal Surgery-development of the PPC Risk Prediction Score for Physiotherapists Clinical Decision-making [J]. Physiother Theor Pr, 2023, 39(6): 1305-1316.

[12] Li W, Zhang Y, Wang Z, et al. The risk factors of reintubation in intensive care unit patients on mechanical ventilation: a systematic review and meta-analysis[J]. Intens Crit Care Nur, 2023, 74: 103340.

[13] Bellon PA, Bosso MJ, Echegaray J, et al. Tracheostomy Decannulation and Disorders of Consciousness Evolution[J]. Resp Care, 2022, 67(2): 209-215.

[14] Toshida K, Minagawa R, Kayashima H, et al. The Effect of Prone Positioning as Postoperative Physiotherapy to Prevent Atelectasis After Hepatectomy [J]. World J Surg, 2020, 44(11): 3893-3900.

[15] Marklin GF, O'Sullivan C, Dhar R. Ventilation in the prone position improves oxygenation and results in more lungs being transplanted from organ donors with hypoxemia and atelectasis[J]. The Journal of Heart and Lung Transplantation, 2021, 40(2): 120-127.

[16] Valer BB, Bonczynski GS, Scheffer KD, et al. Ventilator versus manual hyperinflation in adults receiving mechanical ventilation: a systematic review [J]. Physiother Res Int, 2022, 27(2): e1936.

[17] Wang J, Deng N, Qi F, et al. The effectiveness of postoperative rehabilitation interventions that include breathing exercises to prevent pulmonary atelectasis in lung cancer resection patients: a systematic review and meta-analysis[J]. BMC Pulm Med, 2023, 23(1): 276.

[18] Zhang X, Zheng Y, Dang Y, et al. Can inspiratory muscle training benefit patients after stroke? A systematic review and meta-analysis of randomized controlled trials [J]. Clin Rehabil, 2020, 34(7): 866-876.

[19] Etienne H, Morris IS, Hermans G, et al. Diaphragm Neurostimulation Assisted Ventilation in Critically Ill Patients[J]. Am J Resp Crit Care, 2023, 207(10): 1275-1282.

[20] Mccaughey EJ, Jonkman AH, Boswell-Ruys CL, et al. Abdominal functional electrical stimulation to assist ventilator weaning in critical illness: a double-blinded, randomised, sham-controlled pilot study[J]. Crit Care, 2019, 23(1): 261.

[21] Zhong J, Zhang S, Li C, et al. Active cycle of breathing technique may reduce pulmonary complications after esophagectomy: a randomized clinical trial[J]. Thorac Cancer, 2022, 13(1): 76-83.

[22] Shen MD, Li YW, Xu LQ, et al. Role of active cycle of breathing technique for patients with chronic obstructive pulmonary disease: a pragmatic, randomized clinical trial [J]. Int J Nurs Stud, 2021, 117: 103880.

[23] Herrero-Cortina B, Lee AL, Oliveira A, et al. European Respiratory Society statement on airway clearance techniques in adults with bronchiectasis [J]. Eur Respir J, 2023, 62(1): 2202053.

[24] Wilson LM, Saldanha IJ, Robinson KA. Active cycle of breathing technique for cystic fibrosis[J]. Cochrane Db Syst Rev, 2023, 2(2): CD007862.

[25] Huang HP, Chen KH, Tsai CL, et al. Effects of High-Frequency Chest Wall Oscillation on Acute Exacerbation of Chronic Obstructive Pulmonary Disease: a Systematic Review and Meta-Analysis of Randomized Controlled Trials[J]. Int J Chronic Obstr, 2022, 17: 2857-2869.

[26] Saliba KA, Blackstock F, Mccarren B, et al. Effect of Positive Expiratory Pressure Therapy on Lung Volumes and Health Outcomes in Adults with Chest Trauma: a Systematic Review and Meta Analysis[J]. Phys Therapy, 2022, 102(1): pzab254.

[27] Morrison L, Milroy S. Oscillating devices for airway clearance in people with cystic fibrosis[J]. Cochrane Db Syst Rev, 2020, 4(4): CD006842.

(本章作者:章石安,郝俊海)

第十二章

主动脉外科患者的围手术期护理

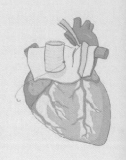

第一节 主动脉术后患者的护理要点

一、循环系统功能监测和护理

1. 心功能

评估术前心功能分级及心脏超声心动图。术后加强与主管医生的沟通，查看床旁心脏超声心动图，评价左心室射血分数、左心室收缩舒张末期压力、主动脉根部及瓣膜情况；评估电解质、有效循环血容量、中心静脉压、肺动脉毛细血管楔压、尿量及末梢循环情况；高危患者应用肺动脉漂浮导管监测右心前后负荷、肺静脉压、左心房压和左心室舒张末期压。术后常出现心包积液/积血、严重低血容量、心肌灌注不良、低心排血量综合征、心律失常等多种并发症，严重影响心功能恢复。积极配合医生追踪原因，对比术前情况，结合手术改变结构对其病理生理造成的影响，加以判断和干预。根据心脏前后负荷各级指标变化动态调整补液计划和用药方案。术后检查引流管通畅情况，严密监测中心静脉压和肺动脉压，遵医嘱测量心输出量、心脏指数、肺循环阻力及体循环阻力，维持有效循环血容量。使用强心、利尿、扩张血管药物提高心功能。及时纠正酸碱失衡和水、电解质紊乱。持续监测心率、心律及心电图变化，警惕术后冠状动脉血管痉挛，避免心肌灌注不良。密切观察血流动力学、尿量及末梢循环变化。

2. 主动脉顺应性

术后应重点评估血管张力变化的影响因素，包括人工血管置换范围、高龄、抽烟史、动脉粥样硬化及血管活性药物的使用等，避免血压大幅波动。采用"双泵法"更换药物，提前30 min按医嘱配置血管活性药物，精细化调整给药剂量，观察药物不良反应及治疗效果，尤其是末梢循环状况的变化。

3. 有效循环血容量

术后动态评估心率、有创动脉血压、中心静脉压、肺毛细血管楔压、出入量、胸液量变化，协助医生床旁心脏超声心动图评估下腔静脉及其内径变异度，横向、纵向对比当日或今日出入量变化，对于大汗、组织水肿等隐性失水增多的患者给予重视。在保证组织灌注的前提下，实现精准补液，早期排查低血压及容量超负荷原因。严格记录每小时出入量,以"量出为入"原则及时补充血容量。术后监测白蛋白变化,输注人血清白蛋白,增加血浆胶体渗透压,减轻组织水肿,避免严重低蛋白血症诱发低血容量性休克。心功能受损患者严格控制补液量,观察末梢循环、尿量、血乳酸及中心静脉压变化,避免加重心脏负担。

4. 血流动力学

术后心率维持在 60~80 次/分,常规每日测量四肢血压一次,有效评估锁骨下动脉、主动脉和下肢动脉血流灌注。早期伤口易出血期维持动脉收缩压 100~120 mmHg,出血少且病情相对稳定后,维持有创动脉平均压 80~100 mmHg,增加心、脑、肝、肾等重要脏器血流灌注,避免出现灌注不良综合征等严重并发症。术后血压管理需多维度评估。

二、呼吸系统功能监测和护理

1. 机械通气

术后转入心脏专科重症监护室,护理人员连接呼吸机并固定好呼吸机管道,应评估气管插管型号、刻度、气囊压力,保证管道固定及通畅。呼吸机辅助通气时,评估呼吸机模式及参数、气道压力、温湿化效果、双肺呼吸音、呼吸频率、幅度、胸廓运动的对称性、有无发绀、血气分析及胸部 X 线检查。成人气管插管刻度多为 22~24 cm;监测气囊压力(25~30 mmHg);听诊双肺呼吸音,床旁胸部 X 线检查,保证气管插管的正确位置;丝绸胶布/寸带固定气管插管;合理设置温湿度(37℃);按需吸痰,吸痰时给予充分预氧合;协助医生在机械通气下行床旁纤维支气管镜检查,加强体位管理及引流。

2. 低氧血症

术后一旦发生低氧血症,协助医生积极排查病因,针对性处理血气胸、胸腔积液或肺不张。实施肺膈肌保护性通气策略,适当提高呼吸机参数,尤其是呼气末正压通气值,联合体位管理,促进早期肺泡复张。个体化使用呼气末正压递增法、吸入一氧化氮、俯卧位通气,甚至实施体外膜肺氧合(ECMO)治疗,减少恶性临床不良结局事件的发生。

3. 安全拔管

为减少反复气管插管引起的气道损伤,应制定严格、渐进、可控的拔管策略。评估内容包括:意识、肌力、咳嗽反射、心功能、血流动力学、内环境、动脉氧合指数、气囊漏气试验及患者自身耐受力。协助医生使用重症超声指导个体化撤机,筛查拔管前高危因素,如心功能不全、容量失衡、心室充盈压升高等。拔除气管插管前应进行自主呼吸训练,气囊漏气试验,严格掌握拔管指征,高危患者如肥胖、既往呼吸道疾病[支气管扩张、慢性阻塞性肺疾病(COPD)]、高龄患者,还应增加吞咽功能、困难气道等评估。拔管后即刻激素药物雾化吸入,序贯性给予经鼻高流量加温加湿氧疗,严密监测呼吸机动脉血气分析结果。加强呼吸训练,鼓励早期活动,包括缩唇腹式呼吸、主动呼吸循环技术、气道廓清技术及应用呼吸训练器等。

三、神经系统监测和护理

1. 神志状态

神志变化的初始表现为意识的改变。意识评估可使用格拉斯哥昏迷评分量表(GCS),该评估量表包括 3 个独立量表,分别是睁眼运动(1~4 分)、言语反应(1~5 分)和肢体运动(1~6 分)。利用 3 项相加后总分给出评估结果。镇静镇痛状态下使用 Richmond 躁动-镇静评分（RASS）评估。瞳孔反应是重要的神经功能观察指标，包括瞳孔大小、直接及间接对光反射和眼球运动，其异常变化通常由神经系统疾病改变导致。严格医护人员交接班，重点关注患者术前、术中、术后发生神经系统并发症的危险因素。术后转入 2 h 后仍未清醒的患者，提高瞳孔观察频率。

2. 肢体活动

麻醉苏醒后首先判断患者四肢自主运动、肌张力和对触觉刺激的反应。肌张力可通过弯曲肢体进行评估，需动态评估及记录。对触觉的刺激可通过渐进性伤害性刺激，如按压甲床、掐捏斜方肌或按压眶上神经。

3. 谵 妄

目前临床使用最广泛的谵妄筛查工具为重症监护病房（ICU）意识模糊评估量表（CAM-ICU），包括 4 个主要方面：①意识状态急性改变或波动；②注意力不集中；③思维紊乱；④意识水平改变。同时具备①和②，以及具备③或④其中一项，即可诊断术后谵妄。采取集束化谵妄管理措施，以非药物干预手段为主，辅以药物治疗。循证实践证实安全有效的管理策略包括"ABCDEF""ESCAPE""eCASH"、"UNDERPIN-ICU"等集束化干预方案，逐项开展护理干预计划（表 12.1.1）。因药物使用过程中效果有限且存在多种不良反应，仅作为术后谵妄的辅助治疗措施。临床常用治疗药物主要包括氟哌啶醇、奥氮平、喹硫平、利培酮及右美托咪定。治疗应从小剂量开始，遵医嘱适当调整给药间隔，减少不必要的联合用药，以患者谵妄的缓解程度和不良反应动态调整药物剂量。用药期间密切监测锥体外系不良反应、尖端扭转等恶性心律失常、心电图 QT 间期、意识及呼吸状态的改变。目前心脏术后多应用右美托咪定静脉注射联合奥氮平口服抗谵妄治疗。

表 12.1.1 谵妄的集束化管理策略

项目	集束化管理策略
ABCDEF	A：疼痛评估、预防及管理
	B：自主觉醒试验及自主呼吸训练
	C：镇痛镇静选择
	D：谵妄评估、预防及管理
	E：早期活动
	F：家庭关怀
ESCAPE	E：早期活动、康复、环境
	S：睡眠、自主觉醒或呼吸试验
	C：镇痛镇静水平及药物
	A：疼痛评估、预防及管理
	P：精神状态（认知功能）的评估
	E：情感交流
eCASH	早期使用镇痛药物保持舒适，最小化镇静和最大化人文关怀
UNDERPIN-ICU	视、听觉细节干预，睡眠改善，活动训练，认知干预

四、消化系统监测和护理

1. 胃肠道并发症

消化道并发症与术后全身炎症反应及多脏器功能不全密切相关。常见的有恶心呕吐、应激性溃疡、肠缺血或肠坏死、急性胰腺炎等。护士应反复、定时、认真观察和检查腹部情况,重视患者主诉。早期干预高危因素,如溃疡病史、有效循环血量不足、急性低心输出量、缺氧、大量儿茶酚胺类药物等。术后延迟拔管患者常规留置鼻胃管,观察胃液性质、颜色、量,听诊肠鸣音,观察胃肠功能恢复情况。实施早期肠内营养,定期营养筛查评估,保持胃肠道通畅。动态监测异常检查结果,包括但不限于脂肪酶、淀粉酶、白蛋白、胆红素、血色素、白细胞计数等。做好体位管理,预防反流误吸事件的发生。

2. 心理护理

主动脉术后消化道恶性不良事件死亡率高,患者心理负担重,再次手术创伤会加重恐惧、焦虑的心理。医护人员应向患者及家属及时解释疾病及手术相关知识,倾听患者心声,耐心解答,针对性给予心理疏导,患者及时遵医嘱用药,减轻身体不适。通过认知干预、疼痛干预、家庭干预、心理-社会干预,缓解焦虑、紧张等负性情绪。另外,护理操作做到熟练轻柔,专科知识丰富,给患者一种信任和安全感。向患者介绍该疾病的知识,把治疗过程中病情好的转归告诉患者,用鼓励性的语言增强其抗病的信心,减轻其焦虑和恐惧感,使患者积极配合治疗,有利于促进病情的康复。

五、液体管理与内环境监测

1. 液体管理

心脏大血管术后患者的液体管理繁简不一。术中体外循环(CPB)引起生理应激反应,大量输液、输血、低温和外周灌注不良等原因,可能导致血管舒张、电解质、酸碱失衡、凝血功能紊乱、全身毛细血管渗漏和全身器官功能障碍。评估患者血流动力学变化,一旦出现低血容量表现应积极采取补液支持。评估内容还包括血浆白蛋白、隐性体液丢失、心功能情况、血清乳酸水平、尿量、中心静脉压、心率及血压。术后静脉维持性和复苏性补液治疗可确保充分的器官灌注、防止分解代谢。常选择晶体液、胶体液和血制品作为补充液。液体复苏的终点是恢复正常器官灌注以提供充足氧供,密切监测动脉血气分析结果、生化指标及超声心动图变化,尤其是对于接受维持性补液治疗的患者,减少扩容相关并发症发生。

2. 内环境

术后评估会加重内环境紊乱的因素,如容量失衡、尿量减少、器官灌注不良综合征、肠外营养、禁食、胃肠减压等。常见内环境紊乱主要有低钾血症、高钾血症、低钙血症、高钠血症、高乳酸血症、代谢性酸中毒、呼吸性酸中毒等。同时做好肾功能评估与监测,包括尿量、全身水肿及肺水肿的情况,血肌酐、尿素氮变化,观察有无呼吸困难、烦躁不安、发绀、大汗淋漓等左心衰竭表现。加强高危因素的预见性分析及护理,及时复查动脉血气分析,对症处理,尽早纠正内环境紊乱。

六、镇痛镇静监测和护理

1. 疼痛

主动脉外科术后应常规进行疼痛评估,选择适当的疼痛评估方法至关重要。

能清醒配合或自主表达的患者应用数字评分表（NRS）评分；对于不能表达但具有躯体运动功能、行为可以观察的患者应用重症监护疼痛观察量表（CPOT）或行为疼痛量表（BPS）。术后未清醒的患者暂停所有止痛药物，清醒后根据主诉及相应评估量表，如脸谱疼痛评估或NRS等，给予心理支持及合理化镇痛药物。

2. 目标指导的镇静

不再盲目强调"浅镇静"，循证证据提出根据患者器官功能状态，个体化确立镇静程度的目标，并根据目标动态评估，随时调整镇静方案。护理人员须评估患者的镇静指征，如人机对抗、谵妄、睡眠障碍、呼吸困难、焦虑等。实施镇静后，使用RASS或镇静-躁动评分（SAS）评估镇静深度。积极落实"每日唤醒"计划，选择合理的镇静药物，实施肺膈肌保护性镇静。镇静期间严密监测神志变化，密切观察药物不良反应。

七、术后感染的监测和护理

1. 感染预防

急危重症患者ICU过渡期医院获得性感染发生风险高，最常见的感染通常与留置设备密切相关，主要有导管相关血流感染、呼吸机相关肺炎和导管相关泌尿道感染。由于主动脉手术类型复杂，有创管道多、病情复杂变化快、胸部切口长、机械辅助装置多等，术后胸骨切口感染、血流感染及肺部感染风险均较高，以肺部感染尤为严重。护理人员应做好风险评估及预防。肺部感染危险因素包括年龄、吸烟史、术前呼吸系统感染或肺气肿、心功能或肾功能不全、白细胞计数、血小板计数、呼吸机辅助时长、免疫功能及术中红细胞输注量等；手术切口感染危险因素包括年龄、营养状况、美国麻醉医师学会身体状况评分（ASA）>2级、糖尿病、肥胖、合并感染、吸烟、术中时长、出血再探查、渗血或血肿等；主动脉移植物感染危险因素包括腹股沟切开、手术切口感染、术中植入物暴露于感染区域、邻近感染部位、围手术期菌血症、高龄、急诊手术、慢性肾病、糖尿病、免疫系统疾病、先天性主动脉缩窄等。应针对不同高危因素，展开临床综合评估，明确高危人群，预见性给予预防措施。感染预防应从术前始，术前做好基础护理，术中操作保证最大限度无菌，预防性使用抗生素治疗，术后落实导管感染防控集束化预防措施，做好手卫生、床边隔离及标准预防。

2. 感染监测和护理

遵医嘱个体精细化抗生素治疗。反复高热者，留取血培养及导管尖端培养，监测白细胞及降钙素原等炎症指标变化。加强无菌操作、肺通气、保暖降温、血管活性药物及容量管理，警惕患者出现感染性休克。严重感染患者做好床边隔离，住单间负压病房，实行专人专护，加强气道管理，协助医生床旁纤维支气管镜检查及肺部灌洗，留取痰培养，针对性治疗不同病菌。痰液较多的患者，连接密闭式吸痰，加强肺部康复及体位引流。西吡氯铵含漱液清洁口腔，3次/天。强化呼吸机气囊压及冷凝水管理。每日进行管道必要性评估，落实气管插管、深静脉导管及尿管的集束化护理措施，尽早拔除管路。增加营养评估及干预频率，合理给予肠内肠外营养支持。重视心理护理，增加医护人员及家属陪伴。及时复查病菌培养，跟踪治疗效果。

第二节 俯卧位通气的护理协助

俯卧位是一种特殊的治疗性体位方法,将患者由仰卧位转换为俯卧位,其作用有以下4点:①通过改善背侧通气/血流比、促进痰液引流来改善氧合;②减少腹侧区域肺泡无效腔,降低腹侧胸壁顺应性,使肺通气分布更均一,从而改善高碳酸血症;③促进肺泡复张,提高肺通气均一性,提高氧合并降低二氧化碳分压(PCO_2),降低呼吸机参数,促进肺保护通气策略的实施;④降低肺血管阻力,降低右心后负荷,增加肺血管内血流,增加右心前负荷来改善右心功能。由于心脏手术患者俯卧位通气治疗实施要求高、难度大、人力资源消耗多等因素,临床护理人员至关重要,需要护理紧密配合。

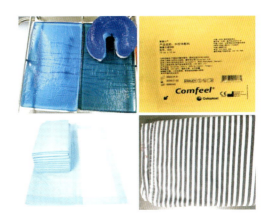

图 12.2.1 俯卧位通气用物准备

1. 明确相对禁忌证

严重血流动力学不稳定、合并急性出血性疾病、多发性损伤(如骨盆骨折或胸骨骨折)、近期腹部手术需限制体位或腹部严重烧伤,以及口腔、颌面部、眼部等特殊部位有伤口、眼内压高、不能耐受俯卧位姿势的患者,颅内压增高、腹腔压力增高者近期气管手术(气管切开术后24 h内)、休克及妊娠患者。

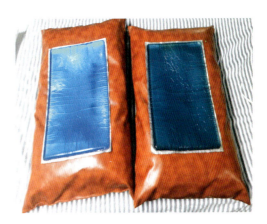

图 12.2.2 将枕头和啫喱垫如图摆放,装入枕套中

2. 护理实施步骤

(1)物品准备:床旁急救设备完好、心胸术后胸带、棉垫、中单、无纺布、护理垫、"U"形面垫、减压啫喱垫、枕头、电极片、水胶体敷料、泡沫敷料、胸管钳、红霉素眼膏(图12.2.1~图12.2.3)。

(2)人员准备:医生、护士、机动人员。如患者肥胖、有多种管道或辅助装置,应适当增加人力,以经验丰富者为宜。

(3)患者准备:生命体征稳定,做好

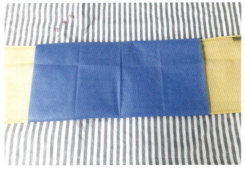

图 12.2.3 胸带用治疗巾包好

镇静镇痛，RASS 评分为：-5~-4 分。暂停饮食并回抽胃管。呼吸机模式为控制辅助通气，10 min 纯氧预氧合，清理口鼻及气道分泌物，接密闭式吸痰管。采用棉球清洁后眼贴眼部，敷贴保护眼眶，保持眼睑闭合，眼部保护。减压敷料保护全身易受压部位。心胸术后胸带固定胸部；按需去除床尾栏（图12.2.4，图12.2.5）。

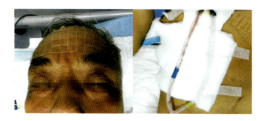

图 12.2.4　皮肤保护
用水胶体敷料外贴保护患者的额头、双脸颊、下巴、前胸部皮肤，胸管、血透管等管道与皮肤之间用棉垫相隔开

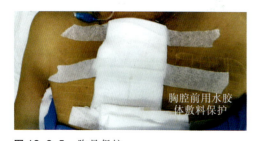

图 12.2.5　胸骨保护
用胸带固定好开胸术后患者的胸部伤口，并在腋窝下垫棉垫，妥善固定临时起搏器及导线，避免包进胸带内压迫皮肤

（4）医护准备：医护双方评估，排除心脏开胸术后气胸及胸腔积液。伤口干燥、干净，生命体征平稳，调整监护仪、呼吸机参数报警上下限。保证血容量充足，各种辅助机器持续辅助，减少体位更换、回血或反搏暂停引起的循环波动。管道固定，保持通畅，无缠绕受压，长度足够（药物通路、机械辅助装置管路、起搏器导线）（图12.2.6）。

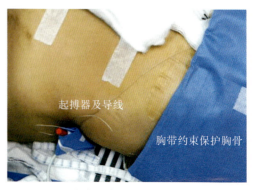

图 12.2.6　胸带约束，确保起搏器导线等管路长度足够

（5）人员站位：管床护士站床头；两侧各站两名护士；医生站于床尾；机动人员站于管道侧。

（6）人员职责：管床护士为指挥者，"EC"手法固定气管插管，保持头部随身体转动。两侧4位护士听从管床护士指令，负责搬动、翻身及近侧管道监测。有创血压监测及血氧饱和度（SpO_2）监测不中断，医生全程监护。调整辅助装置位置，护士负责管道观察及机器运转。

（7）操作过程：会阴部垫护理垫，手臂放身体两侧且手掌置于臀部下方、掌心向前；伤口引流管及尿管夹闭置于患者双腿之间；患者身体上下各铺一张中单，两中单平齐且上缘与患者肩部平齐；两中单由外向内翻卷至最紧，呈"信封状"卷紧中单包裹患者。管床护士指挥，将患者向主要静脉输液同侧方向水平移动。将患者翻向呼吸机一侧，轴线翻身顺序：仰卧位—90°侧卧位—俯卧位。管床护士将患者头偏向一侧，头下垫马蹄形面垫及护理垫，悬空人工气道管路；两侧护士垫减压啫喱垫软枕于患者两侧锁骨—肋骨—髋部下，双下肢小腿下放三角枕。微调体位，保持头部与胸腹部同一水平线（图12.2.7～图12.2.12）。

主动脉外科患者的围手术期护理 **第十二章**

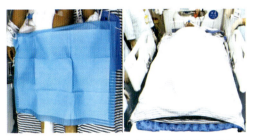

图 12.2.7　将护理垫铺于患者会阴部,再将中单铺于患者身上

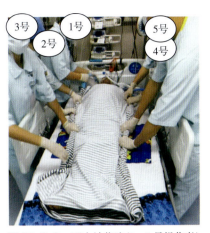

图 12.2.8　五人站位法(1~5号操作者)

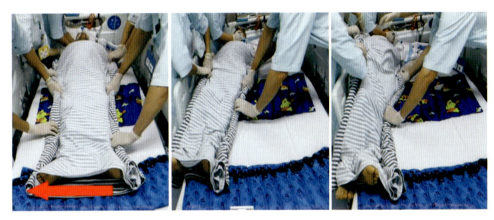

图 12.2.9　将患者平抬至中心静脉一侧,将患者中心静脉一侧靠床栏翻起

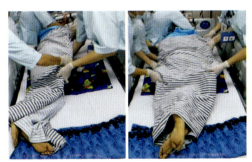

图 12.2.10　确保管道安全后,将患者翻转,俯卧

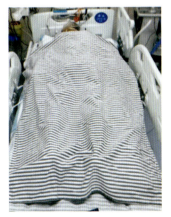

图 12.2.11　患者头部放置C形啫喱垫

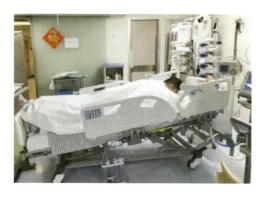

图 12.2.12　将床整体调整为头高脚低位

患者两侧各站两名操作者，患者床头站一名操作者。床头位置的操作者负责固定好患者的气管插管及中心静脉等管道，两侧操作者同时将患者底部及表面中单边缘卷紧。

啫喱垫开口与患者头部偏向同一侧，将气管插管整理放置于 C 形啫喱垫开口处，避免患者眼球受压，调节好呼吸机管道长度及位置。将两个装有啫喱垫的大枕头垫于患者两侧前胸，一个大枕头横垫于两大腿根部，枕头与枕头之间留有空隙安放胸管、尿管，第四个枕头横垫于两膝盖下方；整理患者的管道，避免压在患者身下。肢体按功能位放置，连接心电监护及胸管负压，并为患者盖被、整理床单位。

记录俯卧位通气开始时间，一般俯卧位通气治疗时间为 6~8 h。每 2 h 为患者转动头部偏向一侧。

（8）俯卧位后护理：整理线路，持续监测生命体征。俯卧位后 1 h 复查动脉血气，之后每 2~4 h 复查，及时降低呼吸机参数。按需吸痰，监测中心静脉压、尿量及胸液引流变化。再次观察管道，尤其是气管插管、中心静脉管道、胸管及临时起搏器。每 2 h 监测气囊压力，呼吸机管低于人工气道口，减少冷凝水反流。双上肢呈"游泳式"，头部偏向的同侧手臂抬起，一只手臂自然下垂且掌心向上；避免头部、手臂过度旋转，抬起的手臂肩部外展 80°，肘部弯曲 90°。1 次/2 h 转动头部，更换手臂姿势及微调体位，避免正中切口、女性乳房及男性阴囊受压。床头抬高 1 h 后可肠内营养支持，每 2 h 检查口腔，气囊压，每 4 h 回抽胃管，自 10 mL/h 递增，更换体位前暂停营养支持并回抽胃管。加强神志观察，做好体位管理、皮肤保护及管道观察。严格把控俯卧位终止指征。

第三节　并发症的监测与护理要点

一、出　血

心脏大血管外科术后出血发生率可达 16%，常需要再次开胸探查止血，显著增加了患者围手术期死亡比例、伤口感染风险，延长了住院时间及增加了住院费用等。常见活动性外科出血部位为人工血管（20.2%）、胸骨（17.0%）、血管缝合部位（12.5%）、乳内动脉（13%）。护理要点如下：

（1）与手术室护士做好交接班，了解患者术中出血量、出血情况及使用血制品、止血药的情况，以及手术时长及体外循环、深低温停循环时长。

（2）评估患者术前是否有出血病史，术前是否服用抗血小板及抗凝药物等。

（3）控制血压：活动性出血患者控制收缩压在 100~110 mmHg 以减少出血，密切观察患者血压、心率、中心静脉压变化。监测床旁激活活化凝血时间（ACT），若结果过高应根据结果合理使用鱼精蛋白。

(4) 保持心包及纵隔引流管通畅，调整合适负压值。并严密观察引流量、色、性状，若引流量 > 2 mL/(kg·h)，引流液呈鲜红色，有较多血凝块，伴有血压下降、心率增快、出冷汗、躁动、中心静脉压下降或进行性升高等低血容量或心脏压塞的表现，立即通知医生处理。

(5) 胸液较多的患者，使用血液回收机回收自体血。严密观察切口渗血，观察有无抗凝过量现象。

(6) 遵医嘱给予常规止血药对于应用常规止血治疗后仍难治性出血的患者，可以考虑重组Ⅶa因子。补充铁剂及使用促红细胞生成素纠正贫血情况。

(7) 出血不止，每小时超过 2 mL/kg，连续 3 h，经药物治疗无效时，应立即准备二次开胸止血。心血管外科术后开胸探查指征包括：①术后持续大量出血，成人出血 > 200 mL/h，持续时间 > 3 h。②心脏压塞。患者术后有血压下降，心律增快，静脉压增高，代谢性酸中毒、乳酸增高及尿量减少等循环不稳定的表现，经过常规处理无效，对血管活性药物不敏感，不能以心功能不全或低心排血量综合征来解释，应考虑到心脏压塞的可能性较大，经床旁心脏超声或者胸部X线片显示心包积液可证实，需要积极开胸探查。③急性大量出血。术后早期出血较少，之后突发的大量出血(>300 mL/h)通常提示吻合口或较大动/静脉破裂出血，需要紧急开胸探查。

二、低心排血量综合征

低心排血量综合征是一组以心输出量下降、外周脏器灌注不足为特点的临床综合征，心脏外科术后多见。急性大血管外科手术患者中，低心排血量综合征的发生率约为6%。护理要点如下：

(1) 与手术室护士做好交接班，了解患者术前心功能、术前夹层撕裂程度、手术术式、手术时长及体外循环时长、术中经食管超声结果、生命体征及尿量情况。

(2) 持续心电监护及有创动脉血压监测。维持血压：平均动脉压 > 60 mmHg，收缩压 100 ~ 110 mmHg，以保持外周器官的有效灌注。密切监测患者中心静脉压，保持心包及纵隔引流管引流通畅，保持有效引流，警惕心脏压塞。

(3) 当患者心脏指数 < 2.0 L/(min·m^2) 出现低血压(平均动脉压 < 60 mmHg)，心动过速(心率 > 90 次/分)，少尿[尿量 < 1 mL/(kg·h)]，血气分析结果代谢性酸中毒(pH < 7.4，乳酸 > 3.0 mmol/L，碱剩余 < -2 mmol/L)，混合静脉血氧饱和度(SvO_2) < 65%，皮肤苍白、潮湿、肢体末梢湿冷、肺淤血、低氧血症等情况时，及时报告医生，协助医生行床旁心脏彩超检查，评估患者的心脏收缩功能及容量情况。

(4) 中心静脉压持续上升或少尿时立即报告医生，及时使用利尿剂，如呋塞米、托拉塞米或联合使用重组人脑利钠肽，加强利尿，减轻右心前负荷。利尿效果不佳，出现利尿剂抵抗、心肺负荷重、肾功能损伤时，可使用连续肾脏替代治疗(CRRT)。

(5) 术后心脏收缩功能较差患者，可使用正性肌力药(如多巴胺、肾上腺素、左西孟旦、地高辛等药物)，使用时观察患者血压、末梢循环及尿量。

(6) 出现低心排血量综合征，在使用大量血管活性药物后仍不能稳定血流动力学时，应及时配合医生床旁置入主动脉内球囊反搏(IABP)辅助。IABP辅助期间每班听诊患者肠鸣音，对于腹胀患者每班测量腹围，监测胰酶及乳酸情况，警惕肠道缺血情况。严密监测反搏效果，观察双足背动脉搏动及双下肢腿围。加强 IABP 管道固定，1 次/天床旁胸部 X 线片查看 IABP 球囊位置。IABP 辅助期间使用普通肝素静脉泵入抗凝，从小剂量起用[2 IU/(kg·h)]，严密监测血小板、凝血指标，维持 ACT 在 150~180 s，根据结果调整肝素剂量。

（7）按需复查动脉血气分析：及时纠正酸中毒、低氧血症及高碳酸血症。适当镇静、镇痛、抗谵妄治疗，减少患者心肌耗氧。

三、低氧血症

心脏大血管外科术后低氧血症的定义为氧合指数（PaO_2/FiO_2）≤200 mmHg（1 mmHg = 0.133 kPa），发生率为 30%~50%。延长患者的机械通气时间，而长时间呼吸机辅助通气又会加重患者的呼吸功能损伤，形成恶性循环的同时也使术后感染风险和死亡率均升高，延长患者 ICU 住院时间及总住院时间。护理要点如下：

（1）做好交接班，听诊双肺呼吸音，做好气管插管二次固定，保持管道通畅，及时行动脉血气分析，根据患者血气分析结果合理调节呼吸机参数。

（2）术后进行肺保护性通气，使用低潮气量（6~8 mL/kg 理想体重）、合理呼气末正压（5~8 cmH_2O），综合评估后推荐 PEEP 递进法来代替手动肺复张法。按需吸痰，监测气囊压力（25~30 cmH_2O）。做好气道湿化，预防误吸，抬高床头≥30°。每天行胸部 X 线检查，每班听诊患者双肺，评估肺部呼吸音情况，及时评估患者是否存在肺不张、胸腔积液及气胸等情况。做好体位管理，促进肺复张。

（3）术后严格目标导向血流动力学治疗，密切监测患者生命体征，特别是血压情况。病情改善后，维持动脉平均压 80~100 mmHg，改善组织灌注。

（4）加强抗感染治疗，根据药敏结果遵医嘱定时定量使用抗生素，预防感染。术后应用激素降低肺毛细血管通透性，减轻肺水肿。监测患者出入量，循环稳定时加强利尿，保持负平衡。遵医嘱静脉给予黏液溶解剂（如氨溴索等）。术后早期进行机械通气雾化。镇静镇痛，有烦躁表现的患者使用镇静药物（如右美托嘧啶、力月西等），每班进行格拉斯哥评分，每天早晨停镇静药物进行晨间唤醒。对于血压较低患者遵医嘱使用多巴胺、肾上腺素等正性肌力药物持续泵入以维持目标血压，增加心输出量，提高组织供氧。

（5）术后 PEEP≥5 cmH_2O（1 cmH_2O = 0.098 kPa），氧合指数≤150 mmHg 时应积极行俯卧位通气。对于不能耐受俯卧位姿势的患者，可考虑使用高侧卧位。

（6）针对顽固低氧血症患者，可联合一氧化氮吸入治疗。当患者入 ICU 常规治疗 6 h 后 PaO_2/FiO_2 始终 < 100 mmHg 时，采用吸入性一氧化氮（iNO）5 ppm，改善低氧状态。标准治疗无效的重度呼吸衰竭（或合并心力衰竭）患者可考虑使用 ECMO 支持，以提供气体交换。

（7）撤机后首选经鼻高流量湿化氧疗，如呼吸机氧疗或高流量氧疗仪。若经鼻高流量湿化氧疗效果不佳可考虑联合 iNO 改善低氧情况。

（8）实施早期肺康复及肢体活动，加强翻身拍背，使用有效呼吸技术促进痰液排出，应用呼吸训练器训练患者缓慢吸气与呼气，改善呼吸频率。未清醒时予患者被动肢体功能锻炼及被动踝泵运动；患者清醒后，循环稳定时鼓励患者床上自主肢体功能锻炼、踝泵运动、桥式运动、床旁及离床活动等，预防静脉血栓栓塞症及改善ICU获得性衰弱。

四、胃肠道损伤

主动脉外科术后胃肠道并发症多指发生的任何胃肠道事件，临床发生率为1%~10%，常见的包括腹胀、恶心、呕吐、胃肠道出血、缺血、异常淀粉酶、脂肪酶、延迟性肠麻痹、肠道感染或胆囊炎等，一旦发生，死亡率极高，主动脉术后影响胃肠道并发症的风险因素较多，医护人员需加强危险因素评估，进行预见性护理，做到早期预防、观察、干预是术后胃肠道功能维护的重点。护理要点如下：

（1）维持血流动力学稳定。保证有效循环血容量，平均动脉压不低于65 mmHg，减轻内脏血流灌注不足。早期干预房颤心率。遵医嘱合理使用血管活性药物，严密观察药物不良反应。结合患者的心功能情况控制液体入量。

（2）腹胀的观察及护理。禁食、胃肠减压；腹部按摩、肛管减压、按医嘱灌肠。纠正电解质及酸碱失衡。早期活动，尽早撤离呼吸机辅助。动态监测腹部症状转归，进行性恶化及时报告医生。使用促胃动力药物、中药口服或外敷；严格使用抗生素治疗，减少肠道菌群失调。及时复查血气分析及实验室检查，早期监测腹部缺血、坏死临床征兆。

（3）安全转运。肠系膜缺血院内死亡率极高，一旦确诊，协助医生做好应急抢救措施。护理主要是协助医生组建紧急转运团队，包括医生、输送队员、家属、其他辅助人员等，明确转运路线，做好介入手术准备；启动院内危重患者转运流程，根据患者病情、管道、仪器辅助等情况，严格落实分级转运；做好转运风险评估及病情监测。

（4）重视患者主诉。急性肠系膜缺血临床早期表现较为隐匿，最常见的实验室检查异常是不明原因的乳酸酸中毒、血液浓缩或白细胞升高；晚期多表现为恶心、呕吐、腹胀、腹痛、肌紧张，甚至全身发热、乏力等表现。护理及时查看患者术前主动脉全程CT的检查结果，重视患者主诉，针对高风险患者给予预见性护理；早期重点监测动脉血气、血乳酸水平变化，及时应用胃黏膜保护制剂、生长激素抑制剂及质子泵抑制剂；密切观察腹部体征变化，做好腹痛原因排查、腹围测量及肠鸣音听诊等；观察全身症状，遵医嘱做好对症处理。

（5）遵医嘱做好禁食及肠外营养支持。严密监测血糖，维持血糖值为8~10 mmol/L。首选中心静脉输注肠外营养制剂，禁止管道内抽血或输血，避免导管堵塞。控制营养液的输注速度，结合患者病情变化合理调整。定时挤压营养袋，减少胰岛素沉积引起低血糖。肠道功能好转后，逐步过渡并恢复经口进食。

（6）消化道出血护理。纠正凝血功能紊乱，严格记录患者胃液及大便性状；合理应用抗生素及胃肠道黏膜保护药；消化道有创操作时动作轻柔。准确记录出血量，留取标本送检，监测血流动力学变化，保证充足有效的循环血容量；出血期严格监控血压；遵医嘱及时给予止血及胃肠道保护药物，输注红细胞、新鲜冰冻血浆、血小板或冷沉淀；反复大量出血且难以止血者需做手术治疗时，做好术前准备。难以控制出血，予内窥镜检查，协助医生做好床旁内窥镜检查准备，按需摆放治疗体位，预防胃内容物反流误吸，如侧卧位、膝胸卧位；抢救用物置于床旁；遵医嘱给予麻醉剂、镇静及血管活性药物治疗；严密监测生命体征变化，尤其是稳定患者循环状况，做好意识观察及气道保护。掌握消化道大出血应急处理流程及护理要点，包括紧急评估临床表现及出血量、监控生命体征、合理应用血管活性药物、观察容量复苏效果、药物难以控制的大出血，协助医生床旁置入三腔二囊管压迫止血，仍无法控制时，启动多学科诊疗，必要时紧急介入或外科手术治疗，做好转科及手术准备。

五、谵妄

谵妄是急性或亚急性起病的注意障碍和意识障碍引起的一过性意识混乱状态，主动脉外科术后 24~72 h 多见，发生率高达 52%。主要特征为意识障碍和认知功能改变，明显延长患者住院时长，增加住院费用及 ICU 或住院重返率。护理要点如下：

(1) 术前：术前的危险因素大多数是不可改变的，部分危险因素可通过多维度非药物干预进行有效预防，包括积极宣教及谵妄心理健康干预，术前预康复，缩短禁食水时间（常规术前 6 h 禁食、2 h 禁水），纠正低蛋白血症，加强营养支持，控制血糖及血压，改善患者睡眠质量等。

(2) 术中：干预措施主要集中在手术过程管理、体外循环管理和麻醉管理。加强术中医护间沟通合作，熟悉手术方案，缩短术中时长，尤其是深低温停循环时间。遵医嘱抗感染及抗炎治疗。密切监测动脉血气分析结果，及时纠正血糖、酸碱或电解质紊乱。规范体温管理，持续观察膀胱温变化，注意保暖。减少术中失血，维持血压稳定，减少低血压发生或缩短持续时长，保持重要脏器的有效灌注压。

(3) 术后：患者术后转入心脏外科 ICU，这是谵妄的高发地。尽早实施集束化管理策略，通过非药物干预手段预防谵妄发生。谵妄发生后，联合药物治疗，尽快缓解甚至解除患者谵妄症状。

(4) 谵妄预防：使用清晰的指示、放大镜、助听器、眼罩、耳塞、义齿、康复用具、写字板、益智游戏或活动、光控等辅助工具，减少 ICU 期间不适体验，改善术后睡眠质量。弹性探视，加强家属、朋友及医护人员情感支持；频繁的目光交流或肢体接触。最大化减少感觉障碍、最小化噪声、身体约束及尽快拔管。早期活动，避免过度脱水等。每日至少使用一次 CAM-ICU 联合 RASS 评估谵妄，落实唤醒计划。积极治疗术后低氧血症、疼痛、感染、低蛋白血症、高血糖、血流动力学紊乱等，加强对脑、肾、肺等脏器功能监测及支持。持续监测膀胱温，及时应用物理降温及药物降温，将体温控制在正常范围。短期难以脱离呼吸机辅助的患者，优化术后镇痛镇静管理，实施强镇痛浅镇静管理策略。

(5) 谵妄治疗：应在集束化管理策略基础上联合使用药物治疗，因药物使用过程中效果有限且存在多种不良反应，仅作为术后谵妄的辅助治疗措施。治疗应从小剂量开始，遵医嘱适当调整给药间隔，减少不必要的联合用药，以患者谵妄的缓解程度和不良反应动态调整药物剂量。用药期间密切监测锥体外系不良反应、尖端扭转等恶性心律失常、心电图 QT 间期、意识及呼吸状态的改变。

六、脊髓损伤

脊髓损伤是主动脉外科术后的严重并发症，可引起截瘫、四肢瘫、下肢感觉异常等症状，常因主动脉病变累及脊髓供应血管引起。随着外科手术方法的改进及术中脊髓保护技术的不断发展，主动脉术后脊髓损伤的发生率显著下降，但仍有 2.5%~10% 的患者发生灾难性截瘫事件，严重影响生活质量及长期生存率。护理要点如下：

（1）加强术中护理配合，协助做好术中远端动脉灌注、肋间动脉重建，尽可能缩短手术及主动脉阻断时间。做好血压管理，保证充足的血流量，维持脊髓灌注压≥80 mmHg；严格交接班，明确脊髓损伤高危人群，麻醉苏醒后判断四肢活动及肌力情况；维持内环境及血红蛋白水平稳定，同时监测凝血功能。应用脑脊液引流技术、低温技术及优化外科手术干预等。使用甘露醇减轻神经水肿，使用糖皮质激素减轻炎症反应，对高风险患者使用神经保护药物预防脊髓损伤。

（2）一旦发生脊髓损伤，组建多学科的治疗团队，采用以稳定脊髓灌注压为主的综合治疗。脑脊液引流术是临床上最简单易行且最为有效的脊髓保护方法。密切观察引流量、颜色和性状，严格控制引流的速度。引流袋高度一般为腋中线水平上 10~15 cm，患者半坐位时为心脏水平上 10~15 cm，引流量 24 h 控制在 150~200 mL。保持穿刺点敷料干燥及完整，避免感染。警惕堵塞、颅内感染、低颅内压综合征、急性硬膜下血肿、过度引流致脑疝等严重并发症。短期大剂量糖皮质激素冲击。肝素抗凝，并检测凝血指标变化趋势。采用神经营养治疗、中医治疗、高压氧治疗、电刺激及虚拟现实引导等方法。基于肌力分级及病情评估，联合心脏康复师、呼吸治疗师早期康复，制定循序渐进的肢体功能康复锻炼方案，提高肌肉力量，包括被动活动、主动活动、床上活动、床旁活动、离床活动等。拔管后严密观察患者的意识状态、瞳孔、生命体征变化。

七、脑血管意外

神经系统并发症是主动脉术后最严重的并发症之一，也是院内死亡原因之一，影响患者近期和远期生存率，主要由颈动脉、椎动脉或脊动脉缺血或低血压导致的脑灌注不足导致。急性主动脉夹层术后神经系统并发症发生率为 4%~30%。术后护理要点如下：

（1）严格交接患者病情，包括既往病史、术前治疗用药、术前神志、手术方式及体外循环时长。加强对高危患者的病情监测。

（2）术后使用甘露醇脱水、激素、营养神经药物，及时行脑保护。

（3）术后延迟苏醒患者，加强意识评估，包括格拉斯哥评分、瞳孔及肌力观察。

（4）疑似脑血管意外患者，立即请神经科会诊，执行院内绿色通道流程，协助医生完成院内安全转运，完善头颅 CT 平扫，明确有无脑出血，有无手术指征；停用抗凝剂等抗栓药物，合理控制血压。

（5）出现脑血管意外患者，清醒患者以最后一次对话或自主活动时间算起，急性脑卒中血管内治疗指征应距最后正常时间<24 h，做好术前准备。

八、急性肾损伤

急性肾损伤是一组临床综合征，表现为短时间内肾功能急剧下降，体内代谢废物潴留，水、电解质和酸碱平衡紊乱。心脏大血管术后急性肾损伤的发生率为 15%~50%，其特征是血清肌酐较基线升高 0.3 mg/dL 或 50% 或少尿。护理要点如下：

（1）评估患者术前肾脏功能，包括蛋白尿和血清肌酐浓度等。识别术后发生急性肾损伤的风险，针对风险制定适当的预防性肾脏支持策略并实施。

（2）制定个体化目标导向治疗方案，评估患者术后心输出量、每搏量、平均动脉压、中心静脉和混合静脉氧饱和度及尿量等，维持氧输送和终末器官灌注。

（3）优化容量状态，保证患者的有效循环血量，动态评估患者术后出入量情况。协助医生行床旁超声快速评估静脉充血程度和血管内血容量，根据超声结果合理使用药物。

（4）术后持续动脉血压监测，维持平均动脉压≥65 mmHg，保证肾脏灌注。围手术期出现低血压应及时评估原因并处理，警惕肾脏缺血。

（5）避免或停用肾毒性药物，以及调整经肾排泄药物的剂量。

（6）严密监测尿量、颜色、性状，保持尿量>1 mL/（kg·h）。患者尿量减少时及时评估并处理，确保有效循环血量。尿量减少遵医嘱及时予新活素治疗，效果不佳的患者联合呋塞米或托拉塞米持续泵入。

（7）术后监测血肌酐、尿素氮等肾功能指标。加强容量管理和营养治疗，维持水、电解质和酸碱平衡，积极防治其他并发症。急性心力衰竭、严重高钾血症或酸中毒等，应及时行CRRT。

（8）腹腔内高压时通过提高肾静脉和肾实质压力减少肾灌注，持续升高则减少心输出量和压迫输尿管。高危患者应进行常规的腹腔内压监测，避免腹腔内高压导致肾脏灌注减少而引起急性肾损伤。

九、手术部位感染

手术部位感染指发生于手术切口处或其周围（切口或器官/间隙）的手术操作相关感染。主动脉外科手术切口长，术中体外循环导致患者处于相对免疫抑制状态，术后存在多个引流管，且患者往往合并肥胖及糖尿病，术后手术部位感染发生率达2%～5%。术后护理要点如下：

（1）与手术室护士做好交接班，了解患者术中血制品及抗生素使用情况，手术时长及体外循环时长。检查伤口敷料及引流管情况，保持引流管固定、通畅。观察引流液量、性状及颜色。

（2）术后持续监测患者膀胱温，及时复温。术后反复高热患者警惕术后感染，及时留取血液及分泌物培养。

（3）每天协助医生更换伤口敷料，观察伤口有无红肿热痛等情况。做好手卫生，严格无菌原则，遵医嘱定时滴注抗生素。每日用温度为50°～60°的2%葡萄糖酸氯己定医用消毒湿巾擦拭身体，每班使用氯己定漱口液予患者进行口腔护理。

（4）控制血糖，围手术期血糖控制目标为6.1～10 mmol/L。加强健康教育，包括血糖影响因素、血糖监测频率、饮食方案、体力活动方案、降糖药应用注意事项等。

（5）术后早期限制人员流动，术后监护室限制探视人员，减少交叉感染。

（6）术后早期未撤机患者及时予肠内营养支持，低蛋白血症患者补充白蛋白。

（7）术后康复期间佩戴胸带以保护胸骨切口，积极干预剧烈咳嗽、便秘、肺水肿等症状，避免胸腹腔压力一过性引起切口裂开。

（8）引流液≤50 mL/d，尽早拔除引流管。俯卧位后及时评估伤口情况，愈合不佳时预防性使用伤口负压治疗，保持持续负压吸引，密切观察引流量、性状及颜色。

（9）患者出院后指导患者使用温和的沐浴露或无刺激性的肥皂，轻柔洗抹伤口皮肤，保持皮肤清洁干爽，防止细菌滋生，以免伤口发炎。胸骨大约需半年才能愈合，痛感可能蔓延至伤口周围，可口服止痛药。指导患者避免过度伸展胸骨以免影响伤口愈合。

（10）对患者进行相关知识宣教，出院后若发现伤口有红、肿及渗液等，及早诊治。

拓展阅读

[1] 王小亭,刘大为. 超声血流动力学监测[M]. 北京:人民卫生出版社,2021.

[2] Arman T. Askari, Adrian W. Messerli. 心血管血流动力学指南(第2版)[M]. 李彤,主译. 天津:天津科技翻译出版有限公司,2023.

[3] George A. Stouffer. 临床心血管血流动力学(第2版)[M]. 李宪伦,段军,张海涛,主译. 北京:人民卫生出版社,2018.

[4] Ali Dabbagh, Fardad Esmailian, Sary Aranki. 成人心脏外科术后重症监护学(第2版)[M]. 张培德,主译. 济南:山东科学技术出版社,2021.

[5] 王春生. 复旦中山心脏外科临床实践规范(第1版)[M]. 上海:上海科学技术出版社,2022.

[6] American Psychiatric Association. Diagnostic and statistical manual of mental disorders [M]. 5th edition. Washington DC: American Psychiatric Association, 2013.

[7] 汤铂,王小亭,陈文劲,等. 重症患者谵妄管理专家共识[J]. 中华内科杂志,2019,58(2):108 – 118.

[8] 中国医疗保健国际交流促进会心脏重症分会. 心脏及大血管术后谵妄的防治中国专家共识[J]. 中华医学杂志,2023,103(45):3635 – 3644.

[9] Gu J, Feng Y, Chen S, et al. Prone Position in Treatment of Hypoxemia in Patients Who Underwent Type A Aortic Dissection Surgery[J]. Heart Surg Forum, 2022, 25(2):E300 – E304.

[10] 中华医学会重症医学分会. 中国成人ICU镇痛和镇静治疗指南[J]. 中华危重病急救医学,2018,30(6):497 – 514.

[11] Wang Q, Cao M, Tao H, et al. Evidence-based guideline for the prevention and management of perioperative infection[J]. J Evid Based Med, 2023, 16(1):50 – 67.

[12] 中国心胸血管麻醉学会围手术期感染控制分会. 麻醉科导管相关性血流感染预防专家共识[J]. 中华医学杂志,2023,103(23):1733 – 1738.

[13] 中华医学会重症医学分会重症呼吸学组. 急性呼吸窘迫综合征患者俯卧位通气治疗规范化流程[J]. 中华内科杂志,2020,59(10):781 – 787.

[14] 中华医学会胸心血管外科学分会. 心脏大血管外科止血材料、药物及血液制品应用专家共识[J]. 中华胸心血管外科杂志,2022,38(9):513 – 535.

[15] Di Eusanio M, Trimarchi S, Patel H J, et al. Clinical presentation, management, and short-term outcome of patients with type A acute dissection complicated by mesenteric malperfusion: observations from the International Registry of Acute Aortic Dissection[J]. J Thorac Cardiovasc Surg, 2013, 145(2):385 – 390.

[16] 中国医师协会心脏重症专家委员会. 低心排血量综合征中国专家共识[J]. 解放军医学杂志,2017,42(11):933 – 944.

[17] 刘海渊,高晴云,李艳丽,等. Stanford A型主动脉夹层围手术期低氧血症的研究进展[J]. 中国体外循环杂志,2023,21(1):56 – 60.

[18] Timsit J F, Ruppé E, Barbier F, et al. Bloodstream infections in critically ill patients: an expert statement[J]. Intensive Care Med, 2020, 46(2):266 – 284.

[19] 中国医师协会急诊医师分会,中华医学会急诊医学分会,全军急救医学专业委员会,等. 急性上消化道出血急诊诊治流程专家共识[J]. 中国急救医学,2021,41(1):1 – 10.

[20] 武硕,王文君,史泽鹏,等. 主动脉术后脊髓缺血相关截瘫的治疗与预防[J]. 临床荟萃,2021,36(11):1024 – 1028.

[21] 国家慢性肾病临床医学研究中心,中国医师协会肾脏内科医师分会,中国急性肾损伤临床实践指南专家组. 中国急性肾损伤临床实践指南[J]. 中华医学杂志,2023,103(42):3332 – 3366.

[22] 李国宏. "手术部位感染的预防"相关指南要点解读[J]. 上海护理,2019,19(8):1 – 4.

[23] Brown J R, Baker R A, Shore-Lesserson L, et al. The Society of Thoracic Surgeons/Society of Cardiovascular Anesthesiologists/American Society for Extracorporeal Technology Clinical Practice Guidelines for the Prevention of Adult Cardiac Surgery-Associated Acute Kidney Injury [J]. Anesth Analg, 2023, 136(1):176 – 184.

[24] 李婳,孟维鑫,康凯. Stanford A型主动脉夹层患者术后低氧血症的防治研究进展[J]. 中国心血管病研究,2020,18(9):831 – 835.

[25] 中华医学会外科学分会胰腺外科学组. 中国急性胰腺炎诊治指南(2021)[J]. 中华外科杂志,2021,59(7):578 – 587.

（本章作者：宋亚敏，陶建，凌云）

第十三章

健康教育和社会心理支持

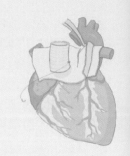

通常主动脉疾病患者的手术过程中创伤大、手术时间长、大部分需要体外循环（CPB）支持、术后易出现围手术期炎症反应，导致术后因心肺功能不全、肌力下降、代谢功能下降而出现各种并发症，长期卧床甚至会导致严重的重症监护病房（ICU）获得性衰弱综合征。出院患者也往往遗留有活动能力下降，无法回归工作，焦虑、抑郁情绪。制定主动脉疾病术后伤口管理、药物、运动、饮食及心理护理等相关知识宣教方案，可帮助患者顺利过渡到健康状态，尽早回归社会。

第一节 术后伤口护理

正中胸骨切开术后发生胸骨相关并发症的概率为 0.4%~8%，造成患者术后身体功能障碍，降低患者生活质量。因此术后，特别是患者出院后，伤口护理尤为重要。

出院前伤口未拆线的患者，出院后 1 周需返院或在当地医院拆线。

一般出院时伤口已经基本愈合，当伤口已结痂脱落后可以用温水擦洗，可以使用温和的沐浴露或无刺激性的肥皂，轻柔洗抹伤口皮肤，保持皮肤清洁干爽，防止细菌滋生，以免伤口发炎，不要用力摩擦伤口处皮肤。出院后自行观察伤口愈合情况，轻度的伤口疼痛和局部隆起、发红为正常现象，可继续观察。如出现伤口红肿、剧烈疼痛、渗液或流脓、局部皮肤隆起伴波动感、不愈合等情况应及时就诊。

胸部正中切口术后建议佩戴胸带 3 个月，在打喷嚏、咳嗽时可以双手交叉抱住胸廓或抱一个小枕头在胸前以保护胸廓。突然变换体位或长期不活动时可能会增加胸部不适，1~2 个月后会明显改善，3 个月内避免提重物。

开胸手术后胸骨愈合大概需要半年，在这期间避免过度伸展胸骨，减少外展运动以免影响伤口愈合。早期评估胸骨并发症的危险因素和不稳定性，然后进行个体化的渐进性功能活动和上肢治疗运动，以促进患者的最佳和及时恢复。近年来针对胸骨预防措施提出了新概念——管内移动。管内移动的指导原则是不使用传统胸骨预防措施施加的负荷和时间限制，并通过运动时上肢贴近胸壁来减少穿过胸骨的力，限制肩胛带和上臂的运动，这样可以减少对胸骨的侧向拉力，减少手和前臂在负重活动中的杠杆作用。具体包括：①根据患者自我感觉疼痛和不适感来指导手臂的安全活动；②避免用一只手推或拉；③在举重时，双臂要紧贴身体；④可以使用手臂，但要靠近身体；⑤避免同时向后伸展一侧或两侧手臂；⑥咳嗽时使用垫子或使用胸骨保护技术（双臂交叉成"自我拥抱"姿势）；⑦床上转移的时候，侧躺在床的边缘，小心地使用手臂从躺着的姿势坐起来。

第二节 药物服用指导

近年来，我国主动脉疾病腔内和开放手术量均呈上升趋势。主动脉疾病患者术前往往合并高血压病、糖尿病、冠心病、高脂血症等，术中涉及换瓣、搭桥或血管置换，术后并发肝肾功能损害等，因此患者需要在住院及出院后服用各类心血管药物以控制病情、改善症状、提高远期生存率及生活质量，减少不良心血管事件发生。心血管的用药种类繁多、名称复杂，多数需要联合应用并需长期或终身服药。

一、血压管理

主动脉疾病患者多数术前合并高血压，术后血压仍需合理控制。血压过高控制不佳会导致人工血管吻合口出现渗漏，甚至导致血管再次撕裂形成新的夹层，因此术后需严格控制血压。

常见降压药包括二氢吡啶类（如硝苯地平、硝苯地平缓释片、氨氯地平、尼卡地平等），非二氢吡啶类（如维拉帕米、地尔硫䓬等），噻嗪类利尿剂（如氢氯噻嗪、氯噻酮、吲达帕胺等）。

不良反应包括：踝部水肿、头痛、面部潮红；低血压、房室传导阻滞、心肌抑制；血钾血钠降低、尿酸增高。

注意事项：

（1）按医嘱服药，不能随意间断。正确规律服用降压药，不能自行减药或加药。固定在每天同一时间服药，一般情况下需晨服。服用片剂或胶囊时，用适量清水送服，勿干吞、干咽。服药后 15 min 内不要躺下，以免药物停留在食管，造成食管灼伤；用药期间如果坐躺后避免迅速起身，以防出现头晕或晕倒，用药期间如果出汗过多，或出现呕吐或稀便，可能出现低血压；服用控释片需完整吞服，某些缓释片可掰开后服用，但不能咀嚼或碾碎服用。服用分散片时，可用水溶解后服用。同时服用多种药物，需关注两种药物之间是否有相互作用，例如抗酸药（如氢氧化铝）可减少福辛普利的吸收，降低其疗效，合用需间隔至少 2 h。

（2）关注药物对血糖、钾离子等水平的影响，按要求定期检测。如美托洛尔可影响血糖水平，可能会掩盖低血糖引起的心搏过快。糖尿病患者需密切监测血糖。

（3）监测血压及心率。控制清晨高血压，清晨血压指清晨醒后 1 h 内、服药前、早餐前的家庭血压测量结果或动态血压记录的起床后 2 h 的血压，家庭血压测量或动态血压监测清晨血压≥135/85 mmHg 则为清晨高血压。常见于老年人群、高盐饮食人群。此外，清晨高血压还见于吸烟、饮酒、代谢综合征、糖尿病及精神焦虑患者。对于已经接受降压治疗的患者，除了上述危险因素外，更多的是血压管理不足所致。例如，所使用的降压药无法有效控制 24 h 血压及清晨血压，包括使用中短效药物、剂量不足等因素，应及时复查更改血压管理方案。

二、抗凝管理

如同期行主动脉瓣置换或合并心房颤动的患者，需口服华法林。

1. 不良反应

（1）出血：轻微出血包括鼻出血、牙龈出血、皮肤黏膜瘀斑、月经量过多等；严重出血可表现为肉眼血尿、消化道出血，最严重的可发生颅内出血。

（2）罕见不良反应：急性血栓形成，可表现为皮肤坏死和肢体坏疽。

2. 注意事项

（1）按照医嘱准确服药。每天固定同一时间（如20：00）服药，可通过设置闹钟提醒，勿多服或漏服，勿自行随意调整剂量。

（2）如果当天发现漏服，想起时应尽快补服；如果第2天想起漏服，跳过漏服的剂量，当天仍服当天的药量；如果连续漏服≥2 d，则应与医生或药师联系。

（3）按照要求定期复查凝血指标。

（4）避免容易受伤的活动。

（5）华法林的药效受食物和药物的影响较大。应避免过多使用富含维生素K1的食物，如动物肝脏、菠菜等绿叶蔬菜、绿茶等，会削弱华法林的抗凝作用，增加血栓风险。酒、大蒜、姜、洋葱、辣椒、芒果、梨、草莓、菠萝、葡萄、樱桃等会增强华法林药物效果。除食物外，很多药物（胺碘酮、辛伐他汀、替米沙坦等）都可增强华法林药效。具体见表13.2.1。

三、血脂管理

术后合并高血脂的患者，需要服用降脂药物，如他汀类药物。其他降胆固醇药物还有胆固醇吸收抑制剂、PCSK9抑制剂、普罗布考、胆酸螯合剂及其他降脂药（多廿烷醇）等。

（一）他汀类药物

目前国内临床常用洛伐他汀、辛伐他汀、普伐他汀、氟伐他汀、阿托伐他汀、瑞舒伐他汀和匹伐他汀。

1. 不良反应

主要包括肝功能异常，他汀类药物相关肌肉并发症，新发糖尿病等。

2. 注意事项

（1）在应用他汀类药物期间，需关注与其他药物间的相互作用。

（2）与抗排异药物（如环孢菌素等）、抗真菌药物、大环内酯类药物、钙通道阻滞剂、其他药物（包括胺碘酮、吉非贝齐等）及西柚汁等联用时，会增加肌病或肌溶解的风险。

（3）避免使用大剂量他汀类药物，并监测不良反应。

（二）胆固醇吸收抑制剂

包括依折麦布和海博麦布，不良反应轻微，主要表现为头痛和消化道症状。妊娠期和哺乳期禁用。

（三）PCSK9抑制剂

包括依洛尤单抗、阿利西尤单抗、托莱西单抗及小干扰RNA英克司兰。安全性和耐受性好，常见不良反应包括注射部位疼痛或肿块、疲劳感、恶心及肌肉疼痛等。

四、其 他

如同期行血管搭桥的患者需要服用抗血小板聚集药物，如拜阿司匹林、替格瑞洛等。拜阿司匹林肠溶片需于每天早晨空腹服用。服用抗血小板药物患者，需注意有无鼻出血、牙龈出血不止、皮肤瘀斑、肢体无力、血便或血尿等情况。出院后，伤口可能仍觉疼痛，可遵医嘱服用止痛药，以减少痛楚。

药物管理的核心是指导患者规范使用

表 13.2.1 影响华法林药效的食物和药物

减弱华法林药效的食物/药物	维生素K1高的食物	绿叶蔬菜，如菜心、菠菜、芥菜、生菜、西兰花、绿茶、菊花茶等；椰菜、青萝卜；海藻类，如紫菜、海带；干豆类及动物肝脏
	中药	地榆、蒲黄、白及、血余炭、藕节、小蓟、侧柏、龙牙草、仙鹤草、棕榈、茜草、苎麻、白茅根、槐角、刺儿菜、西洋参、人参
	西药	A类：制酸药、导泻药、灰黄霉素（抑制华法林吸收）； B类：安替比林、卡马西平、巴比妥、戊巴比妥、苯巴比妥、异戊巴比妥、布他比妥、利福平、格鲁米特、甲丙氨酯（增加肝脏微粒体酶合成）； C类：维生素K、口服避孕药、雌激素（竞争有关酶蛋白，促进凝血因子Ⅶ、Ⅸ、Ⅹ、Ⅱ合成）
增强华法林药效的食物/药物	食物	酒精、大蒜、生姜、丁香、洋葱、辣椒、茴香
	水果	芒果、梨、葡萄柚、草莓、菠萝、葡萄、番石榴、樱桃
	中药	丹参、川芎、红花、桃仁、益母草、姜黄、莪术、水蛭、肉桂、乳香、延胡索、郁金、虎杖、三棱、鸡血藤、赤芍、王不留行
	西药	鱼油、复合维生素补充剂； A类：阿司匹林、保泰松、甲芬那酸、氯贝丁酯、磺胺类药、丙磺舒（与血浆蛋白亲和力比华法林强，竞争结果使游离华法林增多，抗凝作用增强）； B类：氯霉素、别嘌呤醇、单胺氧化酶抑制剂、甲硝唑、西咪替丁（抑制肝脏微粒体酶，使华法林代谢降低而增效）； C类：阿奇霉素、红霉素、克拉霉素、多西环素、头孢类、萘啶酸、环丙沙星、诺氟沙星、氧氟沙星、液体石蜡（减少维生素K吸收和影响凝血酶原合成）； D类：奎尼丁、左甲状腺素、苯乙双胍（促使华法林与受体结合）； E类：水杨酸类、对乙酰氨基酚、氯丙嗪、苯海拉明（干扰血小板干扰，使抗凝增强）； F类：链激酶、尿激酶、肝素（具有溶栓或抗凝作用）

药物，提高服药的依从性。医务人员也应坚持长期随访，鼓励患者参加心脏康复项目，控制疾病相关危险因素，提高患者的生存质量。

第三节 运动指导

据调查，全国范围内高血压患病率呈上升趋势，马方综合征等结缔组织病的发病率也远高于西方国家，由此导致的主动脉疾病发病率也逐年递增。近年来，我国主动脉外科治疗规模持续扩大，手术量呈增长态势，随着新技术的应用，患者住院时间缩短，但大部分手术仍通过胸骨正中切口进行，胸骨愈合需要3~6个月，很大程度上限制了患者术后运动的方式和强度。

患者出院后应适当参加活动，出院后可早晚各散步10 min，数天后逐步提高速度并延长距离。术后 2~6 个月逐渐增加至 30 min，运动前注意热身与整理，运动前、中、后监测血压及心率，以保证运动治疗的有效和安全。如果运动中感觉胸痛或胸闷、头晕、明显的气喘、心律不齐、过度疲劳，都要及时终止运动，必要时就医。术后 4~6 周内避免牵拉胸部的动作，包括抱小孩、推移重物、开车等。运动时要注意保暖，尽量选择下午或傍晚进行锻炼，切勿空腹运动。

运动处方是心脏康复方案的重要组成部分，为主动脉疾病术后患者提供全方位、高质量、精准化的运动方案。《运动处方中国专家共识（2023）》指出运动处方技术培训合格人员，依据处方对象的基本健康信息、体力活动水平、医学检查与诊断、运动风险筛查、运动测试等结果，以规范的运动方式和规定的运动频率、强度、时间、进阶、周运动总量及注意事项，形成局部和整体相结合、近期和远期目标相结合的个体化指导方案，以促进术后恢复、预防疾病复发、改善生存质量，帮助患者达到最有效、最安全的运动目的。

运动处方旨在让患者长期规律锻炼，减少失能的风险及心血管事件再发可能，改善心肺功能和生存质量。具体实施时应根据患者的耐量、动机和目标、症状、基线健康水平和肌肉骨骼状态，从低强度开始循序渐进，逐渐增加运动强度和持续时间，以减少不适和损伤。

运动处方包括运动方式、运动频率、持续时间和运动强度。

1. 运动方式

分为有氧运动、抗阻力运动和柔韧性运动等。

（1）有氧运动：常见运动方式包括快走、跑步、广场舞、骑自行车和游泳、椭圆机，以及我国传统体育项目，如太极拳、五禽戏、八段锦、扭秧歌等。

（2）抗阻力运动：常见运动形式如弹力带、杠铃、哑铃或固定器械；或者不使用器械，而是维持固定姿势，例如贴墙半蹲或维持平板支撑姿势等。

（3）柔韧性运动：如拉伸运动或瑜伽。

2. 频率和持续时间

（1）运动频率：推荐有氧运动频率不少于 3 天/周；抗阻力运动频率隔天 1 次，2~3 天/周；柔韧性运动频率为 1 次/天。

（2）运动持续时间：运动时间一般为 30~60 min/d。运动负荷在 70% 最大心率时，以 20~30 min 为宜。

（3）运动阶段：①热身运动，5~10 min。热身运动包括拉伸、柔韧性活动，以及有氧运动。②训练阶段，至少 20 min 的连续或不连续有氧运动，持续 30~45 min。③放松运动，5~10 min。

3. 运动强度

（1）评估方法：常用的有最大心率、最大摄氧量的百分数、主观疲劳程度分级（表 13.3.1）。

· 最大心率：患者的最大心率 = 220 - 年龄，最大心率的 60%~80% 为运动适宜的心率。

· 最大摄氧量的百分数：通过心肺运动试验测试患者的最大摄氧量，取其 50%~70% 作为运动处方适宜的运动强度。

· 主观疲劳程度分级（Borg 量表）：分级量表的总分为 6~20 分，推荐运动强度为 11~15 级（稍微疲劳—累）。

4. 降低运动风险的措施

（1）感觉不舒服时应减少运动强度和时间。例如，发热、咳嗽、严重呕吐或腹泻，以及剧烈疼痛时。

（2）尽量与同伴一起运动。

（3）选择佩戴运动手环，监测不良事件发生。

表 13.3.1 主观疲劳程度分级量表（Borg 量表）

级别	疲劳感觉
6	
7	非常轻
8	
9	很轻
10	
11	轻
12	
13	稍微累
14	
15	累
16	
17	很累
18	
19	非常累
20	

（4）重视热身和放松：适当的热身可拉伸肌肉，有助于增加血流量和代谢率，也可增加结缔组织延展性及关节活动度，从而降低肌肉骨骼损伤风险。此外，还可降低突然剧烈运动引发缺血性 ST 段压低和室性心律失常的风险。

（5）逐步增加运动强度。

（6）避免过度劳累：最初 6~8 周推荐的运动强度上限通常为 11（"轻松"）~13 分（"有点累"）；随着体能逐渐增强，如果无症状，可达到上限 13~15 分（"累"）的目标。

（7）考虑环境条件：炎热和潮湿环境应避免中暑；寒冷天气户外运动时应考虑风寒指数，必要时可选择室内场所。

5. 运动过程中的注意事项

出现以下情况，暂停运动：

（1）运动时感觉胸痛、呼吸困难、头晕。

（2）运动时心率波动范围超过 30 次/分。

（3）运动时血压升高 >200/100 mmHg（1 mmHg=0.133 kPa），收缩压升高 >30 mmHg 或下降 10 mmHg 以上。

（4）运动时或运动后出现严重心律失常。

6. 提高依从性的方法

（1）工作日步行上下班。

（2）利用周末锻炼。

（3）寻找运动伙伴或参加团体运动计划。

（4）请专业人士指导。

第四节　饮食指导

主动脉疾病危险因素多与不合理膳食相关，包括高钠、低钾膳食及过量饮酒等，能量、饱和脂肪和胆固醇摄入过多、蔬菜水果摄入不足等不平衡膳食增加心血管病发生的风险。膳食干预是国内外公认的非药物治疗的有效防治措施，对疾病的预后极为重要。健康的饮食模式有助于患者维持健康，改善生存质量。

（1）食物多样，合理搭配。注意品种、荤素、颜色等搭配，推荐平均每天摄入 12 种以上食物，每周 25 种以上食物。

（2）吃动平衡，保持健康体重。吃多种水果和蔬菜。"深色蔬菜"（深绿色、深黄色、紫色、红色等有色蔬菜）应占 1/2。

（3）饮食方面应少油，多优质蛋白及膳食纤维，定期摄入鱼类和海鲜；使用液体植物油，烹调油 5~30 g/d；减少过度加工的食品和添加糖的饮料和食品的摄入；适量吃鱼、禽、蛋、瘦肉，减少红肉特别是猪肉的摄入，有条件可以优先选择水产品（包括鱼、虾、蟹和贝类）。

（4）尽量选择全麦食品及制品，健康的蛋白质，低脂或脱脂乳制品。

（5）服用华法林药物的患者尽量减少摄入影响华法林抗凝效果的食物，如菜心、菠菜、生菜、西兰花、青萝卜、海带、紫菜等会减弱华法林药物效果；酒、大蒜、姜、洋葱、辣椒、芒果、梨、草莓、菠萝、葡萄、樱桃等会增强华法林药物效果。

（6）镁对缺血性心肌有良好的保护作用，膳食中应有一定的镁，建议成人镁的适宜摄入量为300~450 mg/d，主要从富含镁的食物（如有色蔬菜、小米、面、肉、水产品、豆制品等）中获取。

（7）限制盐的摄入，每日盐摄入量控制在5 g以内（相当于一啤酒盖），选择少盐或不加盐的食物。

（8）控制糖摄入，不喝或少喝含糖饮料和食用高糖食品，每天摄入添加糖不要超过50 g，最好不要超过25 g。

（9）戒烟，限制饮酒量。成年男性1天饮用的酒精量不超过25 g（相当于啤酒750 mL，或葡萄酒250 mL，或高度白酒50 g，或38度白酒75 g）；成年女性1天不超过15 g（相当于啤酒450 mL，或葡萄酒150 mL，或38度白酒50 g）。酒精量（g）=饮酒量（mL）×酒精含量（%）×0.8（酒精比重）。

（10）合理安排一日三餐，定时定量，饮食适度，不暴饮暴食、不过度节食。调整能量摄入和消耗以维持健康体重，男性体脂不超过体重的25%，女性体脂不超过体重的30%，避免中心性肥胖。

第五节 心理护理

临床上，心血管疾病患者广泛存在精神心理问题。心血管疾病多为慢性病，患者需坚持长期服药治疗，但由于很多患者对于自身疾病相关知识缺乏认知，加上药物不良反应的影响，极易出现焦虑、烦躁及抑郁等情绪。大量研究表明，抑郁和焦虑是心血管疾病发病和预后不良的预测因子。约30%的患者存在不同程度的负性情绪，直接降低了患者非药物治疗的效果及药物治疗的依从性。

关注心血管疾病患者的精神心理问题不仅可为患者提供心理支持，同时有望控制疾病进展和减少医疗成本。为提高医疗服务质量，临床医务人员在面对患者受到来自精神心理因素干扰或表现为类似心血管疾病症状的单纯精神心理问题时，应尽早评估识别，进行必要、恰当的干预。

一、预防为主

对主动脉疾病术后人群进行心理健康知识宣教、健康行为养成和积极应对方式培养等，促进健康生活方式与行为，增强心理健康意识。

（1）养成良好的生活方式，做到工作有张有弛，生活规律、有节奏。合理饮食，戒烟限酒，充足睡眠，适度运动等。

（2）增强心理健康意识，学会调控情绪及合理安全的宣泄，增强个体心理耐受及抗挫折能力。正视现实生活，正确对待自己和别人。处理好家庭关系和同事间的关系。避免负性情绪,保持乐观和积极向上的态度。

(3)寻找适合自己的心理调适方法,如旅行、运动、找朋友倾诉、养宠物,以及培养音乐、绘画等爱好等。增强心理承受力,培养应对心理压力的能力。

二、干预措施

一旦出现情绪或心理问题时,应及时干预。

1. 心理支持

医务人员应认真倾听患者诉说不适症状和内心感受,尽量理解患者,耐心向患者解释病情,鼓励患者及其家属增强治疗信心,并共同努力配合治疗。

2. 运动疗法

患者对运动的恐惧是产生焦虑、抑郁情绪的原因之一,根据患者自身情况,从事有益身心健康的规律性有氧运动。逐步帮助患者恢复正常运动能力。

3. 减压方式

(1)深呼吸:保持站姿或坐姿,注意力集中在腹部肚脐下方,用鼻孔慢慢吸气,想象空气从口腔沿着气管逐渐抵达腹部,腹部随着吸气不断增加慢慢地鼓起来,吸足气后稍微停顿2~3 s,呼气时想象空气逐渐从口腔或鼻腔缓慢、平稳流出而非突然呼出。重复上述步骤,每次3~5 min,坚持每日练习3~5次,开始可以每次练习1~2 min,逐渐增加至3~5 min。熟练后也可增加到10~15 min,每日早、晚各1次。

(2)肌肉放松。

(3)冥想:内观冥想(如观呼吸、身体扫描)、静坐冥想(如禅修、打坐)、正念冥想、运动冥想(如瑜伽、跑步)、专注冥想等。引导患者专注当下,集中注意力于自己的呼吸、身体感觉或肌肉,有意识地放松身心,15 min/d。

(4)药物:抗焦虑药物,临床以苯二氮䓬类抗焦虑药物最为常用,如地西泮、劳拉西泮、奥沙西泮、阿普唑仑、氯硝西泮等。非苯二氮䓬类,如丁螺环酮、坦度螺酮、氟哌噻吨美利曲辛片等。抗抑郁药物,如氟西汀、帕罗西汀、舍曲林、氟伏沙明、西酞普兰、艾司西酞普兰等。

(5)如有需要可建议患者转诊精神心理专科,进行专业的评估和干预。

(6)随访:通过门诊、电话、微信等方式,在术后2周、1个月或3个月时间对患者进行随访。

三、小 结

负性情绪往往与不良的生活方式、心理状态及躯体因素有关,需要综合干预和系统化地全程管理。医务人员应熟悉并了解患者病情,评估患者的心理及心血管情况,制定个体化的干预方案,并注意让家属参与到患者的治疗过程中,协助建立家庭支持体系,以促进患者自我健康管理。为患者提供生理、心理和社会的全面、全程管理与关爱。相关筛查量表:表13.5.1~表13.5.4。

表13.5.1 患者健康问卷2项(PHQ-2)

在过去的两周里	完全没有	≤7天	>7天	几乎每天
做事情时缺乏兴趣和乐趣	0	1	2	3
情绪低落、抑郁或无望	0	1	2	3

表 13.5.2　广泛焦虑问卷 2 项(GAD-2)

在过去的两周里	完全没有	≤7 天	>7 天	几乎每天
感到不安、担心及烦躁	0	1	2	3
不能停止或无法控制担心	0	1	2	3

注意：采用《患者健康问卷-2 项(PHQ-2)》和《广泛焦虑问卷 2 项(GAD-2)》进行筛查，当评分大于 3 分时，建议进一步采用情绪状态自评量表进行筛查。

表 13.5.3　患者健康问卷-9 项(PHQ-9)

在过去的两周里	完全没有	≤7 天	>7 天	几乎每天
做事情时缺乏兴趣和乐趣	0	1	2	3
情绪低落、抑郁或无望	0	1	2	3
入睡困难、睡不安稳或睡得过多	0	1	2	3
感觉疲倦或没有活力	0	1	2	3
食欲缺乏或吃太多	0	1	2	3
觉得自己很糟、很失败，或让自己、家人失望	0	1	2	3
对事情专注有困难	0	1	2	3
行动或说话速度缓慢到别人已经察觉，或刚好相反，变得比平日更烦躁或坐立不安，动来动去	0	1	2	3
有"不如死掉"或用某种方式伤害自己的念头	0	1	2	3

表 13.5.4　广泛焦虑问卷 7 项(GAD-7)

在过去的两周里	完全没有	≤7 天	>7 天	几乎每天
感到不安、担心及烦躁	0	1	2	3
不能停止或无法控制担心	0	1	2	3
对各种各样的事情担忧过多	0	1	2	3
很难放松下来	0	1	2	3
由于不安而无法静坐	0	1	2	3
变得容易烦恼或急躁	0	1	2	3
害怕将有可怕的事发生	0	1	2	3

注意：PHQ-9 和 GAD-7 评分 <5 分为正常，5~9 分为轻度，10~14 分为中度，15~19 分为中重度，20 分以上为重度。

第六节 主动脉夹层术后患者的随访管理

主动脉夹层(AD)作为一种严重威胁国人生命健康的危重症心血管疾病。近年来，随着医务人员对主动脉疾病认识的提高，以及影像诊断、心血管内外科、麻醉及体外循环技术的进步，AD 的诊出率不断提高，手术死亡及并发症发生率明显下降。患者出院后仍需长期规律随访，以达到改善患者远期预后的目的。在相关的专家共识中已明确 AD 患者的随访原则，即所有 AD 患者，无论采取药物保守治疗、腔内修复术还是外科手术等治疗方法，均需要长期甚至终身进行规律的随访。即使手术康复出院的患者也有可能发生新发夹层、脏器缺血、动脉瘤形成或破裂的风险。建议在出院后的第 1、3、6、12 个月以及之后每年进行随访。随访时应嘱患者根据医嘱及时完善主动脉计算机体层血管成像(CTA)/磁共振成像(MRI)、经胸超声心动图、胸部 X 线或心电图等检查，以检测是否存在灌注不良或动脉瘤等。规律的随访有助于定期监测残余夹层的动态变化及主动脉重塑情况，评估脏器功能，以及发现影响 AD 预后的危险因素(如难以控制的高血压、持续或突发疼痛、动脉瘤压迫症状等)，为调整治疗药物或再次手术干预提供依据。AD 院外随访管理的推荐见表 13.6.1。

一、影像学随访

主动脉修复术后残余夹层或主动脉可进一步扩张或进展，对于所有 AD 患者出院后均应定期进行影像学随访以监测脏器功能及主动脉重塑情况。如无禁忌，影像学随访应首选 CTA，也可行数字减影血管造影(DSA)下主动脉造影。观察的主要内容包括假腔血栓化及扩张程度、有无内漏、有无吻合口漏、有无新发夹层及破口、支架位置形态、支架周围有无感染、脏器分支供血情况等。同时也建议将胸部 X 线检查和心电图作为心脏术后的常规复查项目。

影像学随访的频率尚无统一的标准。专家委员会推荐在患者在出院前，术后 3、6、12 个月，以及之后每年进行影像学随访，特殊患者的随访频率应个体化。对于病情稳定且假腔无明显扩张的患者，可按每 2~3 年的频率进行影像学随访。另外，对于不能常规进行 CTA 检查的患者，可行 MRI 检查以避免反复行 CT 或血管造影带来的放射暴露相关损害。

二、药物治疗

高血压是 AD 患者术后死亡的主要危险因素。2014 年欧洲心脏病学会(ESC)指南推荐，AD 患者出院后血压控制目标为 130/80 mmHg。有文献报道，收缩压 <120 mmHg 能显著降低 Stanford A 型 AD 远期再次手术率。鉴于中国患者较为年轻，有专家共识推荐的药物控制目标为血压 120/80 mmHg、心率 60~80 次/分。

β受体阻滞剂是 AD 患者术后最常用的基础降压药物，其可能延缓残余夹层扩张、降低主动脉相关事件和改善患者远期生存率。另外，β受体阻滞剂降压效果不佳时，可在专科医生的指导下联用血管紧张素转化酶抑制剂、血管紧张素Ⅱ受体拮抗剂及二氢吡啶类钙通道阻滞剂类等降压药物。

表 13.6.1 关于主动脉夹层随访管理的推荐

推荐条目	推荐类别	证据等级
出院前，术后 3、6、12 个月，以后每年评估随访，特殊患者个体化随访	Ⅱa	C
随访时完善主动脉 CTA/MRI、经胸超声心动图、胸部 X 线及心电图检查	Ⅰ	C
β 受体阻滞剂为首选的基础降血压药物，血压控制目标为 <120/80 mmHg	Ⅰ	C
再次干预指征： 外科或杂交手术后吻合口漏并假性动脉瘤形成； 介入术后支架内漏、支架远端瘤变、胸腹主动脉动脉瘤形成； 残余夹层或动脉瘤年扩张速度 ≥1.0 cm 或直径 ≥5.5 cm	Ⅰ	C

三、再次手术

国外文献报道，Stanford A 型 AD 术后 10 年再次手术干预的发生率约为 20%。Stanford A 型 AD 再次手术的主要原因有吻合口漏、假性动脉瘤形成、主动脉瓣关闭不全、残余主动脉或假腔增粗、首次手术仅行升主动脉替换术、马方综合征等。主动脉残余夹层扩张多发生在首次手术 5~6 年后。主动脉弓和胸降主动脉近端是术后最易扩张的部位，对于此类患者可行孙氏手术进行治疗。另外，腔内修复术也可作为 Stanford A 型 AD 术后吻合口漏、残余夹层扩张、远端新发破口等并发症治疗的选择。Stanford B 型 AD 腔内治疗后 5 年再次手术率约为 30.6%，再次手术指征包括逆剥性 Stanford A 型 AD、严重支架内漏、残余夹层扩张 ≥5.5 cm 或年扩张速度 ≥1.0 cm、新发破口导致假腔明显扩张、重要脏器缺血、支架感染等。治疗的方法有再次腔内修复术、胸腹主动脉替换术等。

四、生活方式随访

动态科学指导主动脉夹层患者术后患者生活方式，保障术后康复质量。当患者被诊断患有主动脉夹层时，其生活方式会有显著改变，除了戒烟、控制饮食、避免风险事件等，讨论锻炼和运动参与也很重要。尽管一些病例报告描述了运动期间发生的主动脉夹层，但尚未进行高质量的研究来阐明运动与急性主动脉夹层之间的关联。目前，对于主动脉夹层患者运动和运动参与的影响的相关知识存在差异，没有明确的证据支持鼓励主动脉夹层患者锻炼和运动参与有益。因此，应鼓励低静态和动态压力的活动，并在后期的随访中根据其恢复结果与康复师一起动态指导患者的运动强度和频率。

拓展阅读

[1] 王增武,郭远林. 中国血脂管理指南(基层版 2024 年)[J]. 中国循环杂志,2024,39(4):313-321.

[2] 中华医学会心身医学分会,中国康复医学会心血管病预防与康复专委会,丁荣晶,等. 双心门诊建设规范中国专家共识[J]. 中国全科医学,2024,27(3):253-261.

[3] 《中国心血管健康与疾病报告 2022》编写组. 《中国心血管健康与疾病报告 2022》要点解读[J]. 中国心血管杂志,2023,28(4):297-312.

[4] 刘晓辉,宋景春,张进华,等. 中国抗血栓药物相关出血诊疗规范专家共识[J]. 解放军医学杂志,2022,47(12):1169-1179.

[5] 牟莉莎,龚涛,徐惠旎,等. 中式改良 DASH 饮食对高血压合并 2 型糖尿病患者营养健康状况的影响研究[J]. 中国全科医学,2022,25(34):4304-4311.

[6] 徐煌钰,鹿小燕. 心脏康复药物处方中西医研究

进展[J]. 心脏杂志,2022,34(4):473-478.

[7] 陈凌,申铁梅,赖敏华,等. 住院冠心病患者心理护理专家共识[J]. 护理学报,2021,28(22):45-51.

[8] 《中国高血压防治指南》编写组. 中国高血压防治指南(2018年修订版)[J]. 中国心血管杂志,2019,24(01):24-56.

[9] 李增宁,陈伟,齐玉梅,等. 恶性肿瘤患者膳食营养处方专家共识[J]. 肿瘤代谢与营养电子杂志,2017,4(4):397-408.

[10] 中国冠状动脉旁路移植术后二级预防专家共识组,中国医师协会心血管医师分会冠心病外科学组,中华医学会胸心血管外科学分会冠心病外科学组. 中国冠状动脉旁路移植术后二级预防专家共识(2020版)[J]. 中华胸心血管外科杂志,2021,37(4):193-201.

[11] 中国康复医学会心血管病预防与康复专业委员会,中国老年学与老年医学学会,心血管病专业委员会. 医院主导的家庭心脏康复中国专家共识[J]. 中华内科杂志,2021,60(3):207-215.

[12] 中华医学会心血管病学分会,中国康复医学会心脏预防与康复专业委员会,中国老年学和老年医学学会心脏专业委员会,等. 中国心血管病一级预防指南基层版[J]. 中华心血管病杂志,2023,51(4):343-363.

[13] 中国医师协会心血管外科分会大血管外科专业委员会. 主动脉夹层诊断与治疗规范中国专家共识[J]. 中华胸心血管外科杂志,2017,33(11):641-654.

[14] Eckel R H, Jakicic J M, Ard J D, et al. 2013 AHA/ACC guideline on lifestyle management to reduce cardiovascular risk: a report of the American College of Cardiology/American Heart Association Task Force on Practice Guidelines[J]. J Am Coll Cardiol, 2014, 63(25 Pt B):2960-2984.

(本章作者:宋亚敏,张含笑,王咏琳)